대체의학을 알면 질병이 없다

100세 시대 건강 지침서
대체의학을 알면 질병이 없다

초판 1쇄 인쇄	2024년 05월 14일
초판 1쇄 발행	2024년 05월 31일

신고번호	제313-2010-376호
등록번호	105-91-58839

지은이	정옥민

발행처	보민출판사
발행인	김국환
기획	김선희
편집	조예슬
디자인	김민정

ISBN	979-11-6957-161-6	03180

주소	경기도 파주시 해올로 11, 우미린더퍼스트@ 상가 2동 109호
전화	070-8615-7449
사이트	www.bominbook.com

- 가격은 뒤표지에 있으며, 파본은 구입하신 서점에서 교환해드립니다.
- 이 책은 저작권법에 의하여 보호를 받는 저작물이므로 무단 전재와 복사를 금합니다.

100세 시대 건강 지침서
대체의학을 알면 질병이 없다

정옥민 박사 지음

5권이 한 권으로 집약

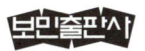

저자 소개

저자는 2006년 전남 장성군 남면 고향에서 요양원을 설립하여 16년 동안 운영하면서 사회복지학부 석·박사 과정을 마치고, 이후 다시 한번 도전하고 싶은 공부가 대체의학이었다. 전혀 다른 의학을 전공하느라 밤마다 공부에 몰입하면서 열정을 불태웠고, 학기 중에 암 수술을 한 후 가슴에 붕대를 감고 무통주사를 단 채 강의에 들어가면서 토익시험, 종합시험, KCI 학회지 소논문을 통과하여 <논문 유사도 검사>에서 표절 3% 창작 논문으로 대체의학 박사학위와 공로상을 받게 되었다.

저자 또한 몇 년 전 유방암 수술을 받고 호전되기까지 체온을 높여주는 온열요법, 기 에너지로 보는 수맥, 음양오행으로 보는 풍수, 배의 주름으로 질병을 미리 찾아 예방하는 동시에 면역력을 높이는 '약'이 되는 음식을 섭취하고, '독'이 되는 음식을 지양하는 식이요법을 병행하면서 마침내 건강을 회복하게 되었다. 이러한 연구와 경험을 바탕으로 건강에 도움이 되는 온열, 배꼽, 수맥, 풍수, 면역력을 높여주는 약선요리 등을 적용하면서 대체의학을 통해 해부학, 면역학, 세포공학, 공중보건학, 동양의학, 동양철학, 특수 대체요법, EDT 테라피, 침구경락 요법, 대체의학, 미생물학, SUK 대체의학, 질병요법, 동종의학 등을 연구하는 한편, 대체의학으로 고질병을 치료하는 미국, 독일, 일본 등의 여러 나라를 방문하여 Tera 면역스톤, 유황온천 요법, 천연용암의 원적외선 효과로 면역력이 상승하고 면역력을 높이는 음식을 접목시켜 대체의학과 관련된 방대한 국내·외 논문과 자료들을 모아 3년여 동안 밤낮을 가리지 않고 꾸준히 연구하여, 마침내 「대체의학을 알면 질병이 없다」를 집필하게 되었다. 본서는 독자들이 지루하지 않도록 전혀 다른 다섯 가지 파트로 나누어 기술하였다.

첫 번째, 온열요법과 질병과의 관계
두 번째, 배꼽 주름과 질병과의 관계
세 번째, 음식과 질병과의 관계
네 번째, 수맥파와 질병과의 관계
다섯 번째, 풍수와 질병과의 관계

이 모든 것이 대체의학이며, 우리가 흔히 접하는 건강기능식품 또한 대체의학에 포함된다. 지금껏 노인복지에 전념해왔던 16년여의 경험과 대학원의 대체의학과 전공자로서 대체의학을 접목하여 온열, 배꼽, 면역력을 올려주는 음식, 수맥, 풍수 각각의 5가지에 더하여 지하 암반수를 이용하여 암, 중풍, 치매, 당뇨, 고혈압 등 난치병으로 고생하는 환우에게 희망을 열어주고, 건강과 행복을 찾아주고자 일본에서 직수입하여 우리나라에 최초로 유황 프라이빗과 Tera 면역스톤, 천연 용암 스톤을 이용하여 필자의 고향인 장성군의 400고지 청정지역에 편백나무가 가득 차 있는 넓은 임야를 매입하여, 필자는 제2의 인생의 꿈을 펼치기 위해 현재 '정옥민 박사 대체의학 면역센터'를 건립 중이다.

사람은 누구나 생애 한 번은 겪어야 하고 피해갈 수 없는 것이 갱년기이다. 안면홍조, 발한, 빈맥, 우울증, 신체 호르몬 감소로 인한 갱년기로 면역력이 떨어져 대체요법으로 갱년기 증상을 극복할 수 있도록 끊임없이 대체의학 연구에 몰입하고 있으며, 이 책을 통해 독자 여러분들에게도 항상 재물이 가득하시기를 바랍니다.

2024년 4월

정옥민 박사

추천사 1

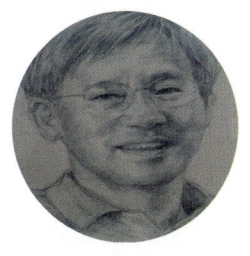

신일섭 교수

(전) 호남대학교 복지행정 대학원장

먼저 이 책을 저술하여 출판한 정옥민 원장에게 축하의 말을 전합니다. 정옥민 원장은 제가 호남대학교 복지행정 대학원장 시절 석·박사 과정에 입학하여 처음 만났던 인연이었습니다. 대학원에 입학한 정옥민 원장은 누구보다도 부단히 노력했고, 학구열로 가득했습니다. 특히 고령사회에 진입한 한국의 노인문제에 관한 그의 연구와 관심을 바로 현장에서 실천해보고자 노력하였습니다.

정옥민 원장은 현장에서 실천의 장으로 직접 요양원을 설립 및 운영하면서 수많은 임상경험과 이론연구를 통해 무엇보다 '대체의학으로 질병을 예방하여 자연치유로 안락한 삶과 무병장수를 어떻게 누릴 수 있는가'를 오랜 시간 고민한 끝에 이 훌륭한 책을 발간하게 되었다고 생각합니다. 더불어 현대 의술의 한계를 보완하고 한국 전통적인 민간요법의 하나인 대체의학의 대체요법 속에서 새로운 길을 찾아보고자 하는 노력의 결과물이라고 생각합니다.

아무쪼록 이 책을 통해 난치병 환우들이 더욱 건강하고 행복한 삶을 영위할 수 있기를 기원합니다. 아울러 정옥민 박사의 학문적 성숙도 더욱 탄탄해지기를 바랍니다. 감사합니다.

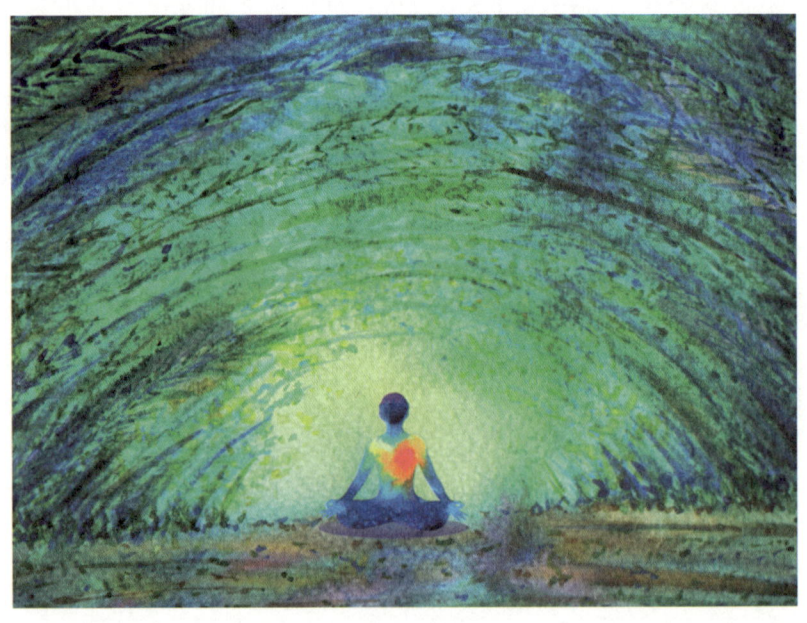

추천사 2

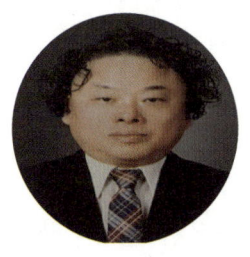

안병주 교수
남부대학교 방사선학과

  이 책을 발간하게 되었다는 소식을 전해 듣고 대기만성(大器晩成) 및 고진감래(苦盡甘來)라는 단어가 떠올랐습니다. 먼저 축하드립니다. 1년 전 저의 두 자녀 승진과 취업을 걱정하였더니 정옥민 박사님께서 연구실을 방문하셔서 자녀를 위한 풍수 인테리어(陰陽五行)로 방위를 변경한 후 자녀들에게 놀라운 변화가 찾아왔습니다. 또 최근 저의 심혈관에 문제가 생겨 심장 스텐트 삽입 후 어지럼증을 호소하자, 박사님께서 수승화강(水升火降)을 적용하여 면역력을 높여주는 음식으로 어지럼 증상이 사라지고, 당뇨 수치 또한 정상을 되찾으면서 머리가 맑아졌으며, 언제든 저의 대체의학 주치의가 되어주신 점 감사드립니다.

그리고 박사님께서는 16년 동안 요양원을 운영하시면서 어르신들의 고질병인 치매, 당뇨, 고혈압, 암, 파킨슨병, 욕창 등 치료에 있어 양한방 치료에 한계가 있어 여기에 대체의학을 접목하여 치료하여 더욱더 치료효과가 상승하였습니다. 이 책의 발간은 박사님의 끊임없는 연구와 노력의 결과물이라고 생각하며, 또 박사님께서는 대체의학 연구자료들을 수집하고 연구하기 위하여 국내외 어디나 시간과 장소를 가리지 않고 직접 이론과 실천을 통해 몰입하고 오로지 학문에만 열중하셨습니다.

항상 어려운 처지에 있는 사람을 먼저 생각하고 따뜻한 덕목과 겸손이 먼저였다고 자자합니다. 정옥민 박사님은 여러 기관에서 표창장 및 공로상 등 상이 넘치고 타의 귀감이 되는 존경받는 훌륭한 동량지재(棟梁之材)입니다. 아무쪼록 이 책을 통해 암(癌) 고질병 환우에게 희망의 메시지가 되고, 이 책에서 말하는 온열요법, 배꼽, 면역력을 높여주는 음식, 수맥, 풍수와 질병과의 상관관계를 통해 치유되시길 바랍니다. 감사합니다.

추천사 3

김선희 편집장
보민출판사

　이 책을 집필하신 정옥민 박사님께 축하와 감사를 드립니다. 사회가 발전하고 과학이 발달하면서 오는 많은 편리함과 비례해 암 발병률이 증가하고, 각종 성인병은 흔한 일이 되었으며, 자가면역질환 같은 원인과 치료법을 알 수 없는 질병 또한 많이 생겨나고 있습니다. 이러한 질병을 치료하기 위한 사람들의 연구와 노력은 다양해져서 양의학에만 의지하지 않고 바른 먹거리를 추구하고, 좋은 환경을 찾아 대도시를 떠나기도 합니다.

　특히 기존의 부작용을 감수하고 먹는 약이나 체력을 고갈시키는 수술요법에서 벗어나, 자연에서 치료하고자 하는 대체의학에 대한 관심은 점점 뜨거워지고 있습니다. 이 책은 한 사람의 독자로서도 매우 반가운 책입니다. 온열치료부터 풍수까지 건강과 행복한 삶을 위해 버려야 할 것과 취해야 할 것에 대한 많은 정보를 담고 있습니다. 가정에 두어 필요할 때 언제나 꺼내어 읽고 삶에 적용할 수 있는 건강 바이블 같은 책이라 말씀드리고 싶습니다. 들어는 보았으나 미신 혹은 재미로 치부해버렸던 수맥이나 풍수 같은 이야기는 왜 그런지를 과학적으로 설명하여 쉽게 적용할 수 있도록 방법까지 제시해주었다는 점에서 정옥민 박사님의 대체의학에 대한 열정과 진정성을 느낄 수 있었습니다. 독자들에게 유익한 책을 출간하게 되어 편집장으로서도 매우 뿌듯합니다. 감사합니다.

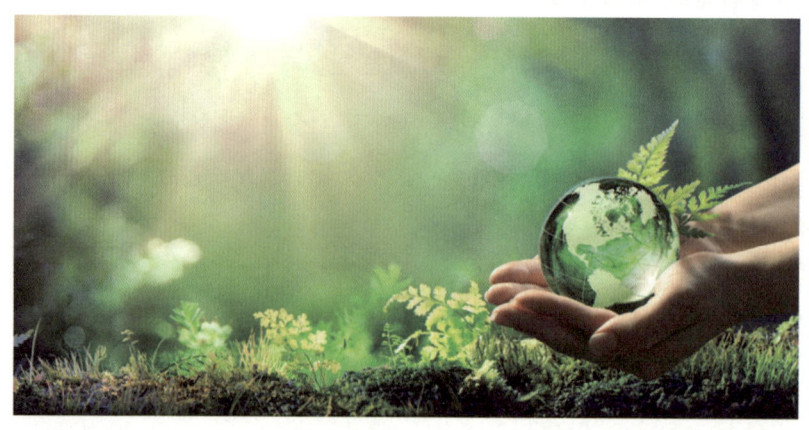

머리말

　　21세기 과학의 발달로 현대의학은 눈부시게 발전되었지만, 현대인들은 치열한 경쟁사회에서 과도한 스트레스로 인해 식이장애, 소화불량, 과민대장증후군과 같은 소화기계통 질환과 우울증, 화병, 불면증, 두통 등의 정신·신경계통 질환과 생활의 편리함, 평소 운동 부족 등으로 점차 나이가 들어가면서 퇴행성 질병을 앓는다. 또한 암과 같은 난치성 질환 등을 앓고 있는 성인들이 늘어나는 추세이다.

　　경제성장과 생활수준이 향상되어 인간의 수명이 100세 시대가 됨에 따라 건강에 대한 염려와 관심이 고조되고 있으나, 산업화로 인하여 화학식품 첨가물 섭취 등으로 고혈압, 당뇨병, 심뇌혈관 질환, 비만 등의 대상성 질환과 중금속에 노출되어 살다 보니 기관지 천식, 아토피 피부염, 알레르기성 비염, 환경성 질환 등이 많아지고 있다. 이러한 시대적 변화의 흐름에 따라 현대의학의 한계점이 있다.

　　암이나 중풍과 같은 난치병에 걸린 사람들은 일차적으로 서양의학에 의존하다가 점차적으로 전통의료를 활용하고 있다. 세계에서 유일하게 미국은 대체의학이 성장하는 추세이다. 현재 양방에서 암환자에게 온열요법과 식이요법, 대체의학을 활용하고 있으면서도 우리나라의 의료계에서는 대체의학 전문가를 인정하지 않고 있다는 점이 매우 유감스럽다. 대체의학에 대한 수요의 증가에 대해 일부 학자는 의사와 환자 간의 질병관이나 건강관의 차이, 현대의학이 완전하게 해결하지 못하는 만성 난치성 질환의 존재, 전통의학(한의학)을 제도권 의학으로 인정하는 독특한 의료환경 등을 접하고 있다.

복잡한 암 난치병을 양방과 한방에 의존하면서 부작용 및 한계를 극복하고, 치료효과를 높이기 위해 나타난 새로운 제3의 의학이 대체의학이다. 최근 들어 전 세계적으로 많은 사람이 대체의학을 다양하게 이용하고 있다. 우리나라의 경우 외국과 비교해 다소 다른 의료제도와 체계가 있어 정의하기가 어려운 현실이지만 서양의학에서는 다양한 치료법, 의료체계, 치료제의 모든 것이 의료행위이며, 넓은 의미에서 대체의학이라 할 수 있다. 치유환경의 공통점은 인도주의, 에너지, 영성, 총체성, 균형으로 인간이 살아가는 데 최적의 안녕 상태라는 것이다. 미국 국립보완대체의학센터에서는 대체의학의 종류를 크게 5가지로 분류하고 있다. 이 분류에 의하면 대체의학은 대체의학의 총체적 관행(Alternative Medical Practice), 정신 및 신체 기법(Mind-body Technique), 생체전자기(Bio Electromagnetics), 수기와 신체적 시술요법(Manual Healing Methods), 에너지 치유법(Energy Therapies) 등 총 5

가지이다. 이 분류에 따르면 대체요법은 단순한 침구나 수기 등의 요법에 더하여 건강 보조식품과 건강 보조기구의 행위까지가 대체요법의 개념에 포함되고 있다. 영국 암 저널과 코크란 데이터베이스에 게재된 Health Day 등이 보도한 Lee Hooper 박사의 오메가3 보충제의 실험연구에서 미량의 오메가3보다 생선에 단백질이 풍부하고 셀레늄, 비타민 D, 요오드, 칼슘 등 영양소가 훨씬 더 많이 들어 있다고 하였다. 영양제보다는 운동을 병행하면서 식이요법을 하는 것이 좋다는 것을 보여주는 연구결과이다. 미국 뉴욕 맨해셋 로즈웰 헬스의 샌드라 아틀라스 바스 심장병원의 Guy Minta 박사는 암을 예방하는 데 가장 필수적인 것은 유산소 운동, 잘 챙겨 먹고 스트레스를 받지 않는 것, 그리고 건강한 생활습관과 규칙적인 수면패턴이라고 한다.

대체의학이란 한약요법, 온열요법, 배꼽 마사지 요법, 생식요법, 식이요법, 약초요법, 비타민 요법, 아로마 요법, 미술치료 요법, 음악치료 요법, 수지침 요법, 뜸 요법, 부황요법, 단전호흡 요법, 바이오피드백 요법, 기공요법, 명상요법, 지압요법, 태극권 요법, 안마요법, 카이로프랙틱 요가요법, 수맥, 풍수 등 다양하다. 대체의학은 현대의학 치료의 한계성과 환자 중심의 새로운 의료 패러다임의 변화 요구에 따른 의료행위로, 일반인들에게 대중매체, TV, 인터넷의 건강 프로그램 등을 통해서 인정받고 있다.

2024년 4월

정옥민 박사

이 책의 구성

제1장. 온열요법(溫熱療法)

"체온을 올리면 질병이 사라진다."
"병은 말을 타고 들어와서 거북이를 타고 나간다."
(네덜란드)

사람은 누구나 몸에 체온이 떨어지면 질병의 원인이 되고 노화에 적신호이다. 건강한 사람은 체온이 36.5℃이지만 60세가 넘으면 우리 몸은 늙어가면서 체온이 뚝 떨어지기 시작하고, 70세가 넘으면 우리 몸은 36℃ 이하로 떨어져 80~90세에는 35~34℃ 저체온증으로 면역력이 떨어져 노화뿐만 아니라, 우리 몸은 많은 질병이 생기게 된다.

"체온 1도 올리면 암, 중풍, 고혈압, 우울증이 사라지고
면역력이 5배 상승한다."
(일본, 이사하라 유미 의학박사)

우리 몸에 체온을 유지한다는 것이 얼마나 중요한 것인가 알 수 있다. 일본인들은 몸이 아프기 전에 미리미리 유황 온천욕을 즐긴다고

한다. 듣는 순간 부끄러움이 앞섰다. 일본 사람과 한국 사람은 미리 대처하는 데 방법의 차이가 다르다. 우리나라의 경우 내 몸에 암, 당뇨, 중풍, 치매 등 난치병이 걸린 후에야 비로소 발버둥치며 삶을 후회한다.

제2장. 배꼽 주름

"복부의 주름과 응어리를 보면 모든 질병을 진단할 수 있다."

우리 몸의 모든 질병은 배 주변에 딱딱한 응어리와 주름이 숨겨져 있다. 배꼽의 안복법은 배를 마사지한다는 뜻으로 배를 위아래로 쓸어 내려주고 양옆으로 주무르는 것을 말한다. 우리나라 통계청에 사망원인 1위를 차지하고 있는 질병은 암이다. 서양의학과 현대의학으로 치료하지 못한 암과 같은 난치병을 대체요법인 배꼽 마사지로 배의 주름이나 응어리를 보고 질병을 찾아내어 배에 응어리가 풀리면서 암의 고통을 줄여 통증을 완화시킬 수 있다.

제3장. 음식과 질병과의 관계

"약으로 고치지 못한 모든 질병은 음식 속에 답이 있다."

약선요리(藥膳料理)란 약이 되는 약용식물인 천연약재를 사용하여 일반적인 식재료와 영양학을 접목한 것으로, 환자의 질병에 맞게 한의학에서는 '의식동원(醫食同源)', 즉 음식물에 의한 치료를 약물에 의한 치료와 동일시하고 있어 약선요리를 중요시하고 있으며, 질병에 따라 면역력을 높이는 요리법이 다르며, 음식으로 고치지 못한 질병은 현대의학으로 고칠 수가 없다고 한다. 또 현대인의 건강하게 오래 살고 싶다는 욕망에서 나온 식문화에서 발생된 면역력을 높이는 음식들은 '약으로 고치지 못한 모든 질병은 음식 속에 답이 있다'라는 증거이다.

제4장. 수맥(水脈)

"수맥파만 피하여도
암, 중풍, 치매, 고혈압, 당뇨 등 고질병을 고친다."

"자연은 무의미한 행동을 하지 않는다."
(아리스토텔레스)

독일의 외과의사 Dr. Hager 박사는 1910~1932년까지 22년 동안 5,348명의 암환자를 대상으로 주거지를 조사한 결과 99% 이상이 수맥 위에서 침실생활을 하고 있다는 것을 알게 되었다(독일, Dr. Hager). 네델란드 트럼프트 박사는 UN 유네스코에서 수맥 교차점에서 생활한 사람들은 아드레날린 분비가 촉진, 심장 박동수가 상승하고, 혈압에 영향을 미치며, 산소 소비량이 증가함을 알 수 있었다고 밝혔다(네

델란드 트럼프트 박사). 암, 중풍 등 난치병 환자들이 가정에서 침실을 수맥 위에 두고 생활하고 있어 진단과 처방이 필요하다. 독일은 주택 허가를 수맥파가 있는지 여부를 먼저 확인하고 인허가를 내준다고 한다. 하지만 우리나라의 경우 개발 인허가 조건에 따라 건축 인허가가 나온다. 참으로 안타까운 현실이다.

제5장. 풍수(風水)

"풍수는 미신이 아니라 과학이다."
"배산임수와 방위는 음양오행 속에 답이 있다."

우리는 풍수를 미신이라고 말하지만 이미 선진국에서는 풍수가 과학이라고 연구하는 논문들이 있다. 풍수(風水)는 중국 전국시대 말기 이전부터 시작되었고, 우리나라에는 삼국시대 이전에 전래되었다고 여겨진다. 풍수는 주로 주택이나 묘지 명당자리 터를 생각한다. 그러나 풍수에는 음양오행, 즉 일주일 중에 월요일은 달(月)과 일요일 해(日)의 음양이며 목(木), 화(火), 토(土), 금(金), 수(水) 오행이 있다. 음택은 죽은 사람의 자리이고, 양택은 산 사람의 자리를 말한다.

풍수(風水)는 장풍득수(藏風得水), 즉 풍수지리의 개념 중 하나이며, '바람을 막고 물을 얻는다'라는 뜻이고, 풍수지리에 명당요건은 배산임수(背山臨水)의 지형이 산세(山勢, 산의 모양), 지세(地勢, 땅의 모양과

기), 수세(水勢, 물의 흐름의 기)가 인간의 길흉화복을 연결해주는 것이 생활풍수이다. 풍수가 어떻게 내 몸의 고질병을 살리냐고 묻는다면, 인간의 길흉화복을 연결해주는 게 풍수이다. 사업장에 좋은 터는 음양의 조화가 어우러져 부자를 배출하여 부귀영화를 누리게 하는 것이 풍수지리이다. 부귀영화를 누리면 스트레스를 받지 않고 행복지수가 높아져 스스로 건강하고 행복한 삶을 누릴 수 있지만, 반대로 사업장에 터가 나빠 음양의 조화가 맞지 않아 음의 기운이 많으면 사업체에 기운이 혼탁해져 부도가 나고 스트레스로 질병에 걸리게 된다. 그래서 직접적으로 생활풍수가 건강과 연결되어 있다는 것이다.

> **꿀팁**
>
> **솔방울 대체요법**
> – 잇몸치료 및 치주질환을 예방하는 솔방울 요법
>
>   잇몸과 치통, 치주질환으로 아프고 입냄새가 심할 때 솔방울을 다린 물로 5분 정도 머물고 가그린을 연속 1~2번 반복해서 하면 몇 년은 재발하지 않는다.

목차

저자소개   4
추천사 (1)   7
추천사 (2)   9
추천사 (3)   11
머리말   13
이 책의 구성   16

제1장 온열요법(溫熱療法)

01. 면역력을 높이는 온열요법   30
    (1) 여자의 자궁은 (양)   34
    (2) 남자의 고환은 (음)   35

02. 음(陰)의 체온이 질병을 일으킨다   36
    (1) 정기와 사기   36
    (2) 정기(正氣)의 반대개념은 사기(邪氣)다   36
    (3) 음(陰)과 양(陽)의 조화로 내 몸의 체질을 진단하여 면역력을 높여라 37
    (4) 내 몸의 음(陰)과 양(陽)의 체질 진단   39
    (5) 맥(脈) 짚어서 음(陰)과 양(陽)의 체질 진단   40
    (6) 양(陽)의 체질은 음(陰)이 강한 음식을 섭취하면 좋다   41
    (7) 음(陰)의 체질은 양(陽)이 강한 음식을 섭취하면 좋다   41

03. 수승(↑) 화강(↓)의 원리   42
04. 암환자는 조금씩 자주 섭취하라   45
    (1) 암환자는 잘 먹어야 산다   47
    (2) 체온을 1℃ 올리면 암은 죽는다   48

05. 내 몸의 허한(虛汗)과 허증(虛症)을 없애야 체온이 상승한다	50
06. 천연소금	52
07. 광물성 천연유황 온천요법	57
08. 혈액을 정화하는 식물성 유황(硫黃)의 효능	64
09. 후지산과 사쿠라지마 천연 용암석 원적외선 효과	69
10. Tera 면역스톤	73
【부록】필자의 체험기	80

제2장 배꼽 주름

01. 만병의 원인은 배꼽	92
02. 모든 질병의 원인은 복부의 셀룰라이트	95
(1) 복부 림프 4가지 마사지 효과	96
(2) 장부도를 보고 쉽게 진단하는 순서	97
(3) 배꼽의 형태에 따른 질환	99
03. 스스로 자기 병을 고치는 배꼽 마사지(안복법)	105
04. 배꼽이 노출되면 생리통	106
05. 배에 주름이 생기는 이유	107
06. 배의 주름이 몸의 질병을 예고	108
07. 만병의 원인, 배의 주름	110
08. 배꼽 안복법 마사지 방법	112
(1) 배의 응어리 제거하는 3가지 기법	112
(2) 복부 마사지 방법 6가지	113
09. 입체적인 배꼽 안복법	114
10. 복부 마사지를 통해 배 응어리를 녹여라	116

11. 배의 반응점을 찾아서 질병치료에 이용 118
　　(1) 배꼽을 중앙으로 놓고 배꼽 중앙에 반응점 주름이 있으면 위장에 문제 119
　　(2) 옆구리 부분에 반응점 주름이 집어지면 간에 문제 120
　　(3) 가슴과 가슴 사이에 반응점 주름이 있으면 심장병 의심 122
　　(4) 가슴과 가슴 사이 그 밑에 반응점 주름이 있으면 혈압 증상 123
　　(5) 가슴 아랫부분에 반응점 주름이 있으면 어깨 승모근에 통증 126
　　(6) 하복부 주름에 반응점이 있다면 방광과 신장에 문제 127
　　(7) 배꼽 하복부 양옆 반응점 주름이 있다면 다리에 문제 131

12. 암환자는 반응점 임맥을 다스려서 치료 134
13. 엄지발가락 반응점이 배꼽 137
14. 배의 반응점 주름은 목욕탕에서 공부 139

제3장 음식과 질병과의 관계

01. 아침 공복에 먹으면 '보약'이 되는 음식 146
　　(1) 달걀 146
　　(2) 견과류 147
　　(3) 당근 148
　　(4) 오트밀 149
　　(5) 감자 149
　　(6) 베리류 150
　　(7) 꿀 151
　　(8) 양배추 152

02. 공복에 먹으면 '독'이 되는 음식 154
　　(1) 커피 154
　　(2) 고구마 155
　　(3) 바나나 156

(4) 우유	157
(5) 토마토	157
(6) 파인애플	158
(7) 귤	160
(8) 감	161

03. 면역력을 높여주는 음식 — 163

(1) 사향 기러기	163
(2) 복령	169
(3) 키위	172
(4) 실론 시나몬 계피와 육계나무 카시아 계피의 차이	176
(5) 명태	181
(6) 머위	189
(7) 비트	195
(8) 브로콜리	199
(9) 부처손	202
(10) 생청국장	206
(11) 산죽차 효능	211
(12) 자스민차 효능	215
(13) 생강	219
(14) 피칸	225
(15) 개미취	229
(16) 샤프란	232
(17) 단삼	235

04. 면역력을 높이는 물 — 240

제4장 수맥(水脈)

01. 수맥이란 254
02. 기(氣) 에너지 256
03. 수맥 탐사기 엘로드 258
04. 수맥 탐사봉(다우징) 팬듈럼 262
05. 수맥파를 감지하는 오링(O-Ring) 테스트법 264
06. 수맥 탐사 나경패철(나침판) 266
07. 히란야 268
08. 물은 지하수와 지표수로 구분 269
　(1) 지표수 269
　(2) 지하수 270
　(3) 음택과 수맥의 관계 272
　(4) 양택과 수맥의 관계 274
　(5) 수맥파와 질병의 관계 276
　(6) 수맥파와 지진의 관계 285
　(7) 수맥파와 식물의 관계 291
　(8) 육안으로 보는 수맥 292
　(9) 수맥파와 성적과의 관계 296
　(10) 수맥과 교란현상의 관계 297
　(11) 수맥 위에 생활하는 수녀님 사례 298

제5장 풍수(風水)

01. 풍수지리(風水地理) 음택(陰宅)의 명당 혈(穴) 304
02. 음양(陰陽)의 이해 307
　(1) 오행(五行) 309
　(2) 풍수 오행(五行)과 숫자 313
　(3) 사람에게도 음양(陰陽)이 있다 314
　(4) 체질로 보는 음양(陰陽) 316

03. 오행(五行)이란 318
  (1) 동양의학의 오행(五行) 원리 풍수(風水) 319
  (2) 자연철학(自然哲學)과 오행(五行)의 상생 풍수(風水) 320
  (3) 자연철학과 오행(五行)의 상극(相克) 321
  (4) 자연철학(自然哲學)과 오행(五行)과 음식의 상생(相生) 색상 322
  (5) 자연철학과 음식의 상극 상생 322
  (6) 오행(五行)과 신체의 기관 323
  (7) 오행(五行)과 오장육부(五臟六腑)를 분별 324
  (8) 상생(相生)에 반대는 상극(相克) 325
  (9) 오행(五行)과 신체의 기관 326
  (10) 오행(五行)과 방위(方位)의 풍수(風水) 326

04. 주택과 풍수(風水) 328
05. 아파트와 풍수(風水), 지기(地氣) 330
06. 건강과 풍수(風水) 333
07. 풍수(風水) 지자기(地磁氣)에 의한 혈액순환 장애 335
08. 양택(陽宅)과 풍수(風水)의 명당(明堂) 337
09. 음택(陰宅)과 풍수(風水)의 명당(明堂) 339
10. 풍수(風水) 하면 명당(明堂) 342
11. 재물(부자) 풍수(風水) 345
12. 사업장과 풍수(風水) 오행(五行)의 상관관계 350
13. 폐가(廢家)는 음(陰)의 기운이 강하다 352

참고문헌 354

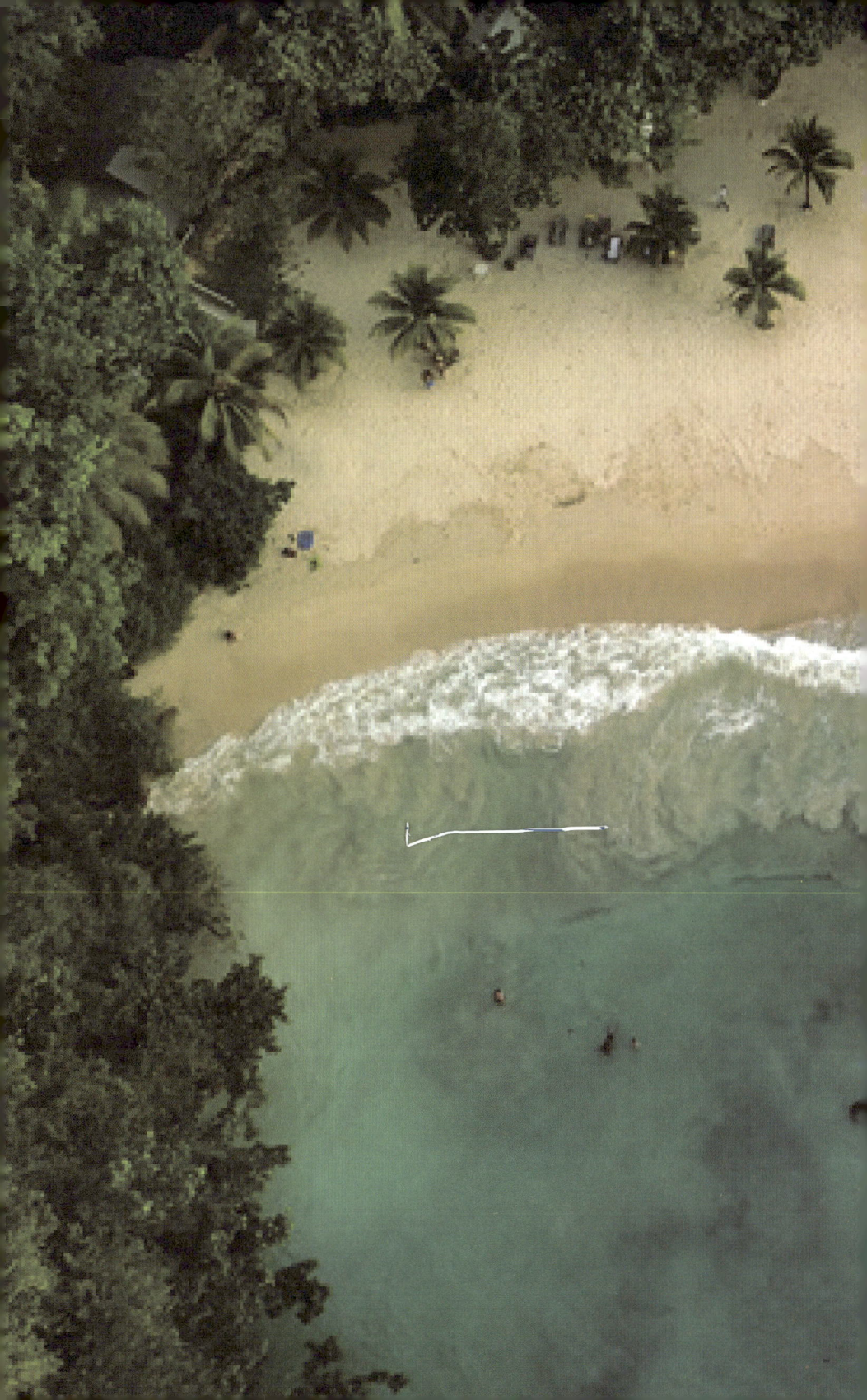

"체온을 1℃ 올리면 면역력이 5배 증가하여 고질병이 사라진다.
반대로 체온이 1℃ 내려가면 면역력이 30% 뚝 떨어진다."

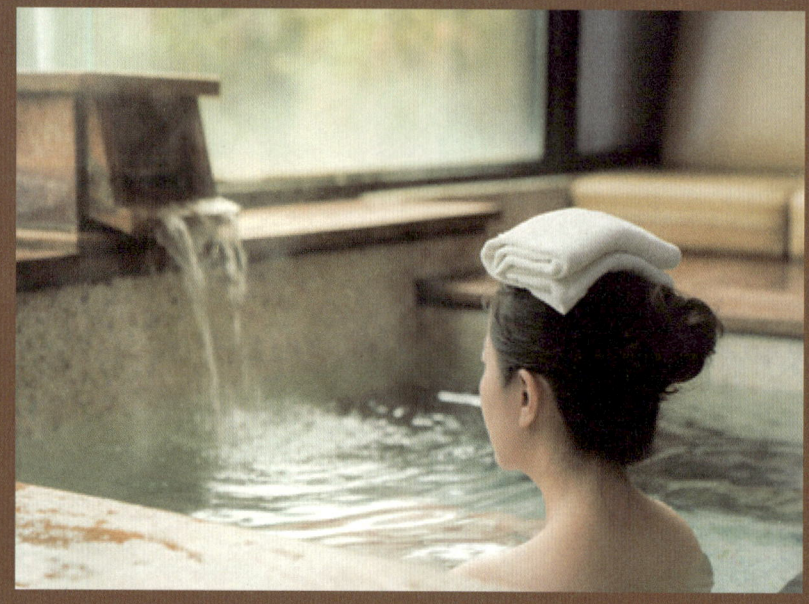

"약으로 치료할 수 없는 것은 수술로,
수술로 치료할 수 없는 것은 열로 치료하며,
열로 치료할 수 없다면 치료가 불가능하다."

(의학의 아버지 히포크라테스)

제1장

온열요법
(溫熱療法)

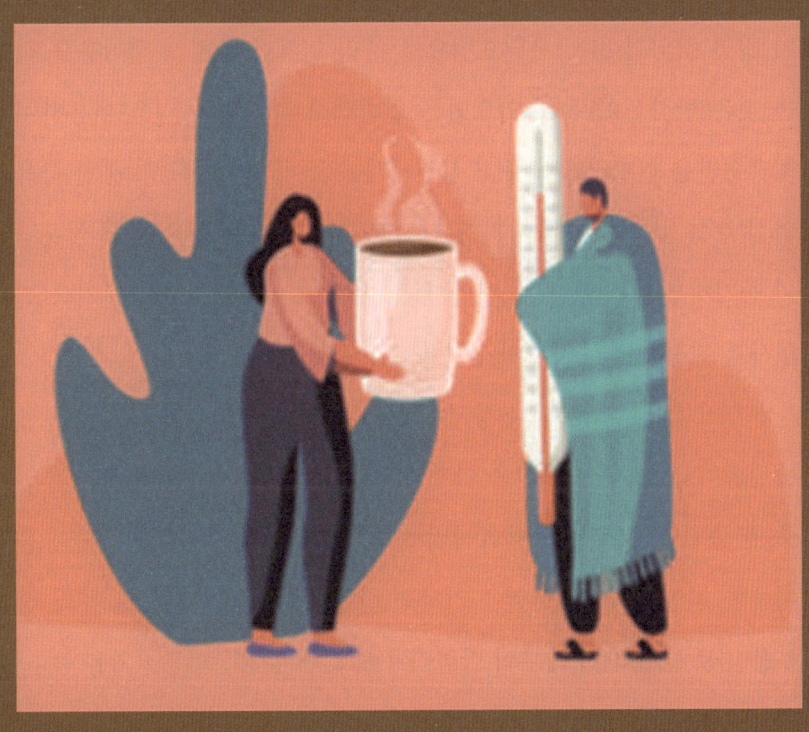

01
면역력을 높이는 온열요법

 온열요법은 가시광선이 짧으면 자외선이라 하고, 반대로 가시광선이 길면 적외선이다. 온열요법으로 우리 인체에 강하게 열작용을 하는 것은 방사선이다. 온열요법은 일반적으로 따뜻한 열을 이용하여 혈액순환을 원활하게 해주어 신진대사를 좋게 하여 신경과 뭉친 근육의 피로를 없애는 데 효과가 있다. 온열요법으로 쏘인 부위에 혈류량이 증가하면서 몸의 생체 열 반응을 통해 모세혈관을 확장시켜 신진대사를 원활하게 하여 혈액순환을 촉진시켜 준다.
 온열요법으로 피부의 심층부에 온도가 상승하게 되면 만성적인 통증질환이 감소되고, 심신을 안정 및 유지시켜 주어 스트레스와 불면증, 통증질환의 촉진 및 완화시켜 준다. 그래서 옛 선조들은 구들장을 이용한 천연의 황토방, 열을 가하면 방출되는 원적외선으로 몸의 심부를 따뜻하게 하여 심부의 발한작용에 의해 건강·미용·치유 등 다양한 효과를 가져오는 온열 건강요법을 지혜롭게 사용하였다. 온열요법의 효과는 땀을 통해 심부에 축적된 독소를 땀과 함께 배설함으로써 얻는 해독효과와 신체의 진정효과는 음이온이 많이 방출되기 때문에 우리 몸에 시너지 효과를 가져다준다.

온열요법은 몸의 심부에 온열 자극을 주어 내장이나 근육에 영양을 원활하게 전달하여 신장의 기능도 활발해진다. 그리고 혈액의 노폐물이 땀과 함께 배설되면서 혈액순환이 원활해져 심근경색이나 뇌경색, 스트레스로 인하여 뭉친 근육에도 혈액을 공급한다. 몸의 체온을 따뜻하게 하려면 봄, 여름, 가을, 겨울 계절과 상관없이 따뜻한 물을 마셔서 면역력을 높이게 되면 내 몸의 질병을 미리 예방할 수 있다. 체온은 고혈압, 당뇨병, 대상포진, 불면증, 갑상선 호르몬 변화 등 암과 밀접한 관계가 있으며, 몸을 따뜻하게 관리하는 것이 병을 낫게 하는 방법이다. 낮은 체온은 혈관장애를 일으켜 혈액순환을 방해하는 주범이기도 하다.

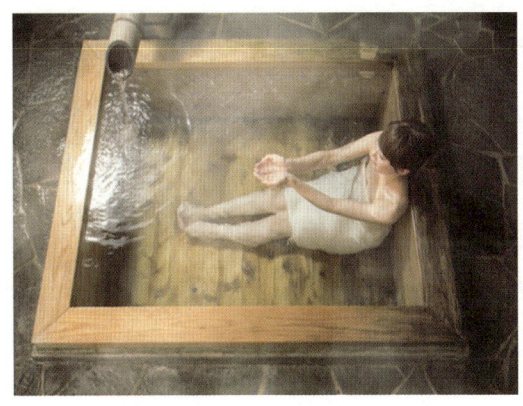

<온열요법(溫熱療法)>

몸의 면역력이 떨어지면 곧바로 체온이 1℃가 떨어지면서 면역력은 30% 떨어지고, 대사량은 12% 떨어져 혈액순환이 활발하지 못하게 되어 여러 가지 질병에 노출된다. 체온이 떨어지면 암, 골다공증, 당뇨병, 알츠하이머(치매, 뇌혈관성 질환)에 걸리기 쉽다.

「체온 1℃ 올리면 면역력이 5배 높아진다」의 저자인 일본의 이사하라 유미는 낮은 체온이 고질병을 만들고, 식은땀을 많이 흘리면 저체온증이라는 사실을 기억해야 한다. 항상 몸을 따뜻하게 하여 건강한 체질인 정상체온을 유지시켜 주는 것이 최고의 방법이다. 서울아산병원 응급의학과 오범진 교수는 "36.5℃가 몸의 신진대사에 가장 활발한 온도"라고 한다. 몸의 신진대사와 혈액순환, 면역체계 작동, 생명유지 활동을 만들어내는 것이 효소이고, 효소가 잘 적응되는 정상체온은 질병이 없다면 36.5℃라고 한다.

나이, 성별, 스트레스, 활동량에 따라 체온은 차이가 있다. 고령인과 활동량이 없는 밤에는 대체로 정상 성인보다 체온이 0.5℃ 정도 낮다. 건강한 체온은 36.5~37.1℃, 몸에 열이 빠져나가는 체온 36℃, 암세포가 좋아하는 온도 35~35.5℃, 말기 암환자의 온도 30℃, 신체가 정지된 상태의 체온이 27℃라고 할 수 있다. 몸의 체온이 1℃가 떨어지면 위험하다. 체온 1℃ 올리면 면역력은 5배가 증가된다. 체온을 1℃만 올려도 스트레스에 강해지고 병들지 않는 건강한 몸으로 살 수 있다는 주장이다. 35℃로 체온이 떨어지면 암 발생률이 높아지고, 35.5℃는 암세포가 잘 자랄 수 있는 최적의 환경이다. 그러나 36.5℃ 정상체온을 유지하게 되면 열성질환이나 고열을 앓았던 암환자는 암이 완치되거나 걸리지 않는다는 연구 보고가 있다.

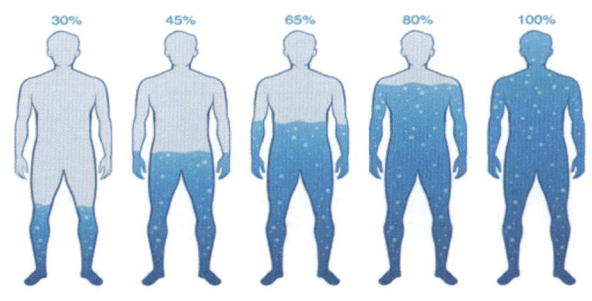

<체온>

암이 사멸하는 온도 42℃

정상온도 36.5~37.1℃

암이 가장 좋아하는 온도 35~35.5℃

말기 암환자 온도 30℃

사망한 상태 온도 27℃

체온을 올리는 온열효과로 신체의 저항력을 촉진하고, 면역기능을 담당하는 백혈구가 작동하여 우리 몸의 대병원성 모든 질병을 예방함으로써 건강을 유지할 수 있다. 심부를 따뜻하게 하면 피부미용에 효과가 있고, 온열요법은 땀으로 노폐물을 흘려보내 혈액순환이 잘 되어 피가 깨끗하면 만병이 사라지게 된다. 온열요법은 피부의 노폐물과 수분을 유지시켜 피지와 피부를 보호한다.

■ 적외선의 파장

근적외선	0.76~1.4(㎛)
중적외선	1.4~3.0(㎛)
원적외선	3.0~1,000(㎛)

적외선의 파장을 살펴보면 방사량이 풍부한 곳의 식물이 성장이 잘 되고, 동물은 서식이 잘 된다. 물의 pH는 7이다. ph7보다 크면 염기성이고, ph7보다 작으면 산성이다. 가시광선이 가장 긴 원적외선이 3.0~1,000(㎛)으로 높으면, 인체에 모세혈관을 확장시켜 혈류량을 증가시켜 주어 혈액순환을 촉진시켜 흐트러진 조직을 바로 잡아주어 생체조직을 활성화해 중금속과 노폐물을 빼주어 신진대사를 원활하게 만들어준다.

30년 전만 해도 시골에 가면 아궁이에 불을 지펴 밥을 짓고, 소 여물을 끓이고, 아낙네들은 아궁이에 불을 지펴 부지깽이를 저어가며 가랑이를 벌리고 천연의 원적외선을 쏘인 덕분에 그 시절에는 자궁암이란 질병이 그리 흔치 않았다. 그러나 요즘은 시골에 가도 기름보일러에 전기보일러, 태양광에 전기세가 나올까봐 전전긍긍하며 미지근한 방에 전기담요만 켜고 사는 집이 흔하다. 도시에서는 아파트나 주택에 살면서 온돌문화의 부뚜막은 사라진 지 오래다.

(1) 여자의 자궁은 (양)

여자는 자궁과 난소를 따뜻하게 하면 부인과 질병의 발병률을 낮출 수 있어서 항상 몸을 따뜻하게 하는 것이 중요하다. 아궁이 부뚜막에 불을 지펴 다리를 벌리고 쐬어주면 자궁에서 살균작용뿐만 아니라 천연의 원적외선이 심부와 전신 건강에 도움이 된다. 체온을 올리는 방법의 하나는 천연의 원적외선을 자주 접하는 것이다. 혈액순환을 촉진해 체내의 효소작용을 원활하게 하여 면역력이 스스로 상승하게 된다.

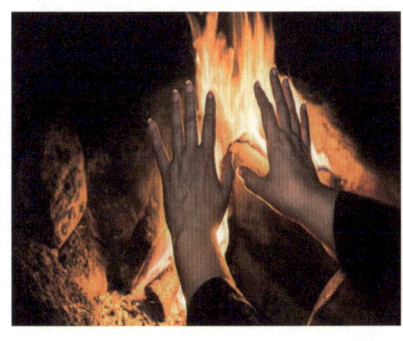

<천연 원적외선 아궁이 부뚜막 온열요법>   <남자의 고환은 음>

(2) 남자의 고환은 (음)

반대로 남자의 고환(睾丸, Testicle)은 추울 때는 수축하고 더울 때는 축 늘어지기 때문에 고환을 체온보다 약간 낮게 일정한 상태로 유지함으로써 고환의 기능을 보호한다. 고환이 정자를 생산하는 공장이라면 부고환은 정자를 성숙시켜 저장해두는 창고의 역할을 하고 있다. 고환은 차가운 곳에서만 정자를 만들 수 있어 배 안보다 비교적 차가운 음낭으로 내려와야 하므로 남자는 차가운 곳에 엉덩이를 앉아야 건강에 좋다는 이야기다.

✦ 02 ✦
음(陰)의 체온이 질병을 일으킨다

(1) 정기와 사기

한의약에서 정기는 인체를 구성하는 기본요소이며 혈액, 세포, 전해질, 수분이 인체에 해당하고, 정기 변화의 원동력으로 정기가 건실하면 오장육부가 정상적으로 건강이 잘 유지되지만, 인체의 저항력이 쇠약해지면 정기가 떨어져 다양한 질병이 나타난다. 그래서 정기는 질병에 대한 저항력, 방어력, 재생능력을 갖추고 있다. 정기가 부족하게 되면 노화가 빨리 진행되어 관절염으로 인해 다리가 무겁고, 뼈가 약해지고, 머리가 어지럽고, 인체에 면역력이 떨어져 저체온증으로 인해 암(癌), 당뇨, 고혈압, 인지장애 등이 나타난다.

(2) 정기(正氣)의 반대개념은 사기(邪氣)다

정기와 사기의 충돌을 설명하는 좋은 예는 감기이다. 감기에 걸리면 다양한 증세들이 동반하면서 처음엔 목이 아프고, 열이 나고, 기침, 콧물, 재채기, 가래가 나오면서 두통과 오한으로 정기와 사기가 서로 싸운다. 과로로 인하여 찬 기운이 몸속을 비집고 찾아 들어온 손님이 감기이다. 찬 기운을 몰아내기 위해 감기가 들면 우리는 등의 찬 기운을 따뜻한 온돌방에 누워 몸의 체온을 높인다. 몸에 열이 나면 정기가 사기를 이기게 된다. 정기보다 사기가 강하면 결국 폐렴으로 진행되고, 더 심하면 패혈증이 오며, 패혈증이 생기면 우리 몸은 결국 죽음에 이른다.

정기를 유지하려면 감기에 걸렸을 때 따뜻한 물을 수시로 마시면 스스로 순환이 되어 일주일 후면 특별하게 치료하지 않아도 자가치유가 된다. 정기가 강하면 사기가 스스로 사라지는 법이다. 사기가 좋은 환경은 외부에서 침입하는 발병요인 역려지기(疫癘之氣, 감염질환의 기운), 춥거나, 너무 덥거나, 습하거나, 뜨겁거나, 외부의 급격한 변화 '풍한서습조화(風寒暑濕燥火)', 이럴 때 우리 몸은 손상되기 쉽다. 나이가 들수록 조심해야 할 부분이다.

(3) 음(陰)과 양(陽)의 조화로 내 몸의 체질을 진단하여 면역력을 높여라

동양철학의 자평 명리학에 음(陰)과 양(陽)으로 나누어 비유하면 쉽다. 음양(陰陽)이란 즉 남자와 여자, 해와 달, 남자는 양(陽)이고 여자는 음(陰)이다. 남자는 양(陽) 중에 음(陰)이 있고, 여자는 음(陰) 중에 양이 있다. 양(陽)과 음(陰)은 서로 반복되면서 물리고 물리면서 조화롭게 이루어진다. 어두운 밤은 음(陰)이고, 밝은 빛의 해는 양(陽)으로 구분된다. 우주는 모든 것이 음양(陰陽)으로 조화를 이루고 발휘하여 아름다움을 추구하고 상생하며, 만약 음양(陰陽)에 조화를 이루지 못하고 화합하지 못한다면 자연의 이치는 단 하루도 지탱할 수가 없다는 것이다.

만약에 남자가 음(陰)인데 여자도 음(陰)이라면 흔히 말하기를 물황태수일 것이다. 즉 이것도 저것도 아니란 이야기다. 그런데 남자도 양(陽)이고, 여자도 양(陽)이라면 이 집은 맨날 싸울 것이다. 서로 이기려고 티격태격한다. 남자가 양(陽)이고, 여자가 음(陰)이라면 서로 상생하며 행복하게 알콩달콩 재미있게 잘 살아간다는 뜻이다.

우리네 몸도 양이 너무 많으면 열성체질이고, 음이 너무 많으면 순환이 안 돼서 암이 살기 좋은 환경이다. 다음 그림과 같이 양 중에 음이, 음 중에 양이 조화롭게 있어야 한다. 남자가 양(陽) 중에 음(陰)이라면 겉은 남자인데 속은 여성스럽고 인자하다는 소릴 듣지만, 때론 앙큼하다는 말을 듣는다. 또 여자가 음(陰) 중에 양(陽)이 있다면 겉은 여자 같지만 속은 치마만 둘렀지 남자처럼 활동성이 강해 리더를 잘하고 부지런하다. 남자가 양(陽) 중의 양(陽)이라면 성격이 급하고, 자기중심적이고, 타협이 없는 사람이라 부부싸움이 잦아진다. 여자가 음 중의 음(陰)이라면 소심하고, 의욕이 없고, 게으르고, 적극적이지 못하다 보니 활동적인 남성은 답답하여 병이 생기고 사소한 일에 매사 싸우게 된다.

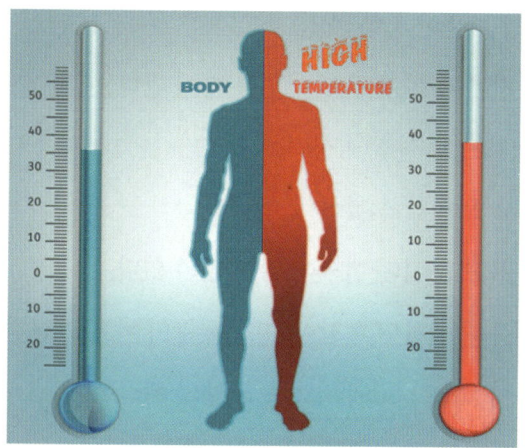

<음(陰)과 양(陽)의 체질>

체온을 올리려면 내 몸의 음양(陰陽) 체질을 알고 음양에 맞는 음식을 먹으면 면역력이 상승하게 된다.

(4) 내 몸의 음(陰)과 양(陽)의 체질 진단

① 음(陰)의 기운이 강한 체질
- 손발이 차갑고 추위를 많이 탄다.
- 참을성이 없고 성격이 내성적이다.
- 늘 피곤해서 눕고 싶고 몸이 무겁고 몸이 부어 있다.
- 저혈압의 빈혈과 어지럼증이 동반한다.
- 음의 기운이 심해 설사와 소화장애를 느낀다.
- 심장에 박동수가 60에 가까우면 음의 체질이다.

② 양(陽)의 기운이 강한 체질

- 평소에 땀을 많이 흘리고 더위를 많이 탄다.
- 화를 잘 내고 다혈질에 성격이 급하다.
- 불면증이 있어 잠을 깊이 못 잔다.
- 얼굴이 붉고 눈이 충혈되어 입이 말라 있다.
- 양의 기운이 심하면 혈압이 높고 뒷골이 아프고 신경질적이다.
- 심장에 박동수가 80에 가까우면 양의 체질이다.

(5) 맥(脈) 짚어서 음(陰)과 양(陽)의 체질 진단

　우리 몸은 맥(脈)과 혈(血), 기(氣)가 끊임없이 쉬지 않고 움직이면서 살아가고 있다. 혈(血)과 기(氣) 앞에 맥이 있고, 기혈은 인체의 경락을 따라 각자 길을 가게 된다. 맥을 짚어보고 병을 찾아내는 3가지 방법이 있다. 첫째는 장(藏)과 부(俯)의 상태를 살펴보고 12경의 동맥(動脈)을 3부(部)로 각각 나누어서 맥을 보는 방법과 둘째 인영(人迎)과 기구(氣口), 목과 팔을 진맥하여 병을 찾아내는 것이 있고, 셋째 촌구맥(寸口脈)을 보면 오장육부에 병증을 알 수 있으며, 맥(脈)은 상한음양(傷寒陰陽)으로 판단한다.

　맥의 상태를 확인하고 병을 진단하는 방법은 오장육부의 기운이 실하고 허한 것에 따라 전체적인 건강상태를 판단할 수 있다. 오장(五臟)은 다섯 개의 내장인 간장, 심장, 비장, 폐장, 신장이며, 육부(六腑)는 여섯 개의 몸속 기관인 대장, 소장, 쓸개, 위, 삼초(三焦), 방광을 말한다. 100세 시대를 건강하게 살려면 오장육부가 튼튼해야 한다. 오장의 질환은 지나치게 근심, 소심, 집착, 걱정이 많은 사람에게 온다. 오장에 질병이 있으면 맥(脈)이 느리고, 한증(寒證)이 있다. 한증은 음(陰)에 속한다. 반대로 육부에 병이 있으면 맥이 빠르다. 맥이 빠르면 몸에 열이 있으며, 염증이 발생하여 덥다. 열은 양(陽)에 속한다. 음(陰)의 체질은 양(陽)이 강한 음식을 먹으면 좋고, 반대로 양(陽)의 체질은 음(陰)이 강한 음식을 먹으면 좋다. 음양(陰陽)의 원리는 수승화강이 도움이 된다.

(6) 양(陽)의 체질은 음(陰)이 강한 음식을 섭취하면 좋다

채소	시금치, 상추, 배추, 오이, 호박, 가지, 고구마, 더덕, 우엉, 무
육류	돼지고기
곡류	밀, 보리, 팥, 콩(청국장, 두부)
술	맥주
해산물	다시마, 미역, 삼치, 아귀, 꽁치, 바다 조개류, 오징어, 새우, 해삼, 멍게, 멸치, 낙지, 게, 전복

(7) 음(陰)의 체질은 양(陽)이 강한 음식을 섭취하면 좋다

채소	미나리, 감자, 당근, 파, 부추, 브로콜리, 깻잎, 고추, 양파, 생강
육류	닭고기, 쇠고기, 달걀
곡류	조, 옥수수, 현미, 찹쌀
술	매실주, 소주, 막걸리
해산물	김, 파래, 민물고기, 민물조개류

✦ 03 ✦
수승(↑) 화강(↓)의 원리
- 찬 기운은 올리고 따뜻한 기운은 내려라

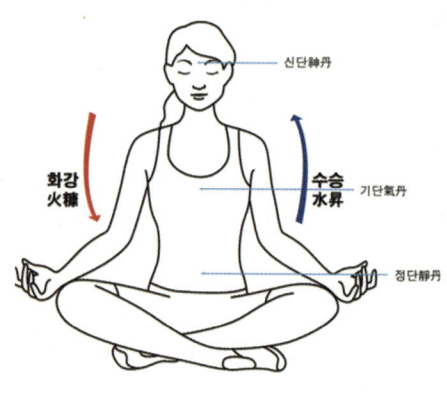

<수승(↑) 화강(↓)의 원리>

수승화강(水昇火降)은 수(水)의 기운과 화(火)의 기운으로 나누어진다. 수승화강(水昇火降)은 찬 기운은 위로 올리고, 더운 기운은 아래로 내린다는 뜻이며, 즉 신장의 맑은 수기(水氣)는 상승시키고, 심장의 탁한 화기(火氣)는 하강시키는 것이다. 고전을 관통하는 동의보감(東醫

寶鑑)과 전통의학을 보면 수승화강은 신장에 찬 기운은 올려야 하고, 뜨거운 심장에 불의 기운은 내려야 한다고 말한다. 어릴 적 어머니께서 배는 항상 따뜻하게 하여야 속이 편하고 설사하지 않는다며 가슴과 다리를 내놓고 항상 배를 따뜻하게 해주셨던 기억이 생생하다. 자식들을 키우는 어머니의 지혜를 엿볼 수 있다. 머리는 시원하게 하고, 배는 따뜻하게 하는 것은 즉 수승화강의 원리, 한의학에서 아랫배는 따뜻하게 하고 가슴은 서늘하게 하라는 말이다. 수승화강은 땅의 기운과 하늘의 기운이 서로 조화를 이루어야만 만물이 상생한다는 자연의 이치를 따른다. 우리의 몸도 수승화강이 원활하게 이루어져야 오장이 튼튼해져 백병이 생기지 않는다. 다시 말하면 건강한 삶을 유지시켜 주는 것이다. 만약 그러지 못하고 아래쪽에 찬 기운 수(水)가 몰리고, 위쪽 뜨거운 열화(火)가 몰리면 고혈압, 고지혈증, 협심증, 암과 같은 질병이 생기기 쉬우며, 고질병이 살기 좋은 환경이 된다.

　병을 예방하려면 아래쪽으로 뜨거운 기운을 보내고, 위쪽으로 찬 기운을 보내야 수승화강의 원리로 질병이 발생하지 않는다. 우리 몸은 오장육부 중 신(腎)은 물이고, 심(心)은 불로 상징되어 옛 어르신들은 아이들에게 항상 아랫배를 따뜻하게 하여 배탈이 나지 않도록 심혈을 기울여서 관리하였다. 다시 말하면 어머니께서 무의식적으로 배를 만지는 게 아니라, 수승화강의 원리에 의해서 위에서 아래로, 아래서 위로 화(火)에 열은 내리고, 수(水)는 올려 아이에게 병이 생기지 않도록 정성을 다하였다. 손바닥을 이용하여 정성을 다하여 문지르고 또 문지르는 방법은 대대로 이어져 내려온 조상들의 지혜이며, 지금도 엄마 손은 약손이라고 전해져 내려왔다.

수승화강의 원리에 의해서 한약을 처방하고 암, 중풍, 치매, 고질병을 자연 식이요법으로 관리하는 추세이다. 그래서 요즘 양방 의사들이 암환자에게 통합의학을 접목하여 체온을 올리는 온열요법과 약선요리를 접목하여 암병동을 운영하고 있다. 단전호흡이나 명상호흡이 수승화강의 원리로 이루어지기 때문에 좌선이나 편안한 자세로 몸을 이완시킨 상태로 호흡을 하게 되면 질병 예방에 도움이 된다. 갱년기, 고혈압을 앓고 있는 사람은 수승화강의 원리를 꼭 접목하여 건강 관리를 하여야 중병에 걸리지 않는다.

배가 부풀어 올라 장부에 이상이 생겨, 찬 약재와 따뜻한 약재를 서로 조화 있게 수승화강이 이루어지게 하려면 천왕보심단(天王補心丹), 청리자감탕(淸離滋坎湯), 팔미지황환(八味地黃丸), 상하양제단(上下兩濟丹), 교태환(交泰丸) 등으로 치료를 받아야 한다. 체온을 올리기 위해서 꾸준히 하루에 40~50분 정도 걷는 운동을 하게 되면 혈액순환이 잘 되어 질병 예방에 도움이 된다.

생전에 건강을 장담하여 병원 한 번 가지 않는 사람이 갑자기 큰 중병에 걸리는 경우를 흔하게 볼 수 있다. 그 반면에 병약한 사람은 늘 병원에 가서 수시로 검사를 받고 엑스레이, CT, MRI, 초음파 등을 찍다 보니 곧바로 병을 찾아내 속전속결로 치료하게 된다. 나이 들수록 미리미리 관리하는 게 중요하다.

04
암환자는 조금씩 자주 섭취하라

암은 우리나라에서 사망원인 1위를 차지하는 질병이다. 암 발병률은 해마다 증가하고 있다. 현대의학이 발전하면서 완치율이 올라가고, 암환자의 생존 기간이 늘어남에 따라 양한방 모두 대체의학에 관심이 높아지고, 또 대체요법을 활용하고 있다. 우리나라 암환자에 대한 2017~2018년 통계청 자료를 보면 다음과 같다.

〈2017~2018년 사망원인 통계자료〉

순위	사망(남) 원인	사망(여) 원인	사망자 수	
			2017년	2018년
1위	암	암	78,863	79,153
2위	심장질환	심장질환	30,852	32,004
3위	폐렴	뇌혈관질환	22,745	23,280
4위	뇌혈관질환	폐렴	19,378	22,940
5위	고의적 자해(자살)	알츠하이머	12,463	13,670

6위	간 질환	당뇨병	9,184	8,789
7위	당뇨병	고혈압성 질환	6,797	6,868
8위	만성 하기도 질환	고의적 자해(자살)	6,750	6,608
9위	운수사고	패혈증	5,775	6,157
10위	패혈증	만성 하기도 질환	5,029	6,065
전체 사망자 수			197,836	205,534

(출처 : 통계청, 2019년 9월 24일 자료)

　암은 저체온 상태의 환경을 매우 좋아하기 때문에 암환자는 체온이 낮아져 면역력이 떨어지게 되면 위험하다. 체온이 낮은 사람은 혈액순환이 안 되어 저체온증이 오게 된다. 그래서 암환자는 체온관리가 중요하다. 체온이 1℃ 상승하면 면역력은 40%가 높아지고, 신체 면역력이 향상되면 암을 강력하게 소멸시켜 암세포는 죽는다.

　암에 걸리면 심리적으로 삶의 두려움과 염려증으로 부담감이 커져 호전되어 완치되어도 건강에 대한 두려움을 갖고 살아간다. 암환자들은 정보 부족으로 놓칠 수 있는 의학적 지식과 다양한 대체요법들을 접목하여 체온을 올릴 수 있는 온열요법과 수승화강 음양의 조화를 알고 이에 맞는 음식을 섭취해야 한다. 가까운 일본에서는 유황온천 문화가 잘 발달되어 있어 온열을 이용하여 암을 공격하는 온열 면역 강화 요법과 식이요법을 병행하고 있다. 암환자 가족이 의학적 지식이나 대체의학에 관심을 두고 협력해서 찾아다니며 같이 노력한다면, 그리고 암환자에게 많은 힘이 되어주고 비관적인 생각을 바꾸는 노력을 한다면 희망이 보일 것이다.

암을 이기는 방법은 평소 즐겨 먹던 식습관의 반대로 먹는 것으로 자연 치료가 가능하다. 술을 많이 먹던 사람은 술을 적게 먹고, 육류를 많이 먹던 사람은 고기보다는 생선을 많이 먹으면 건강해진다. 체질을 바꾸고 싶으면 부모님이 즐겨 드셨던 음식을 피해야 하며, 이 방법으로 유전적인 질병으로부터 벗어날 수 있다. 결론적으로 고혈압, 당뇨병, 위장병, 중풍, 뇌질환, 갑상선 질환 등 유전적인 질병에서 벗어나려면 반대로 먹는 습관이 필요하다.

(1) 암환자는 잘 먹어야 산다(약을 버리고 몸을 바꿔라)

잘 먹을 수만 있다면 암은 이겨낼 수 있다. 하루 3번 정상인처럼 먹으려고 하지 마라. 하루 5~6번 나누어서 조금씩 자주 먹어라. 암환자는 이전과는 완전히 달라진 나만의 식습관이 필요하다.

- 소량으로 자주 먹게 되면 만복감을 느끼는 것을 방지하여 탈수증상을 막아준다.
- 가루로 된 검정깨 가루죽, 복령죽 등을 즉석 조반으로 섭취하라.
- 땅콩, 브라질 넛트, 잣, 호두, 견과류를 가까이하라.
- 식단을 짤 때 열량을 추가해서 섭취하라.
- 암환자는 열감이 많아서 시원한 음식을 많이 찾는다. 외출할 때 항상 과일을 챙겨라.
- 스트레스를 풀려거든 항상 소형 라디오를 챙겨서 즐겨 들으며 마음을 비우고 즐겁게 살아라.

- 음식 섭취가 어려울 때 영양사, 전문가에게 단백질과 열량을 상담하여 챙겨 먹어라.
- 기본적으로 하루에 1시간 운동하라. 운동을 해야 배가 고프다.
- 기분이 우울하고 처진다면 전문가와 상담해서 마음치료를 받아라.
- 육류는 프라이팬에 굽지 말고 삶아서 먹어라.
- 생선은 익혀서 자주 먹어라.
- 시고, 달고, 새콤한 음식을 먹어서 입맛을 살려라.
- 양배추는 데쳐서 섭취하라.
- 키위를 하루에 두 번, 2개 정도 먹어라.
- 손을 자주 씻어라. 암환자는 바이러스에 약하다.
- 암환자는 삶이 불안하고 초조하다. 신앙을 가지면 불안이 없어진다.
- 암환자는 꼭 심리치료를 받아라.

(2) 체온을 1℃ 올리면 암은 죽는다(낮은 체온이 질병을 일으킨다)

- 36.5℃를 유지하라.
- 황토방에서 생활하라.
- 항상 체온을 유지하라.
- 암환자의 방에는 항상 햇볕이 들어와야 한다(음을 피하라).
- 따뜻한 차를 자주 마셔라.
- 음식을 따뜻하게 먹어라.

- 이불을 덮고 자라.
- 마음을 비워라.

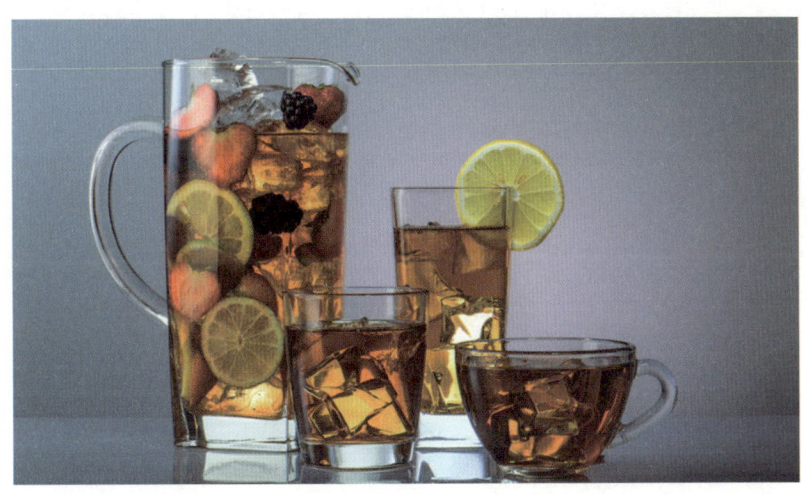

… **05** …

내 몸의 허한(虛汗)과
허증(虛症)을 없애야 체온이 상승한다

　　식사할 때 이마와 머리 등에 땀이 줄줄 흐르는 것을 보고 우리는 흔히들 음식을 맛있게 먹어서 혈액순환이 잘 되어서라고 간주한다. 그러나 한방에서는 몸이 허약하여 나는 땀, 즉 식은땀이 나는 것을 허한(虛汗)이라 한다. 몸에 열이 많아서가 아니라 정반대로 음기가 많은 탓이다. 음기는 음양설에서 나오는 말이다. 식사하면서 덥다고 하여 시원한 음료나 찬물을 마시며 더위를 달랜다. 이렇게 하면 건강을 더욱 더 해친다고 볼 수 있다. 몸이 허한(虛汗)하여 땀이 나는데 찬 음료와 냉수를 마신다면 음이 많아서 배탈이 나고 만다. 음이 많아 혈관은 더욱더 경직돼 순환이 잘 안 되어 피부가 어둡고 검은색으로 변한다.

　　몸이 허하여 차가운 음식이나 음료, 물 등을 계속 마시면 허한(虛汗)하여 기혈이 부족하여 몸이 쇠약해지고, 내장 기능이 약해진 증상, 즉 허증(虛症)이 발병하여 소화능력이 떨어져 배탈이나 복통과 설사를 자주 하게 되면 배가 냉해진다. 냉하게 되면, 즉 배가 차가우면 우리 몸은 전체적으로 체온이 떨어져 질병이 생기기 마련이다. 몸에 음기가 있는 사람은 음식만 먹어도 땀이 줄줄 흐르고, 조금만 걸어도 땀이 줄줄 흐른다. 허한(虛汗) 체질은 체온과 기초 대사율을 올려주면 허증(虛症)이 사라지게 된다.

과거 재래식 아궁이에서 온돌 주거문화가 달라져 현대식 아파트, 주택, 상가 등 콘크리트 환경 속에 살면서 정원이 없는 공간에 살다 보니 나 스스로 운동하기엔 역부족이다. 현대인들은 낮은 체온으로 인하여 많은 질병에 노출되고 있는 현실이다. 기(氣)와 혈(血)의 흐름을 원활하게 하려면 여자의 경우 체중의 약 36%, 남자의 경우는 체중의 45%의 근육이 있어야 한다. 개개인에 따라 차이는 있겠지만 매일 40~50분씩 이마에 땀이 촉촉하게 날 정도의 걷기운동, 체력단련 운동, 요가 등 건강의 유지와 증진을 목적으로 몸을 움직이는 운동을 하게 되면 체온 1℃ 상승하여 면역력은 5~6배 높아진다. 운동이 건강에 좋다는 사실을 알지만 실행에 옮기는 사람은 많지 않다. 하지만 체온이 1℃ 내려가면 면역력 30%가 뚝 떨어지면서 저체온이 오고 만병의 원인이 된다. 운동을 하게 되면 몸은 자연스럽게 근육량이 높아져 기억력이 좋아지고, 치매 예방에 효과가 있으며, 당뇨병 환자는 혈당수치가 떨어지고, 우리 몸에 혈액순환이 잘 되어 질병이 사라지게 된다.

06

천연소금
(솔트 테라피 → 디톡스효과)

　소금은 염화나트륨이며 NaCl이다. 라틴어 sal에서 유래되어 국가별로 이름을 다르게 부른다. salt(미국), sale(이탈리아), sel(프랑스, 스페인), salz(독어), 그리고 한국에서는 '소금'이라고 부른다. 소금은 기원전 6,000년경 원시시대부터 육고기를 먹으면서 자연스럽게 섭취하게 되었고, 음식의 맛을 내는 소금은 인간이 살아가는 데 없어서는 안 될 중요한 무기질 중 하나이다. 미네랄이 풍부한 소금의 강한 쓴맛은 마그네슘 함량이 높기 때문이다. 오랫동안 간수를 빼면 짜지 않고 쓴맛이 사라지고 단맛이 난다.

　소금은 미네랄, 마그네슘, 칼륨, 칼슘이 풍부하여 혈액과 혈압을 정상적으로 유지시켜 준다. 그러나 우리 몸에 소금이 부족하면 몸의 염증과 다양한 질환이 유발하게 된다. 싱겁게 먹게 되면 암, 고혈압, 당뇨병이 생길 수 있다. 프랑스의 프란디시 교수이자 혈관학회 회장은 천일염을 적절하게 섭취하면 고혈압을 줄일 수 있다고 미국 심장학회에서 발표한 바 있다.

소금은 산성도 ph7.4 알칼리성이 인체의 체온 36.5도를 유지시켜 준다. 소금은 혈관과 심장의 수축력을 보호하고, 간과 신장 기능을 유지하고, 염분은 땀을 통해 체내 독소배출과 대사작용을 돕는다. 세계보건기구 WTO는 하루 소금 섭취량 5g을 권장하고 있다. 그러나 염분을 과다하게 섭취하면 고혈압과 동맥경화증으로 혈관이 망가지고, 배설물이 증가하여 칼슘이 빠져나가 골다공증에 걸리게 된다.

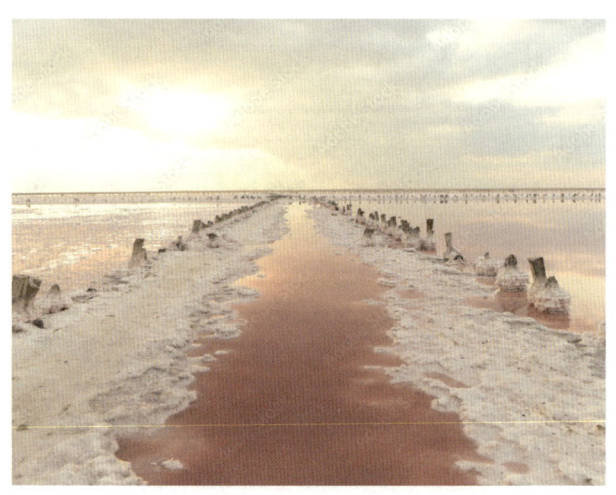

차의과학대학교 의학과 통합의학 이종민 박사의 〈비특이적 목·어깨 통증완화를 위한 경부 안정화 운동을 동반한 소금 온열 중재의 활용 가능성 연구〉에서 소금팩 온열 중재와 경부 안정화 운동을 시행했을 때 폐경 이후 여성의 통증완화, 근속성 및 운동기능 개선에 영향

을 미치는 것으로 나타났다.

　옛날 로마시대부터 소금동굴은 몸에서 독소를 배출하는 작용이 있어 상처 입고 독이 차 있는 병사들의 해독작용에 이용되었다. 또 암염을 발굴하는 노동자에게는 알레르기 체질이 개선되었고, 호흡기 질환이 있는 사람이 많아서 유럽에서는 광범위하게 솔트 테라피가 현재까지 행해져 온다. 전 세계적으로 소금동굴이 2,200곳이 넘는다.

　천식과 기관지염, 폐, 호흡기 환자들이 천연 소금동굴을 찾는 이유는 소금이 가진 항박테리아, 항염성분이 염증을 가라앉히기 때문이다. 스테로이드 등 다른 약물을 사용하지 않고도 상태가 호전된다는 점 때문에 환자들이 붐비고 있다.

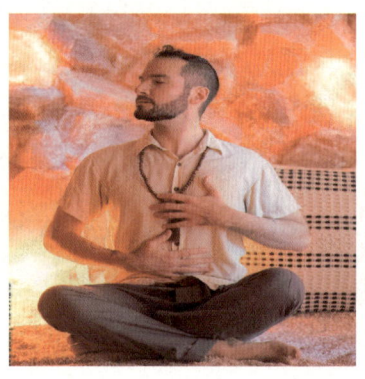

　1800년 후반부터 동유럽에서는 천식, 기관지염, 호흡기 질환이 있는 환자들을 자연 소금동굴에서 치료받도록 처방하였다. 폴란드의 비엘리츠카 소금광산은 1978년 세계 문화유산 유네스코에 지정되었다. 1년에 1,000만 명이 다녀간 소금호수는 지하 127m로 알레르기 치료

에 효과적인 음이온이 풍부한 솔트 공기를 마시고 아이들의 면역력이 좋아졌다고 한다.

  2006년 뉴잉글랜드 의학저널은 호흡기 환자들에게 48주간 소금동굴 치료를 받도록 한 결과를 발표하였는데 의학 연구진들은 100% 안전하고 효과적인 치유법임을 입증하였다. 2017년 1월 8일 연합뉴스에서 인플루엔자나 중동 호흡기증후군(메르스) 등의 바이러스를 죽이는 소금 코팅 마스크 필터를 앨버타대 연구진인 최효적 교수가 개발하였다고 발표하였다.

  일본의 솔트 온열요법은 몸이 따뜻해지면 온열효과로 세포를 회복하고 강하게 한다. 그리고 활성 단백질이 증가하여 면역력을 향상시켜 병이나 부상, 피로 등을 복원하고 있다. 솔트 온열요법의 실험결과 일반 암반욕은 2일밖에 지속하지 못했고, 솔트 온열요법은 4일이나 지속되었다. 솔트 온열요법 이후 곧바로 당일에 샤워하지 말고 다음 날 샤워하게 되면 면역력이 더욱더 상승하게 된다.

  영국 CNN은 소금은 일반적으로 음식이나 목욕용으로 쓰이기도 하지만 아이들의 천식, 알러지 증상들의 치료를 위해 소금을 이용하고 있다고 방송했다. 영국에서만 수백만 명의 어린이들이 천식증상을 가지고 있어 소금동굴에서 숨쉬기 편하도록 증상이 완화되는지 알아보았다. 의학적으로는 알러지, 비염, 천식과 같은 호흡기 질환증상이 있다면 폐의 혈관들이 이물질에 의해 막히고 붓게 된다. 소금입자를 호흡하게 되면 혈관들을 깨끗이 정화하여 치유도 빨라지고 호흡하기 편하게 기침과 같은 증상들을 호전시켜 준다.

솔트 온열요법은 살균효과가 뛰어나 혈압과 심장 박동수는 높이지 않고 전신을 따뜻하게 해준다. 솔트 온열효과는 심신을 편안하게 릴렉스시키는 작용을 한다. 또 음이온이 풍부하여 공기를 정화시켜 줄 뿐만 아니라 독소를 배출하는 작용을 하여 몸 안의 노폐물을 제거해 준다.

호주 소금요법협회는 소금요법은 "호흡기를 정화하고 폐 기능을 개선하며, 면역체계를 강화하는 데 도움이 되는 자연적이고, 비침습적이며, 약물이 필요 없는 치료법"이라고 했다. 솔트 온열요법은 몸이 따뜻해지면 온열에 의한 열활성 단백질(HSP)이 증가하여 세포를 강화해 질병과 진통작용이 탁월하여 손상된 단백질을 건강한 단백질로 회복시켜 준다.

솔트 온열요법은 음이온이 몸의 구석구석까지 흡수되어 해독작용, 혈행개선, 신진대사를 촉진시켜 면역력이 상승하여 혈액순환과 피로회복에 놀라운 시너지 효과를 가져다준다.

07
광물성 천연유황 온천요법

　광물성 유황이란 화산이 분출되어 분화구 주변의 분출물이 뿜어져 나오는 것으로 화산가스(기체), 용암(액체), 화산 쇄설물(고체) 등이 있다. 화산가스의 70~90%는 수증기이며 미량의 수소, 이산화탄소, 아황산가스, 황화수소, 일산화탄소, 염소, 유황 등이 함유되어 있다. 용암은 지표면의 마그마 성분이 분출하여 빠져나가 만들어진 것으로 용암, 현무암, 유문암, 안산암으로 구분한다. 화산 쇄설물은 화산가스 침식으로 크고 작게 부서진 암석들이다. 화산의 활동은 35억 년 전부터라고 한다. 지구상에는 800여 개의 활화산이 있다. 우리나라에는 울릉도의 말봉과 성인봉이 있고, 제주도의 범섬, 산방산, 숲섬, 문섬 등은 화산 쇄설물과 성층화산이 용암의 분출과 방출이 반복되면서 원추형 화산으로 이루어져 있다. 광물성 유황은 화산, 지진으로 인해 지하에서 기체로 표출된 유황으로 담황색, 노란색을 띠고 있다. 광물성 천연유황은 분화구에서 기체로 분출되면서 공기와 접촉함과 동시에 곧바로 고체로 응고되어 천연기체 유황으로 변한다. 천연기체 유황은 세계 최고로 인정받고 있으나, 광물성 유황을 함부로 섭취하면 강한 맹독성 때문에 곧바로 죽는다. 하지만 광물성 천연유황 온천요법은 통증완화 및 염증제거 효과가 있고, 흉터 없이 빠르게 세포를 재생하며 바이러스, 세균, 박테리아를 멸균작용하는 효능이 있다. 유황은 혈액을 촉진해주고 항산화 작용으로 용전된 혈액을 풀어주어 세포 깊숙이 투여되면서 수분 손실을 막아주고, 피부조직의 탄력성을 유지하여 피부노화를 억제한다.

중금속, 농약, 화공약품, 독성물질을 해독시키는 신비한 작용을 하는 물질이 유황이다. 각종 암과 노화를 유발하는 글루타티온은 세포막과 세포를 손상시켜 활성산소를 만들어내면서 강한 공격을 하기 때문에 우리 몸에 들어오면 DNA가 손상된다. 이때 저체온 증상으로 면역력이 떨어지면서 통증과 암을 유발하게 된다. 유황은 항암작용뿐만 아니라 콜레스테롤 합성을 억제하는 효과와 혈전을 녹이는 혈전분해 작용 성질을 갖고 있다. 광물성 유황은 금단(金丹)의 주원료로 쓰이는 만큼 만병을 물리치는 천하의 명약이라 불리고 있다. 하지만 광물성 유황은 그냥 복용할 수가 없다. 독이 있어서 법제하여 동물사료 및 약재와 화장품, 화공약품 등으로 사용하고 있다. 천연광물 유황(Flowers of sulphur, FOS)은 고대 문헌에 의하면 인간이 2,000년 전부터 질병의 치료제로 사용해왔다.

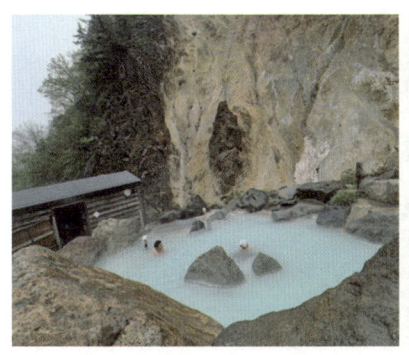 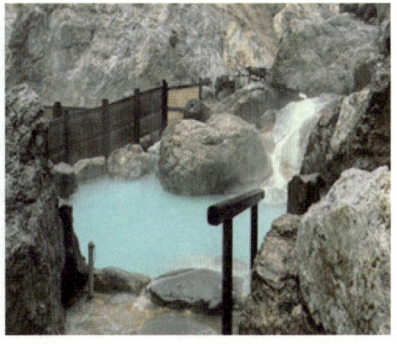

<야마카타현 야마유 천연유황 100% 온천(해발 1,300m)>

혈액을 정화하는 유황은 통증과 염증을 진정시키고, 몸을 따뜻하게 하는 작용이 있어 체온이 떨어지는 암 발생의 원인이 되는 활성산소를 몸 밖으로 배출시켜 준다. 유황은 중금속이나 항생물질을 몸 밖으로 내보내는 해독능력을 갖추고 있다. 또 유황에는 미토콘트리아가 에너지 생성을 방출하여 정자가 원활해져 생동력 있게 도와준다. 그래서 남성의 정력에 탁월하여 동의보감(東醫寶鑑)에 양기가 부족한 사람에게 정자의 활동력을 증강하는 효능이 있다고 기록되어 있다.

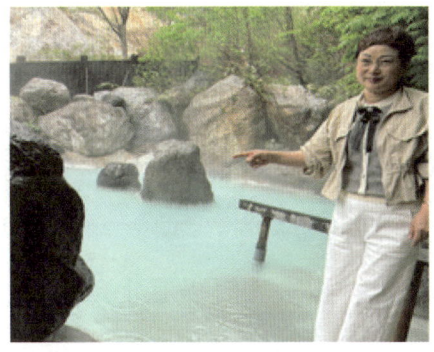

<야마카타현 야마유 천연유황 100% 온천(해발 1,300m)>

조선왕조실록에 따르면 고질병으로 당뇨병과 관절염, 피부병을 앓았던 세종대왕이 염증을 다스리기 위해 유황온천을 즐겼다고 한다. 예로부터 유황은 '회춘의 묘약'이라고 전해져 내려왔다. 또한, 신진대사를 좋게 하여 체지방을 낮추어주고, 다이어트 효과에 좋으며, 신체 온도가 상승함에 따라 자율신경이 정돈되어 심신이 편안해지고 불면증에도 좋다. 온천요법으로 체온 1℃를 올리면 면역력 5배가 올라간다.

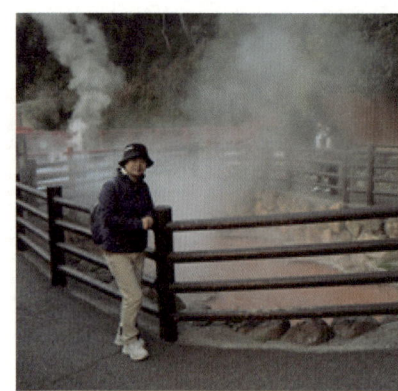 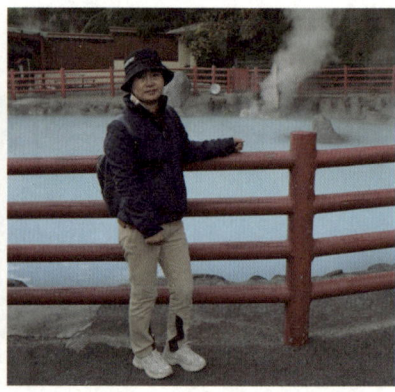

<오히타현 벳부 가마도 지옥온천 분출구>

고대 문헌에 의하면

고대 문헌에 유황은 불로장생을 돕고 천하에 명약이라 부르며, 만병을 물리치는 효능이 있다고 한다. 또한 보기(補氣), 보양(補養) 작용과 면역력을 올려주고, 중금속의 독을 해독하는 작용과 회춘의 묘약으로 전해지고 있다. 우리 몸의 중금속과 농약, 화공약품, 독성물질을 해독시켜 주는 신비한 작용을 하는 물질이 유황이다. 천연기체 유황은 금단(金丹)의 주원료로 쓰이는 만큼 만병을 물리치는 천하의 명약이라 불리고 있다. 특히 고질병인 고혈압이 개선되어 임금님들도 즐겨 찾았다.

본초강목(本草綱目)

중국 명나라 이시진이 저술한 의서에 의하면 유황 온천물은 낮은 체온의 냉증을 치료하고, 자궁의 외음부에 생긴 질염을 낫게 하며 피부병, 두드러기, 알레르기 등을 사멸하게 하고, 탈모방지에 좋다.

중국 편작심서(扁鵲心書)

중국 송나라 두재가 편찬한 의사에 의하면 유황은 양기를 북돋아주어 천 년을 누린다고 한다.

동의보감(東醫寶鑑)

유황은 독성이 강하며 따뜻한 성질이 있어 음이 많은 사람에게 몸 안의 찬 냉기를 몰아내고, 질병으로 체온이 떨어져 양기가 부족한 사람에게 양기 부족을 도우며, 몸의 염증과 단독을 풀어주고, 사기와 심복의 적취를 다스려준다.

유노하나(유황) 재배지

일본 후쿠오카 교육대학 2008년 57권 3호에 기재된 공동저자 타라야마 아사마와 무코노 미야키는 유노하나의 광물학적 연구에서 온천수 1kg 중의 황산성분이 1,000mg 이상 함유되어 천연유황 음이온의 주성분 황산이온은 동맥경화증을 예방한다고 한다. 온천에 들어가면 온열효과로 혈관을 젊어지게 하는 물질인 일산화질소(NO)가 늘어난다. 그래서 동맥경화가 예방된다는 황산이온과 황산염은 외상상처나 관절염에 좋고, 아키센은 뇌졸중의 후유증을 예방한다.

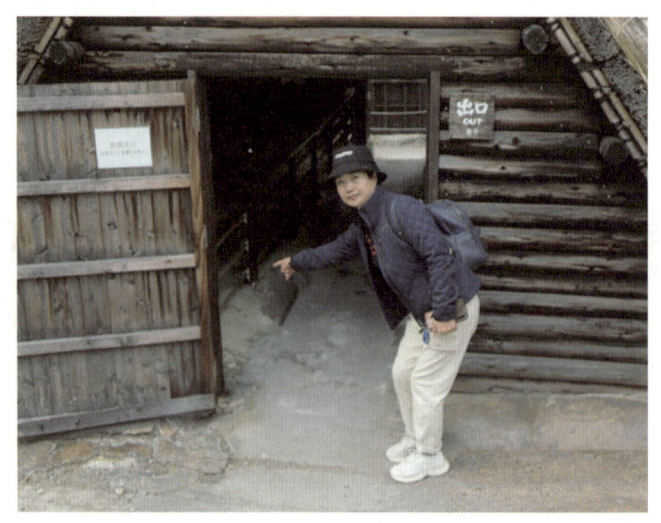

<오이타현 벳부 유황 재배지>

온천수가 황색포도상구균 생존에 미치는 영향으로 ① 벳푸대학 식품영양과학부 ② 벳푸 오카모토 야료칸 ③ 오이타현 산업과학기술센터에서 공동 연구한 아토피 피부염 등 피부염증성 질환의 증상완화에 대하여 면역력이 저하된 경우 '탕의 꽃'을 이용해 IRAK-4 분자를 발현시킴으로써 감염증을 예방할 수 있는지 천연탕의 사용 전후 경과관찰을 실시하였다. 온천욕을 모니터링한 결과 기저세포암 진단을 받았던 여성에게 천연탕(유노하나) 온천욕을 2주간 계속 사용 후 정상세포로

돌아왔고, 그리고 2세 10개월 된 남자아이가 아토피 피부염을 진단받은 후 천연탕 온천욕을 지속적으로 한 결과 35일 만에 아토피 증상이 소실되었다.

천연탕은 약알카리성으로 온천욕을 하게 되면 체온이 상승하고, 각질이 제거되어 피부를 부드럽고 매끄럽게 한다. 천연탕 온천의 가장 큰 특징은 아토피 등의 피부병에 관여하는 황색 포도상구균 원인균에 대한 살균 및 억제 효과와 특히 연구에 의하면 메타붕산은 피부병에 효과가 있는 것으로 밝혀졌다.

천연유황 온천욕은 면역력이 향상되어 자연 치유력으로 몸의 기능을 정상적으로 이끄는 작용이 있다. 하여 일본, 독일, 대만, 캐나다, 프랑스, 호주 등 여러 나라에서 입욕제로 인정받고 있다. 특히 면역력이 떨어진 환자에게 탁월한 효능이 있다.

천연유황은 수년 전부터 동서양을 막론하고 대체의학의 대체요법으로 현재까지 활용하고 있는 추세이다. 이에 필자는 편백나무숲이 우거져 있는 전남 장성의 400고지 정상 부지에 유황 히노끼탕 프라이빗과 Tera 면역스톤, 그리고 솔트 테라피를 이용할 수 있는 대체의학 면역센터를 건립 중에 있다.

08
혈액을 정화하는 식물성 유황(硫黃)의 효능

유황(硫黃)에는 독성이 있는 무기유황(硫黃)과 독성을 제거한 후 먹는 유기유황(硫黃) 두 가지가 있다. 최근에 주목받고 있는 것은 유기유황, 즉 식이유황(MSM)이다. 소나무 등의 식물과 같은 자연에서 만들어지는 천연 유기황 화합물로 미국에서 임상시험 결과를 통해 관절염 통증완화의 개선효과를 인정받았다. 전통 의학서에도 유황이 관절염에 좋다고 기록되어 있다. 그리고 허준의 동의보감에 유황은 근육과 골격을 튼튼하게 만들어준다고 기록되어 있다. 그러나 유황을 법제하고 독성을 없애기가 까다로워 복용하기엔 어려웠다. 유황의 성질은 독성이 강하지만 성질은 뜨거워 음양(陰陽)에서 양(陽)의 기운이라 볼 수 있다. 즉 몸이 차가운 사람에게 맞는다는 이야기다. 수천 년 전부터 유황(硫黃)은 동서양을 막론하고 귀한 약재로 대접받아 왔고, 오래 전부터 우리 선조들은 유황(硫黃) 온천에 몸을 담가왔다. 염증제거, 해독, 피부병에 뛰어나 유황으로 몸을 다스려 고질병인 고혈압이 개선되어 임금님들도 즐겨 찾았다고 한다.

미국에 스탠리 제이콥 박사는 1960년대 제지공장 화학연구원이었다. 그는 공장 노동자들이 펄프 종이재료 통에만 들어갔다 나오면 피부가 좋아지고, 염증과 상처가 사라지는 것을 알게 되었다. 이에 제이콥 박사는 곧바로 연구를 시작했고, 소나무에서 나오는 '식물성 유황' 때문이란 걸 알게 되었다. 그 후 스탠리 제이콥 박사는 소나무에서 MSM을 추출하는 데 성공했다. MSM이 관절염, 근육이완, 통증완화에 효과적이라는 사실도 임상시험을 통해 입증하였다.

유황(硫黃)의 주요 기능은 지질대사에 작용, 비타민 B군과 함께 당질 유해 미네랄의 축적을 막아주는 유익한 작용을 한다. 혈액을 정화하는 유황은 체내의 신진대사를 원활하게 하며, 몸의 독소를 제거하는 작용을 하고 여드름, 옴, 무좀, 피부질환을 예방하고, 피부각질에 살균작용을 한다.

일본의 오모리 다카시의 연구에 의하면 셀레늄, 칼슘, 철, 아연, 동 등이 개인의 음식 섭취량과 건강에 따라 필수 미네랄 흡수에 차이가 있다는 것을 알게 되었다. 납, 카드뮴, 수은 등 유해 미네랄이 흡수를 방지하여 스스로 배출시킨다는 연구결과가 나왔다. 유황은 원자번호 16번, 원소기호는 S, 원소의 광선물질은 주기율표상 6족 3주기에 해당한다. 우리 몸의 인체를 구성하는 생체원소 나트륨(Na), 질소(N), 유황(S), 수소(H), 산소(O) 등을 포함하는 14종의 구성원소 중 8번째에 해당하는 유황은 S이다. 우리 몸에 황과 아미노산이 부족하면 탈모, 관절염, 피부염, 기미, 여드름 등의 증상을 일으키며, 유황은 해독 작용이 있어 납, 카드뮴, 주석, 비소와 수은, 오염된 물과 공기 등의 유해 미네랄을 체외로 배출시키고 옴, 여드름, 세균성, 곰팡이성 피부병을 치료한다. 유황의 특징은 냄새가 강하며, 과한 스트레스로 체력이 저하된 사람이 미량의 유황을 복용하면 인체에 다양하게 영향을 받는다.

유황(硫黃)은 주요 미네랄의 하나이다. 유황은 신체에 중요한 영양소이자 건강 유지에 필수적인 미네랄이다. 탄수화물, 단백질, 지질의 3대 영양소에 비타민을 첨가해 5대 영양소로 섭취가 중요하다. 미네랄은 자연계에 존재하고, 인간의 신체에서 절대 만들어지지 않기 때문에 반드시 음식으로 섭취해야 한다. 약 100여 종의 미네랄 중 필수 미네랄은 인간의 신체에서 필요한 일을 하기 위해 꼭 섭취해야 한다. 16가지 필수 미네랄 중 하나가 유황이다.

필수 미네랄은 하루에 섭취해야 하는 양이 다르다. 하루 섭취량이 100mg을 초과하면 주요 미네랄이고, 100mg 이하면 좋은 미네랄이라고 한다. 유황은 주요 미네랄이다.

최경송 한의학 박사는 일상생활에서 접하는 알루미늄 캔, 알루미늄 냄비, 알루미늄 호일 등 각종 알루미늄이 인체조직에 흡수되어 중추신경 장애를 유발한다고 한다. 기억력 감퇴, 정신분열, 골다공증, 대사질환, 다양한 뇌질환 등이 뇌에 축적되어 치매 발생의 가능성이 크다고 했다. 알루미늄의 부작용을 막아주는 것에는 아연, 비타민 C, 칼슘, 마그네슘, 섬유질, 레시틴 등의 천연물질이 있다. 특히 미네랄은 우리 몸에서 독성물질인 중금속을 배출시켜 주고, 면역력을 높여주는 역할을 담당하고 있다. 우리 몸에 미네랄이 부족하게 되면 면역력이 떨어지고, 독성을 제거하지 못하여 여러 가지 질병에 걸리게 된다.

우리 몸은 체내의 유황이 부족하면 동맥경화, 관절염, 혈관질환에 걸리기 쉬우므로 유황 결핍증에 걸리지 않도록 단백질을 잘 먹어야 한다. 식품유황은 어류, 육류, 콩, 달걀, 양파, 마늘, 부추, 무 등에 포함되어 있다. MSM(메틸술포니메탄) 천연유황의 화합물이다. 식물성 유황의 효능은 인체의 관절에 있는 연골, 근육, 피부, 머리카락, 손톱 등에 필요한 물질이다. 식이유황을 꾸준히 복용하면 백혈구가 증가해 통증과 염증을 진정시켜 주고, 몸을 따뜻하게 하는 작용을 한다.

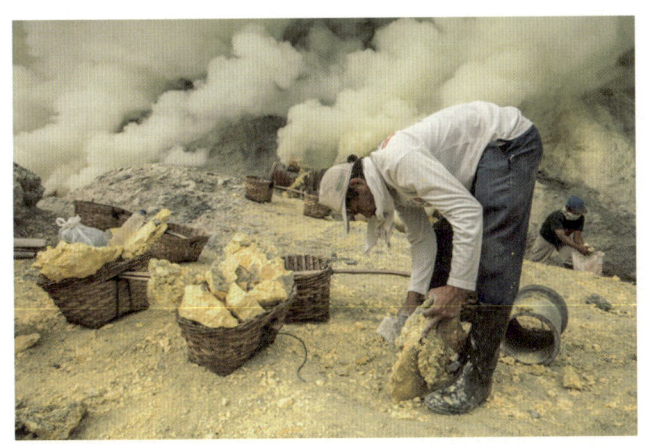

<인도네시아 자바섬 화산 분화구>

유황(硫黃)은 알레르기 증상의 완화에 좋으며, 유황(硫黃)으로 입욕을 하면 혈액을 정화하여 피부 세포막에 깊숙이 투여되어 피로회복과 통증을 완화한다. 최근 들어 유황이 몸에 좋다고 하여 유황 오리, 유황 기러기, 유황 마늘 등 유황을 먹여 키우는 가축과 유황작물이 많이 늘어났다. 인체에 염증(炎症)을 해소해주는 보양(補陽)과 보음(補陰)의 효과가 있어 만병통치의 효능을 지니고 있다고 하여 약용으로 쓰이고 있다.

혈액을 정화하는 유황(硫黃)은 통증과 염증을 진정시키고, 몸을 따뜻하게 하는 작용이 있어 체온이 떨어지는 암 발생에 원인이 되는 활성산소를 몸 밖으로 배출시켜 준다. 유황은 중금속이나 항생물질을 몸 밖으로 내보내는 해독능력을 갖추고 있다. 또 유황에 미토콘드리아가 에너지 생성을 방출하여 정자를 원활하게 생동력 있게 도와준다. 그래서 남성의 정력에 탁월하여 동의보감에 양기가 부족한 남성에게 효능이 있다고 기록되어 있다.

신진대사를 좋게 하여 체지방을 낮추어주고, 다이어트 효과에 좋으며, 신체 온도가 상승함에 따라 자율신경이 정돈되어 심신이 편안하여 불면증에 좋다. C. 미첼 의학박사의 책「유황 화합물의 생물학적 작용」에서는 유황은 해독정화 작용이 탁월하다고 한다.

✦ 09 ✦
후지산과 사쿠라지마
천연 용암석 원적외선 효과

　사쿠라지마와 후지산은 지금으로부터 약 29,000년 전 17회의 대분화를 반복해왔다. 현재도 매일 소규모 분화를 반복하는 신비스러운 곳이다. 지금도 무서운 용암과 연기가 멈추지 않고 있다. 화산의 초거대 분화로 인해 지하에 있던 대량의 마그마가 지표로 분출되어 차갑게 굳어진 돌이 천연 용암석이다. 천연 용암석은 국립공원으로 지정된 후지산과 사쿠라지마 기슭 등에서 산출되고 있다. 사쿠라지마는 세계에서 보기 드문 살아있는 화산을 한눈에 볼 수 있는 장소이기도 하다.

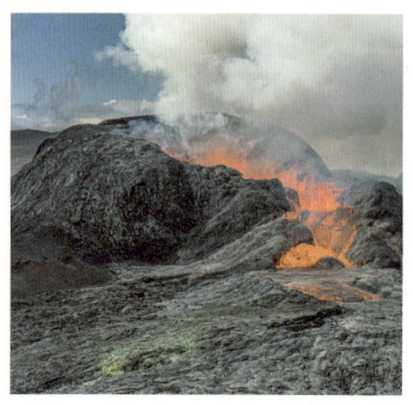 

<화산 분화구>   <일본 후지산, 사쿠라지마 천연용암 스톤>

　천연 용암욕은 자연이 준 천연광물이 풍부하여 30종 이상의 미네랄, 바나듐, 아연 등이 많이 들어 있다. 미네랄이 부족하면 다양한 질병을 일으킨다. 인간은 60조의 세포로 이루어져 있지만, 그 세포의 대사를 촉진하는 것이 미네랄이다. 수면에 관여하는 미네랄이 부족하면 불면증에 시달리게 되고, 사람도 식물도 모두 질병에 쉽게 걸리게 된다. 바나듐은 혈당치를 정상화하는 작용을 하고 혈압, 중성지방, 콜레스테롤을 저하시킨다. 용암석 원적외선의 아연은 살균력이 뛰어나며, 피부 미용에 좋은 디톡스 효과는 체내의 독소와 노폐물을 배출해 피로회복과 냉증을 개선하여 신진대사를 활발하게 한다.
　한국 해양과학기술원에 의하면 청정성, 안정성, 기능성이 인정된 용암 해수는 수은, 카드륨, 병원균 암모니아성 질소, 페놀루 등이 검출되지 않았고 마그네슘, 칼슘 등 기능성 미네랄 성분이 풍부하게 들어 있다는 사실을 밝혀냈다. (출처 : 한국 해양과학기술원)

미네랄이 풍부한 용암수는 ph8 알카리성이라서 마시게 되면 몸속에 천연 미네랄이 채워지게 된다. 미네랄은 강력한 보습효과가 뛰어나 화장품의 원료로 사용하고 있다.

용암을 가열하면 원적외선의 방사율이 높아진다. 용암욕은 암반욕에 비해 1천 배의 마이너스 이온을 방출하기 때문에 릴렉스 효과가 높은 것이 특징이다. 용암은 32℃ 이상의 열이 가해지면 원적외선을 스스로 방출하게 된다. 원적외선 온열요법의 생리적 효과에 관한 경기대학교 대체의학 대학원 정종운 박사의 연구에 의하면 암환자에게 원적외선 전신 온열요법을 적용하면 정상세포에 타격을 주지 않으면서 암세포 치료에 효과가 있고, 근골격계 질환자에게도 원적외선이 근육 내의 순환혈류량을 증가하게 하고, 근육의 굳음과 통증을 개선하는 데 효과가 있는 것으로 나타났다.

실험용 쥐에 인간의 암세포를 이식하여 원적외선을 조사한 결과, 원적외선이 암세포의 증식을 60%나 억제하는 데 성공하여, 암치료에도 좋은 효과를 기대하고 있다. (참고문헌 : 시마 히로키 저, 「분자와 마음의 작용을 알면 진정한 건강법을 알 수 있다」)

용암은 마이너스 이온의 작용에 의한 원적외선 효과로 혈액순환이 촉진되어 발한작용, 통증완화, 세포 활성화, 몸의 독소와 노폐물 배출로 면역력이 향상된다. 용암은 고온에 더 많은 다량의 원적외선을 방출하기 때문에 온도가 높아지면 원적외선 온열효과를 72시간 유지한다고 한다. 그래서 곧바로 샤워하면 효능이 사라지게 되는 것이다.

용암은 천연소재로 안전성, 무해성으로 주목받고 있다. 일본에서 용암석에 고기를 굽는 이유는 원적외선이 방출되어 높은 온도로 고기를 구우면 육질이 좋고 맛이 다르기 때문이다. 그래서 우리나라에서도 캠핑장에서 일본산 용암석이 가격이 비싸지만 인기가 좋은 이유이다.

10

Tera 면역스톤

　테라헤르츠(Terahertz)파는 1조 Hz로 1초당 1조 회의 테라 진동파를 발생시킨다. 진동을 반복하면서 전파와 빛이 공존하는 물질을 투과하는 성질을 가지고 있다. Tera파는 가시광선이나 적외선보다 투과력이 강한 침투성을 가지고 있어, 인체에 해를 입히지 않는 안전함이 특징이다. (디지털 콘텐츠 기억 성장기업센터 2021. 9. 15. 기재)

　Tera파는 체내의 깊은 부분에 진동과 열을 전달하여 요동치며 빛과 같이 전파하고, 세포 체내 효소 유전자(DNA)와 그 외 고분자의 진동으로 혈류가 활성화되며, 무기질과 유기질이 개선되어 질병을 순간적으로 개선하는 파워가 있다. Tera파는 적외선처럼 중간 주파수이며, 일직선으로 전파되며, 비전이성 방사선에 속한다.

　테라헤르츠 광석에는 순도의 차이가 있다. 금속 그레이드 2N은 순도 99%이고 불순물이 많다. 그레이드 6N(식스나인)은 99.9999%

반도체 등급이다. 11N(일레븐나인)은 99.999999999%의 고순도이다. 그레이드가 높을수록 테라헤르츠파의 흡수성, 방사성이 더 높다. 반면 불순물이 많이 함유되어 순도가 낮을수록 시간이 경과하면서 방사율은 더욱 떨어진다. Tera 면역스톤 주파수 11N(일레븐나인) 99.999999999%의 그레이드 고순도에는 흡수성과 방사성이 가장 높고, Tera에 침투 파동은 저선량 방사선 호르미시스의 시너지 효과가 세포의 항산화 작용을 한다.

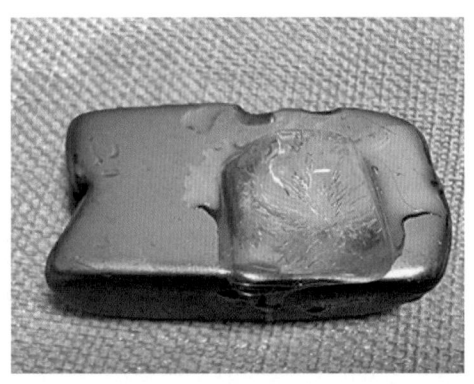

<Tera 면역스톤>

암세포는 온도 42.5℃에서 사멸한다. 체온의 1℃ 떨어지면 암세포가 살기 좋은 최적의 환경이 된다. 암세포의 천적은 42.5℃의 열이다. 그래서 Tera는 42.5℃의 열을 몸의 심부까지 투과시켜 호르몬을 자극하여 세포를 활성화해 체내 깊숙이 침투하는 능력이 있다. Tera는 중금속과 독을 빼주고 면역력을 높여주어 활성산소를 차단하게 된다. Tera 진동파에 의해 얼음이 순간적으로 녹는 현상은 원적외선과 파장이 겹치면서 공기 중의 열을 고효율로 흡수하기 때문이다. Tera는 자기방열 효과와 열전도율이 높아 얼음이 빨리 녹는 것이다.

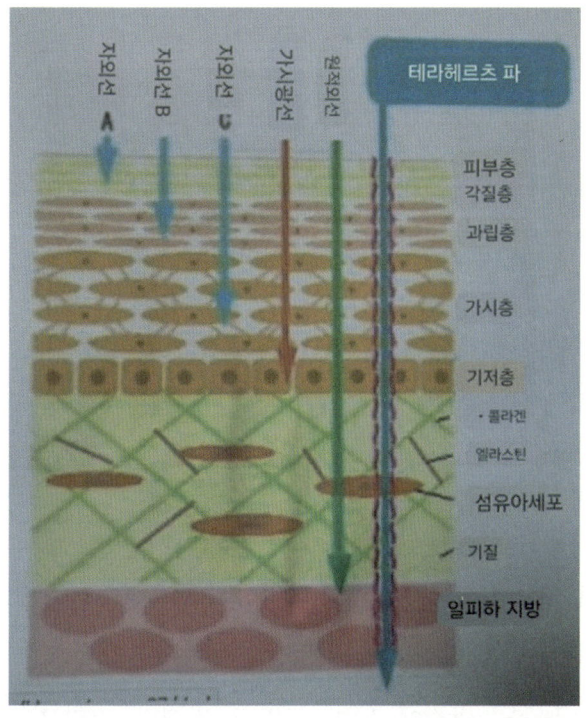

Tera 면역스톤은 정상적인 세포로 되돌리는 데에도 도움을 준다. 열이 전달되어 모세혈관이 개선되면 손상된 세포가 수복되고, 체온이 상승하게 되면 림프의 흐름을 개선시켜 신진대사가 원활하여 세포의 분자활동을 활성화시킨다. 원적외선보다 파장이 긴 Tera 진동파가 체내를 개선하여 세포의 유전자 DNA가 복구되면서 미토콘드리아를 활성화하게 된다. 그래서 장의 움직임이 좋아지고, 불면이 개선되어 호

르몬 밸런스가 조정된다. 또 보도에 의하면 세포의 자연사를 촉진하여 암세포의 증식을 억제한다. 암이나 대부분의 만성질환과 노화는 활성산소가 주범이기 때문이다.

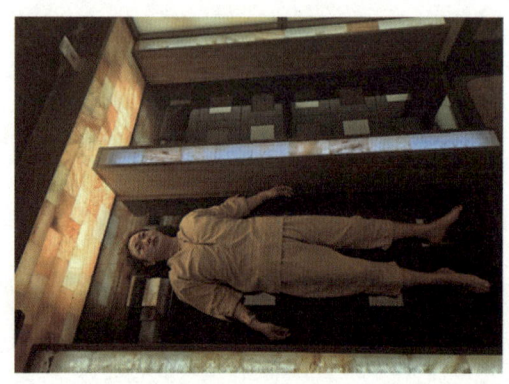

<Tera 면역스톤>

일본의 요시미즈 노부유키 의학박사의 〈온열·다각적 면역강화요법〉 연구에서 테라 면역스톤은 정상적인 세포 노화로 인한 심혈관 기능 손실과 염증 감소에 관련이 있다고 밝혔다. 그리고 온열요법을 실시하면 암세포가 아포토시스 세포 자살을 일으켜 세포막의 변화로 유전자가 변형되어 암, 알츠하이머, 자가면역질환 등 생체의 변형된 세포를 소거하고, 노화된 세포를 제거하는 생체방어의 역할에 관여한다.

히트 쇼크 단백질(HSP)을 열충격 단백질이라고 한다. 열충격 단백질은 열에 손상되지 않고 체내의 단백질을 보호한다. 그래서 열전도율이 높은 Tera 면역스톤 온열요법은 인체에 열충격 단백질을 생성하여 손상된 단백질을 복구하고, 암세포의 자살을 유도하는 치토크롬 C 효소가 발생해 암세포를 스스로 죽게 만드는 아포토시스가 일어난다.

Tera 면역스톤은 온열요법으로 열충격 단백질(HSP)을 늘리면 암세포는 아포토시스 세포에 의해 스스로 자살하게 된다. 히트 쇼크 단백질(열충격 단백질)을 활성화하려면 급격한 41~43℃ 열이 필요하다. Tera 면역스톤에 의해 체온이 상승했을 때 정상세포가 온열로 인한 스트레스를 받게 되면, 세포를 지키려고 강한 활동성이 생긴다. 이는 체력을 회복시켜 뇌 호르몬 물질 중 하나인 통증완화 물질인 엔돌핀이 나오도록 촉진하는 역할을 한다. 히트 쇼크 단백질 온열요법 연구결과 체온이 상승하고, 열충격 단백질이 증가하여 암이나 관절염 통증이 경감하게 된다.

일본의 카와시마 아키라 의학박사의 〈냉기와 건강〉 연구에 의하면 Tera파는 진동하는 전자파를 방출하기 때문에 고온 사우나의 경우처럼 온도가 70~90℃에 그치고, 체포에서 0.2mm 정도의 열만 전달해 원적외선이 피부 표면 근처에서 흡수되어 버리는 것에 비해, Tera 면역스톤은 체포에서 10cm 안쪽에 열을 전달하기 때문에 열을 전하는 방법이 다르다. Tera 면역스톤은 원적외선보다 파장이 길고, 세포를 파괴하지 않고 투과할 수 있는 것이 특징이다.

Tera 면역스톤은 열과 진동 파장에 의해 심부의 독소가 땀과 함께 노폐물이 배출되어 해독작용을 한다. 세포를 활성화하여 혈류개선과 신진대사 증가, 해독, 림프의 흐름을 개선하여 면역력을 높여준다.

일본의 히가시마나부 공학박사가 실험 쥐 네 마리에 인간 대장암

세포를 이식하여 A그룹은 Tera를 주는 곳, B그룹은 Tera를 주지 않는 곳으로 하여, 두 그룹을 38일간 같은 조건으로 사육한 후 암 전이의 유무를 실험한 결과 Tera를 준 1마리의 쥐는 암의 전이가 0개, Tera를 주지 않은 한 마리의 쥐는 50개의 전이를 보였다.

테라헤르츠 파장 4~14㎛(미크론) 에너지의 원적외선 영역인 초당 1조 회 파장은 인체의 분자와의 공진공명 작용에 의해 세포의 신진대사를 촉진한다는 것이 1981년 NASA(미국 항공우주국)의 연구결과로 밝혀졌다. 일본 산업기술종합연구소에서 테라헤르츠파 물질이 공진현상을 일으켜 생체표면에 흡수된 물질의 체온을 상승시키고, 동식물의 성장을 촉진시켜 생명력을 높이는 성장광선으로도 입증되었다. 열물성 분야에서 고순도 Tera의 열전도율 156으로 연구결과 가장 높게 나타났다. (일본 산업기술종합연구소에서 신뢰받는 논문 중 하나)

일본 매일신문 2020년 11월 4일자 기사에 의하면 테라헤르츠를 사용해 0.5밀리 미만의 매우 작은 조기 유방암의 조직을 고정밀도로 비추는 데 성공했다고 오사카대 등의 팀이 발표했다. 이는 영국 물리학 전문지 〈저널 오브 피직스 포토닉스(온라인)〉에 게재되었다.

오스트리아 배드가슈타인의 온열 갱도욕 1,800m 치료 시스템(하일슈트렌)은 난치병 환자가 유럽을 중심으로 연간 7만 명이 방문하는 온천의 보양지이다. 의학적 연구가 개시되면서 의사의 문진을 바탕으로 의료보험 혜택을 받고 있다.

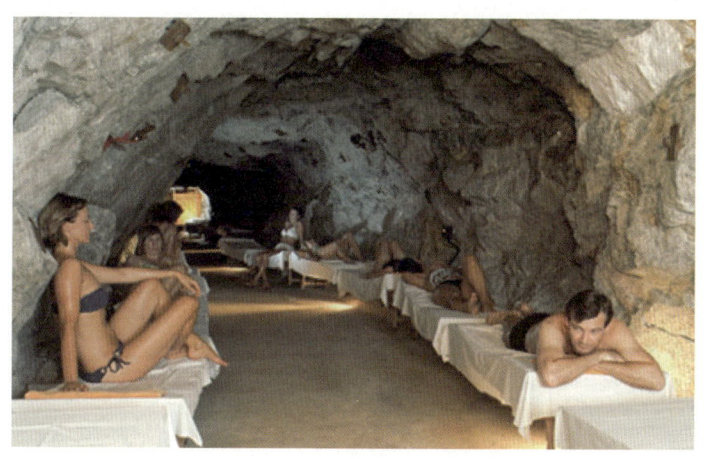

<오스트리아 배드가슈타인의 온열 갱도욕>

　Tera 면역스톤는 원인 불명의 통증완화에 좋다. 생명광선이라 부르는 Tera 면역스톤으로 혈액순환이 좋아지면 체온이 상승하여 몸에 냉증이 사라지고, 고질병도 사라지게 된다. 즉 '대체의학'은 '예방의학'이다. Tera 면역스톤으로 체질이 개선되어 난치병에 대한 기적적인 자연 치유력이 향상되기에 면역력이 상승하게 된다. 그래서 Tera 면역스톤은 일본, 오스트리아, 독일 등의 의료분야에서 주목받고 있다.

【부록】
필자의 체험기

대만 타이페이 지열곡

　필자는 대체의학 박사과정 중 유방암 수술을 받고 광물성 천연유황 온열요법에 관심을 갖게 되면서 대만 베이터우 지열곡과 일본 아키타현 타마가와를 찾아가 직접 광물성 천연유황 온열요법에 관한 연구를 하게 되었다.

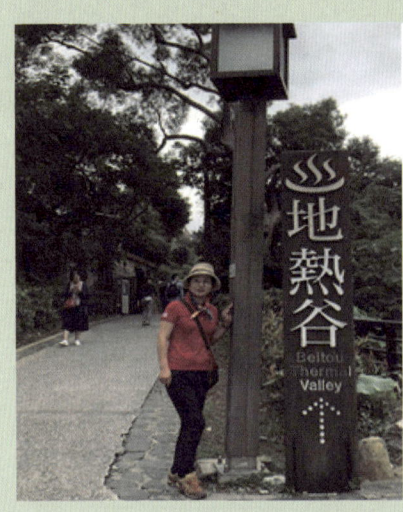
<대만 타이베이 베이터우 지열곡>

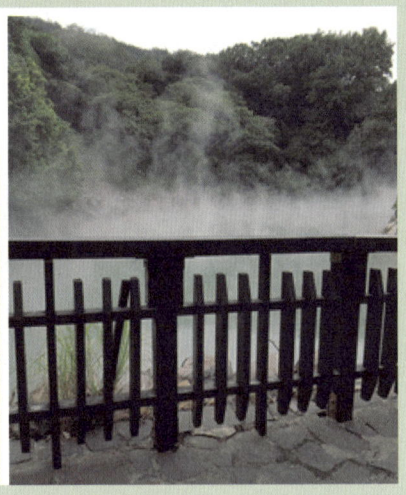
<대만 타이베이 베이터우 지열곡>

1907년 대만의 광물학자에 의해 대만 베이터우 지열곡에서 유황은 황산납, 황산, 라듐, 바륨 등 화합물이 함유되어 있다는 것을 밝혔다. 대만의 암환자들이 찾아온다고 하여 필자는 직접 대만 베이터우 지열곡을 찾아가 북투석과 천연유황을 체험하기 위해 지열곡 유황 100% 온천욕을 체험하였다.

인간의 정상체온인 36.5~37.1℃를 벗어나면 면역이 저하된다는 사실은 누구나 잘 알고 있다. 그러나 살다 보면 세월의 흔적만 탓하고 노력하기보다는 병이 깊어지고 난 뒤에야 병원에 가서 검사결과 진단을 받고 치료를 위해 발버둥치게 된다. 몸에 좋다는 약과 건강식을 찾아서 먹는다고 해서 다 되는 것은 아니다. 체온이 떨어지면 노화뿐만 아니라 여러 가지 질병에 노출된다. 인간의 체온이 1℃만 상승하면 기초 대사량이 10% 이상 올라가고, 기초 대사량이 상승하면 면역력이 5배로 높아진다.

일본 아키타현 다마가와 연구로

필자는 2018년 9월 암치료로 유명한 일본 아키타현 쎈보구 다마가와 연구로의 북투석, 유노하나, 라듐, 방사선, 호르미시스를 연구하기 위해 찾아가게 되었다. 다마가와 연구로에 도착하기 10여 분 전부터 천연유황이 흐르는 계곡의 썩은 냄새가 코를 찔러 역겨워 비유가 확 돌았다. 이곳을 보기 위해 꼬박 이틀 동안 전라도 송정리역에서 KTX를 타고 광명역에 도착해 택시를 타고 김포공항 근처에 머물고, 다시 아침 일찍 김포공항에서 하네다 공항에 도착하였다. 설상가상 태풍으로 인해 아키타현에 가는 비행기가 결항되어 신칸센을 4시간 30분 동안 타고 타자와코역에 도착하니 늦은 밤 9시였다. 다행히 예약했던 택시기사가 피켓을 들고 반겨주었다. 또다시 1시간 동안 택시를 타고 부족한 일본어로 더듬더듬 대화를 이어가며 어둡고 깜깜한 오솔길 굽이굽이 달려 도착한 곳은 일본 아키타현 센보쿠 요양과 치료로 유명한 다마가와 연구로이다. 거의 밤 10시경 도착하였다. 짐을 풀고 곧바로 유황 100% 온천에 몸을 담갔다.

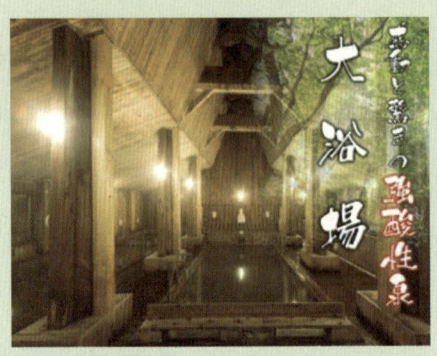

<아키타현 다마가와 천연 100% 유황온천>

다음날 아침 일찍 또다시 유황 100% 온천에 몸을 맡겼다. 조식을 마치고 다마가와 연구로 천연유황을 체험하기 위해 1km 정도 거리에 있는 나지막한 야산에 도착하였다. 계곡에 흐르는 천연유황은 그야말로 신비스러움 자체였다. 다마가와 온천은 매우 인기가 높다. 그래서 필자는 온열요법을 연구하면서 호기심이 생겨 직접 체험하기 위해 다마가와 연구로를 방문하였던 것이다. 다마가와 연구로는 산간지역 깊

숙한 곳에 있어 오로지 하늘과 땅밖에 보이질 않는다. 무인도에서 며칠 동안 체험하기로 작정하고 들어갔다. 밤에는 날마다 비가 내리고, 낮에는 높고 푸르른 청명한 가을 하늘이었다.

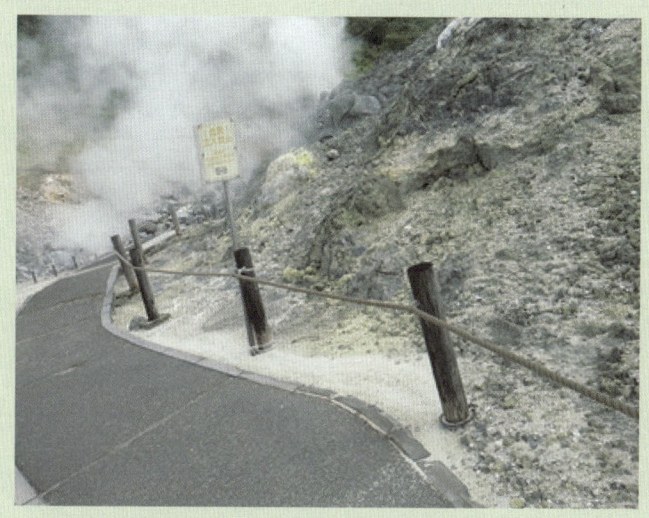

<아키타현 다마가와 연구로 천연유황 분화구>

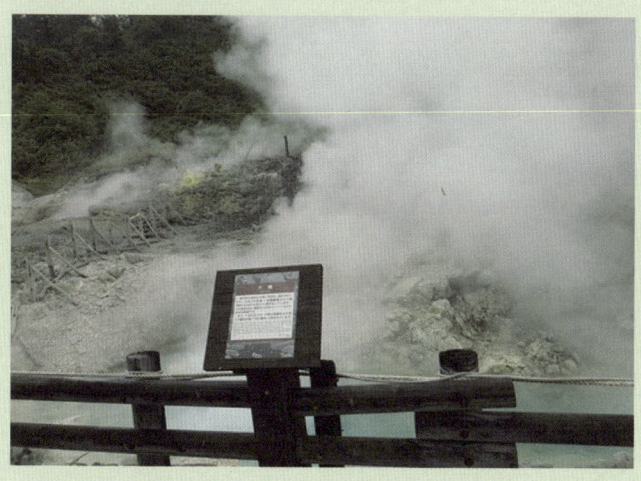

<다마가와 연구로 분화구 매분 8,400ℓ 용출량>

뜨겁게 분출되는 용광로의 98℃ 온도에서 매분 8,400ℓ에 용출량이 쉼 없이 솟아오르는 분화구에서 천연유황이 뿜어져 나오는 광경에 절로 감탄사가 흘러나왔다. 화산의 분화구에서 호르미시스는 바람에 따라 춤을 추었고, 분화구 사이에 용광로가 뚫어져 있어 땅속 구멍 사이사이에서 김이 모락모락 피어올랐다. 이 호르미시스를 흡입하기 위해 각국에서 온 암환자들로 붐볐다. 휠체어에 링거를 꽂고 오는 사람들과 바닥에 자리를 펴고 누워 천연 호르미시스를 코로 들이 마시는 사람, 떨어진 체온을 올리려고 물 없는 천연 암반욕에서 노천욕을 즐기는 다양한 사람들이 보였다. 다마가와 온천은 보면 볼수록 자연의 섭리에 감탄사가 절로 나왔다. 다마가와 연구로의 유황은 수온 약 98℃ 강한 산성 약 ph1.2로 강산성을 띠는 온천수 라듐과 같은 방사성 물질이 온천수에 녹아 있는 것이 특징이다. 그래서 암치료로 유명하며, 온천수의 증기가 몸에 좋다고 하니 필자도 땅에 누워보았다. 5분 버티는 순간 등이 뜨거워 곧바로 땀이 줄줄 흘렀다. 온천수에 호르미시스 연기가 바람을 따라 춤을 추듯 불어오는 광경도 정말 환상적이었다. 개중에는 우리나라에서 온 암환자도 있었다. 친척을 만난 듯 무척이나 반가웠다.

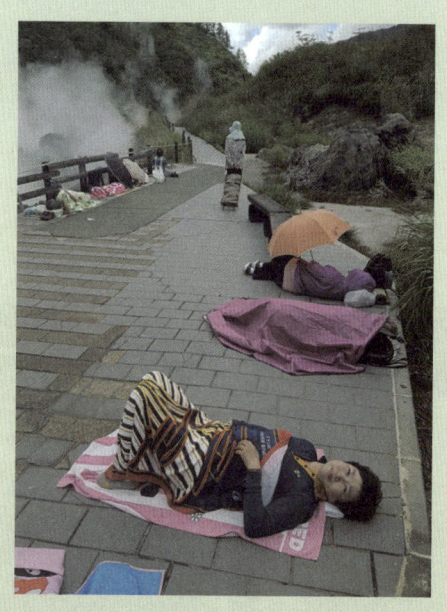

<아키타현 타마가와 연구로 화산의 분화구, 천연 노천 암반욕 체험>

　일본에서 사는 재일교포 여성이 하는 말이 참으로 인상적이었다. 일본 사람들은 아프기 전에 미리 유황온천에 와서 수시로 온천욕을 즐기며, 체온을 높여주고 면역력을 상승시켜 건강관리를 한다고 한다. 그러나 한국 사람들은 몸이 아파야만 아낌없이 자기 몸을 위해 투자하고, 아프지 않으면 음식을 가리지 않고 마구 이것저것 먹다가 질병이 걸리면 그때서야 발버둥친다고 하였다. 그 말을 듣는 순간 고개를 들 수 없이 부끄러웠다. 하지만 정답일지도 모른다. 공감하기에 고개를 끄덕였다.

　필자는 평소 갑상선으로 30년째 갑상선약을 복용 중이다. 다마가와 온천에 머무르는 동안 매일 아침, 낮, 저녁 온천에서 흘러나온

85

100% 천연유황으로 온천욕을 하루 3번씩 하였더니 목 부위가 칼에 베인 것처럼 찢어져 너무도 따가웠다. 천연유황 온천과 암반욕을 반복하며 다마가와 연구로 호르미시스를 흡입한 후 4일이 지나니 몸에 명현반응이 일어나기 시작했다.

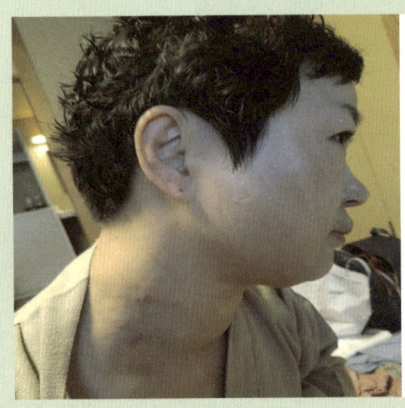 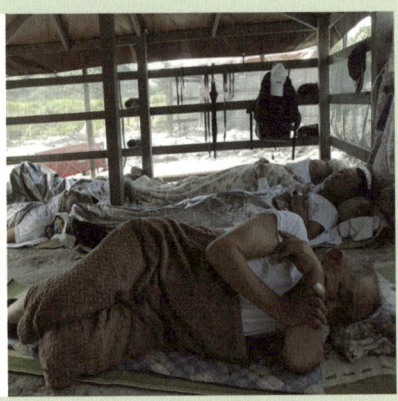

<필자의 갑상선 명현반응 현상>　　　　<다마가와 연구로 암환자>

　　한국으로 돌아와 3주가량 그곳에서 매일 고름이 터져나오고 3주 후 고름은 멈췄다. 평소 갑상선으로 목이 부어 있던 그 자리엔 붓기가 빠지고 흉터도 없이 깨끗이 사라졌다. 갈라진 부분에서 노란 고름이 터져나왔고, 평소 피곤을 느꼈던 증상이 사라지고 몸이 가벼워졌다. 천연유황의 퇴적물이 굳어져서 만들어진 북투석 암반욕은 지열 온열이 45~60℃이다. 물 없이 누워서 몸을 좌우로 돌려가며 장부도와 오장육부에 체온이 올려주면 혈액순환이 원활해져 면역력이 상승한다.

　　현재 도호쿠대학 의학부와 이와테, 히로사키 대학 등에서 활발히 연구가 진행되고, 북투석 연구로 박사학위를 받은 학자를 8명 배출하였다. 1916년 일본의 다마가와 연구로에서 북투석을 발견하여 1922년에 천연기념물로 1952년 지정받았다. 북투석은 도쿄대학, 도쿄공업대학, 아키타, 이와테, 동북대학, 広前대학, 나고야 대학에 의해 다마가와 온천의 연구는 도호쿠 대학 의학부를 주로 이와테, 広前대학의 교수 및 관계학자 200여 명이 오랜 기간 약 30년에 걸쳐 임상시험을 통하여 각종 질병에 특효 있는 것을 입증한 바 있다.

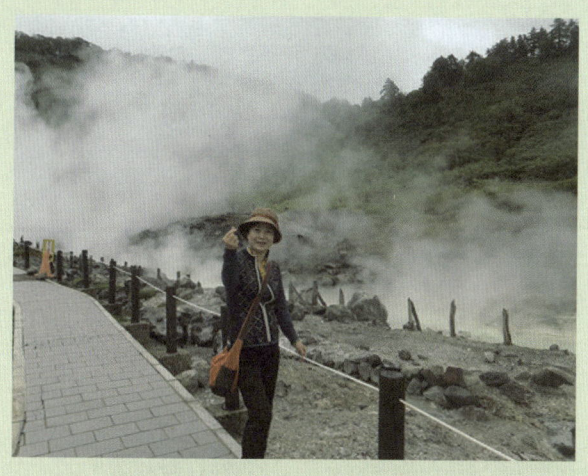

<일본 아키타현 타마가와 연구로 분화구 유황>

지하수가 방사성 광석 근처를 통해서 솟아나온 것이 라듐온천이다. 라듐온천은 체내 정체된 노폐물을 제거하고, 이로 인해 자연치유 능력이 높아져 각종 질병에 효험이 기대되는 것으로 알려져 있다. 북투석은 옛날부터 각종 질병에 큰 효능을 발휘하는 '약석'이라고 한다. 북투석이 만들어지려면 130년이나 걸린다. 오랫동안 유황 라듐온천의 퇴적물이 쌓여서 북투석이 만들어진다. 라듐온천은 지하에서 천연

방사선을 방출하는 방사성 광석에서 알파 베타 감마선을 방출하고 있다. 라듐이 물을 통과하여 방사성을 가진 라돈과 토론(thoron) 가스체가 발생한다.

북투석은 광석 중에서도 가장 희귀한 암반욕이며, 인체에 유익한 방사선과 원적외선 음이온이 방출되는 것으로, 신체에 축적된 유해물질을 땀과 함께 배출해주어 다양한 건강 개선에 효과가 있다.

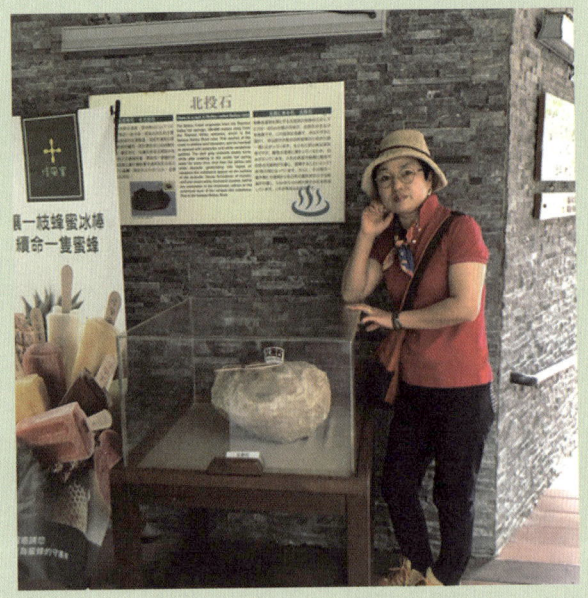

<대만 베이터우 지열곡 북투석>

다마가와 온천은 1680년에 발견되었다. 처음에는 유황 채굴장으로 운영하다가 현재는 국립공원이 되었다. 다마가와 온천은 강산성 온천으로 유명하다. 유황이 수십 년, 수백 년 동안 퇴적되어 형성된 것을

북투석이라고 부른다. 유황의 퇴적물이 굳어져서 만들어진 북투석 1g에 1,365엔, 환산하면 13,650원이다. 그러나 일본에서 유일하게 생산되는 북투석은 다마가와 온천이 국립공원으로 지정되어 일본에서 국외로 반출이 불가능한 보호물질로 관리되고 있다. 일본에서는 특별천연기념물로 지정되어 북투석 채취는 불법이다.

강산성 라듐온천으로 유명한 다마가와 연구로는 예로부터 난치병 치료로 유명하다. 암반욕 북투석은 라듐을 증기로 흡입하여 세포와 면역기능의 활성화 촉진, 각종 호르몬과 항산화 효소의 조절작용, 노폐물(중금속 등)을 배출하는 해독작용 등의 호르미시스 효과가 있다고 하여 의학적으로도 주목받고 있다.

"복부에 반응점 주름과 응어리를 보면
모든 질병을 진단할 수 있다."

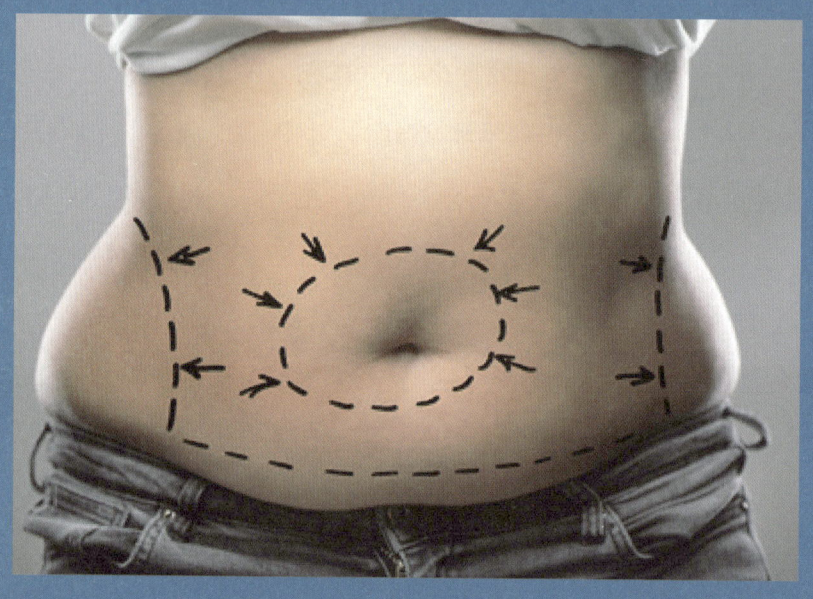

"재물을 잃으면 조금 잃은 것이고,
명예를 잃으면 많이 잃은 것이며,
건강을 잃으면 모두를 잃은 것이다."

제2장

배꼽 주름

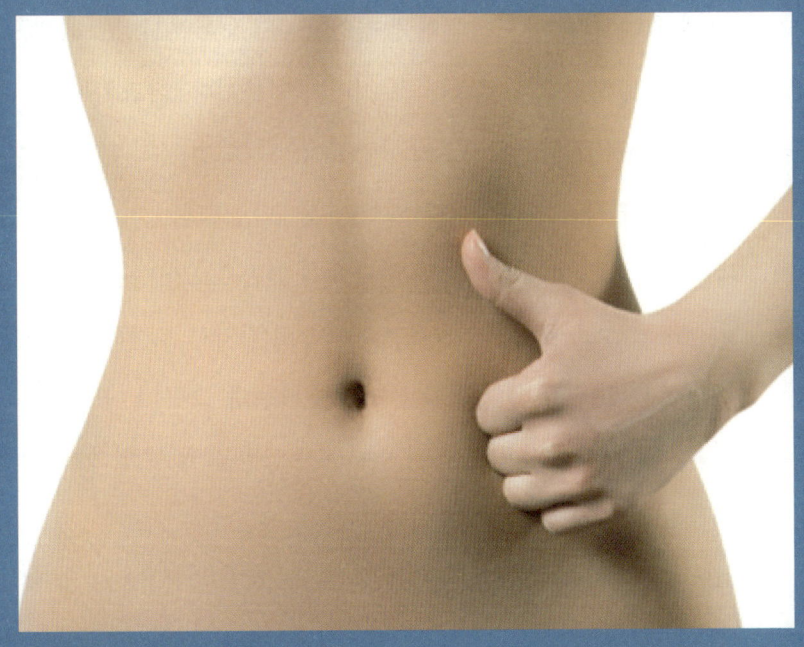

✦ 01 ✦
만병의 원인은 배꼽
- 안복법 테라피

배꼽 안복법은 17세기부터 전해 내려오는 치료법이다. 그 후 수천 년 전부터 중국에서 호흡 배 복부 마사지로 전해졌고, 400년 전부터는 일본에 전해졌다. 에도시대의 승려였던 미소노무분사이(御園夢分斎)가 배를 치료하고 진단했다는 그 시대의 인물이다. 아즈치모모야마(安土桃山) 때부터 사용된 미소노무분사이의 타침법은 복부만을 진찰하여 침(鍼)을 사용해 복부를 치료하는 것이다. 또 침도비결집(鍼道秘訣集)이라는 문헌의 기록을 보면 환자에게 맨손으로만 사용하여 아무것도 묻지도 않고 숙련된 기술로 손가락으로 강약을 조절하여 아프지 않게 누르다 보면 뱃속의 결림을 느끼게 되는데, 그곳이 어느 부위에 오장육부와 12경락의 반사구 위치에 따라 질병을 알 수 있다. 어쩌면 질병을 미리 찾아내고 예방할 수 있다.

미소노무분사이 승려는 '타침법'으로 오직 복부만 진찰하여 10명중 9명의 병을 낫게 하였다. 배꼽법은 누구나 쉽게 어떠한 도구도 필요 없이 피부 표면을 가볍게 자극하면서 자신의 몸을 치유할 수 있다. 배꼽 마사지는 때와 장소를 가리지 않고 간단하여 쉽게 따라할 수 있다는 장점이 있다. '오장육부(복부)가 근본이고, 흐르는 12경락은 우리 몸의 반사구인 손과 발은 부수적이다. 그 중심이 바로 배꼽이다'라는 기록이 침도(鍼道) 비결집이라는 문헌에 나와 있다. 미소노무분사이가 주장한 방식은 특별한 기구(침, 도구)를 사용하지 않고도 오로지 손으로만 그 효과를 얻을 수 있는 배꼽(안복법) 마사지 요법이다.

배꼽의 기원은 정자와 난자가 결합하여 생명의 출발점이 시작되어 엄마의 자궁에 착상되면서 맨 처음 배꼽이라는 끈으로 이어져 인간의 생명으로 탄생하고, 배꼽의 탯줄을 통해 아기가 영양소를 섭취한다. 배꼽은 우리 몸의 내장과 신경계가 만들어지면서 생명의 출발점이며 신체의 좌우, 상하, 전후, 내외를 연결하고, 우리 몸 전신의 중앙에서 장기기관의 사령탑으로 배꼽의 기능은 중요한 위치에서 중요한 역할을 담당하고 있다. 우리 몸은 60조의 세포로 이루어져 있으며, 배꼽 주변이 몸 전체에 중요한 위치를 차지하고 있다.

아기의 배꼽(탯줄)이 분리되는 순간 한 생명으로 탄생하고, 존엄한 인간으로 살아가게 된다. 배꼽의 형태나 모양을 보면 건강과 질병을 진단할 수 있다. 배꼽은 우리 몸 중앙에 자리 잡고 있으며, 모체로부터 탯줄의 혈관을 통해 산소와 영양을 공급하는 통로이다. 배꼽은 출산 후 탯줄을 끊은 자리에 오목하게 흔적이 남아 있는 것이 배꼽이다.

배꼽(神闕)은 오장육부의 혈(穴) 자리로 연결되어 오장육부의 원기가 숨어 있다. 동양의학에서 질병을 예방치료할 때 중요한 신궐혈자리가 배꼽이다. 배꼽의 오장육부에는 오장(五臟), 간(肝), 심(心), 비(脾), 폐(肺), 신장(腎)이 있고, 육부(六腑)에는 담(膽), 위(胃), 대장(大腸), 소장(小腸), 방광(膀胱), 삼초(三焦) 등의 장기가 있다. 오장 중에 장기는 배꼽을 말하며, 배꼽을 '삼초(三焦)'라고 부른다. 삼초는 하초, 중초, 상초로 구분되어 있다. 상초는 들숨과 날숨 호흡을 주관하고, 중초는 위장을 통해 소화시키는 일을 하며, 하초는 대소변 기관을 담당하고 있다. 사람의 생명 유지에 관여하는 삼초가 중요한 역할을 담당하고 있다.

손, 발, 귀, 배꼽 등은 오장육부의 반사구가 같다. 손과 발, 귀가 저리거나 이상이 생기면 뿌리는 배에 있다. 배꼽의 체온을 따뜻하게 하면 손, 발, 귀 반사구 반응 때문에 오장육부의 기능이 자연히 좋아진다.

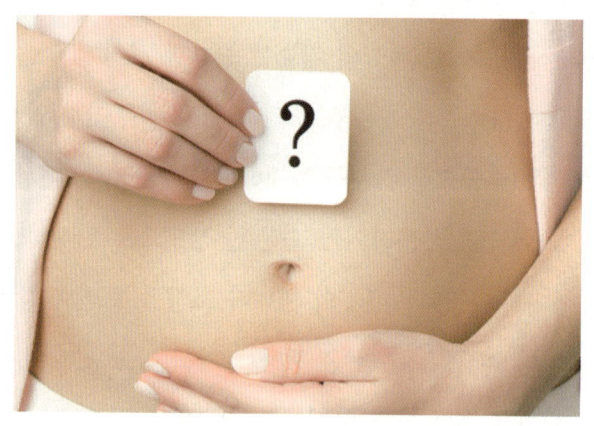

<질병의 원인은 복부>

✦ 02 ✦
모든 질병의 원인은 복부의 셀룰라이트

셀룰라이트는 지방세포에 체액과 축척되고 노폐물이 결합되어 형성되는 변형세포이다. 세포질이 두꺼워지면서 지방이 뭉쳐 림프와 혈관에 울퉁불퉁하게 피부가 변형되고, 주로 나타나는 부위는 상복부, 복부, 대퇴부, 둔부 등이다. 셀룰라이트의 원인은 불균형한 영양섭취와 운동부족으로 비정상적인 호르몬 생성과 신진대사의 문제, 폐경기, 영양 불균형, 과다한 인스턴트 식품, 그리고 유전적인 요인 등이 있다.

복부의 셀룰라이트가 심해지면 복부에 주름이 생기고 배꼽이 변형되어 여러 가지 질병이 생기게 된다. 셀룰라이트 노폐물의 축적을 피하려면 꾸준한 운동과 섬유질이 많은 채소와 과일을 섭취하고, 복부 마사지를 매일 하게 되면 비만뿐만 아니라 여러 가지 질병을 예방할 수 있다.

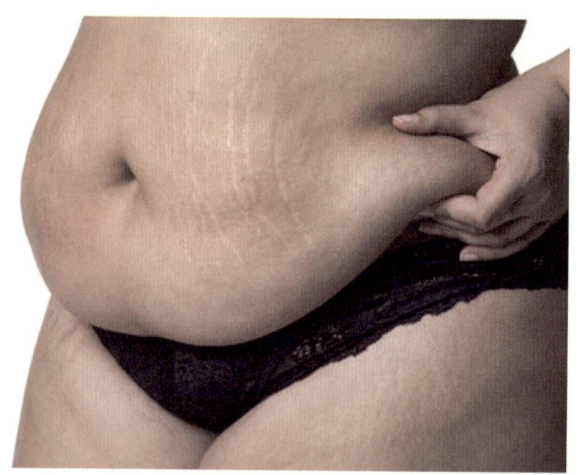

<복부 셀룰라이트>

(1) 복부 림프 4가지 마사지 효과

복부의 마사지는 림프에 막힌 노폐물을 배출시켜 내장의 기능을 활발하게 한다. 손과 발의 반사구가 오장육부에 있어서 손발이 차가운 사람은 내장이 차갑다. 그래서 손발이 차가우면 오한이나 두통을 자주 느끼고, 이런 사람은 소음인 체질에 해당한다. 복부 림프 마사지를 통해 혈액순환을 촉진해주면 오한이나 두통 증상이 사라진다. 복부의 림프 마사지는 림프의 흐름이 좋아지고, 피로를 풀어주어 신진대사를 높여 피로회복에 효과적이다.

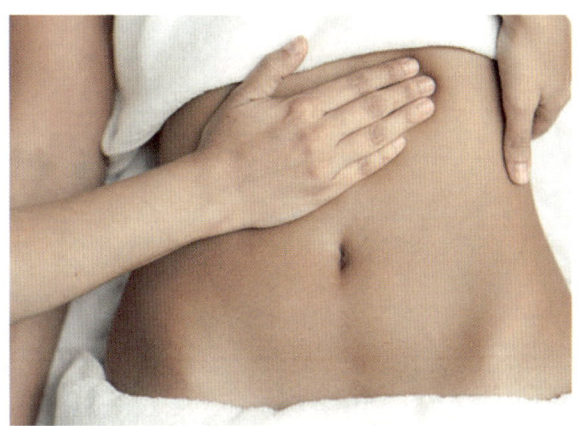

<복부의 림프 마사지>

- 찬기를 몰아내어 냉증이 개선된다.
- 내장운동이 활발해져 림프의 흐름이 좋아진다.
- 다이어트에 효과적이다.
- 복부의 림프 마사지는 스트레스를 완화해준다.

(2) 장부도를 보고 쉽게 진단하는 순서

- 배의 중앙 반응점을 보고 진단 → 위장
- 배의 옆구리 반응점을 보고 진단 → 간
- 배의 하복부 반응점을 보고 진단 → 방광, 신장, 다리

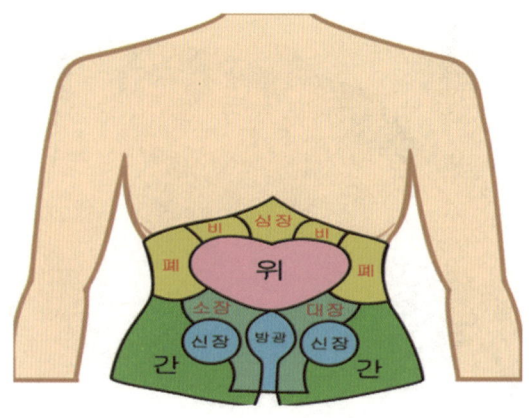

<복부의 장부도 반응점>

　한의사는 환자를 문진할 때 배꼽을 손으로 만지고, 눈으로 보고, 배꼽의 혈, 신궐혈을 보고 병을 진단한다. 어릴 적 우리네 어머니들이 아이가 소화가 안 되어 보채어 잠을 이루지 못할 때 아이의 배꼽 주위를 문지르면 아이는 새근새근 어느새 깊은 잠이 들곤 하였던 기억이 모두 있을 것이다. 배에 뭉친 혈을 풀어줌으로써 이완이 되어 아이는 새근새근 잠이 들었다.

　허준의 동의보감에 의하면 '뱃속이 늘 따뜻한 사람은 질병이 생기지 않는다'고 하였다. 즉 배꼽(神闕)을 노출하거나 차게 하면 만병의 근원이 된다는 것이다. 그래서 옛 선조들의 지혜를 엿볼 수가 있다. 우리 어머니들은 항상 어린아이의 배를 중요시하였고, 잠을 자도 항상 배에 이불을 덮어주던 기억이 있다. 배꼽 주위를 마사지하듯 문질렀던 어머니의 지혜가 있었다. 어머니 약손이 질병 예방과 건강을 유지할 수 있었다.

(3) 배꼽의 형태에 따른 질환

인체의 중심 배꼽은 림프관이 집중되어 있어 제2의 뇌라고 부른다.

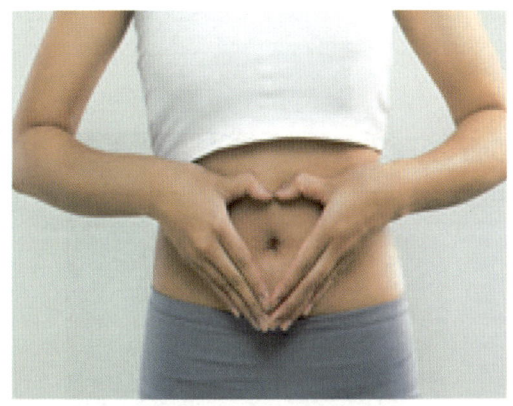

<배꼽의 형태에 따른 질환>

① 건강한 원형 배꼽

남성의 경우 정력이 건강하다고 볼 수 있고, 여성의 경우 자궁과 난소가 건강하고, 오장육부가 건강하고, 혈압과 맥박, 체온이 정상이다.

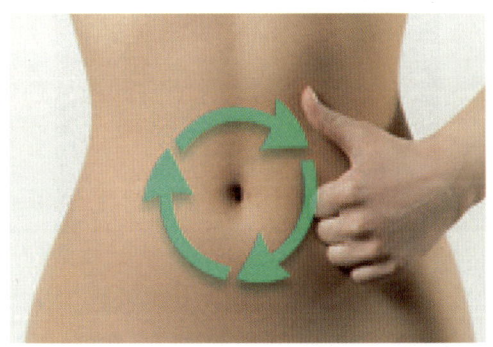

<건강한 원형 배꼽>

② 아래로 삼각형의 배꼽

 소화를 관리하는 위를 잘 관리해야 오장육부가 건강하다. 삼각형 배꼽에는 위하수, 변비, 만성 위장염이 있고, 여성들은 부인과 질병이 있다.

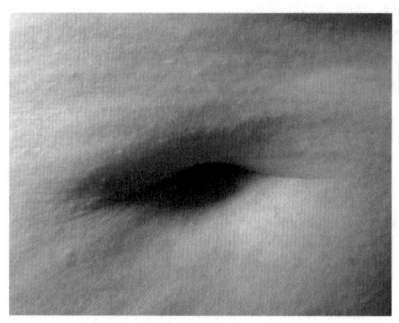

<아래로 삼각형의 배꼽>

③ 위로 삼각형의 배꼽

 소화불량, 담낭과 췌장에 문제가 있다. 소화가 잘 안 되고 잦은 설사를 하게 된다.

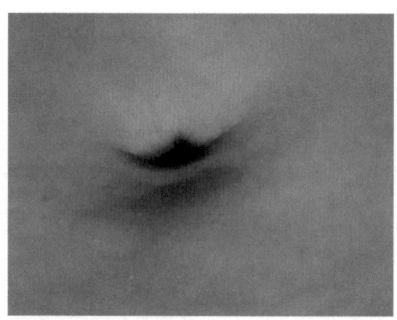

<위로 삼각형의 배꼽>

④ 해사형, 양쪽이 좁혀져서 중간에 틈만 보이는 배꼽

이런 경우는 간경화 또는 간의 질병을 예고하고 있어 간을 잘 관리해야 한다.

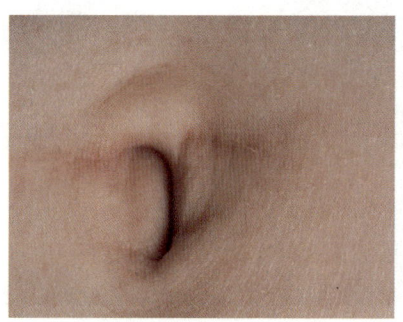

<해사형>

⑤ 만월형 배꼽

풍만하고 탄탄해 보인다. 탄력 있는 하복부와 어울려 건강함을 말해주며, 여성은 자궁이 건강하다.

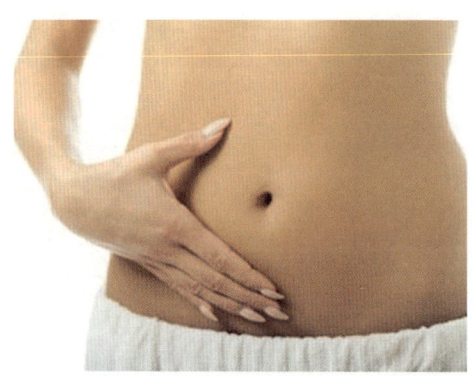

<만월형 배꼽>

⑥ 좌측으로 치우치는 배꼽

장 기능이 안 좋다. 변비 또는 장점막에 병이 있다.

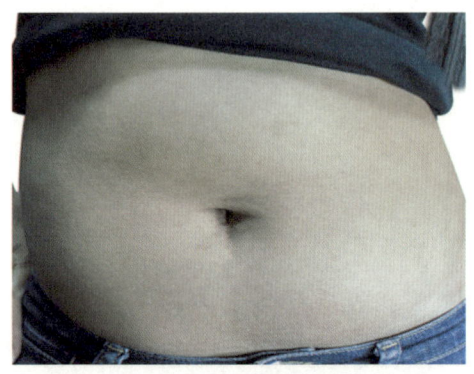

<좌측으로 치우치는 배꼽>

⑦ 우측으로 치우치는 배꼽

간에 문제가 있다. 그리고 십이지장 궤양 질병이 있으며, 체형이 비뚤어져 있다.

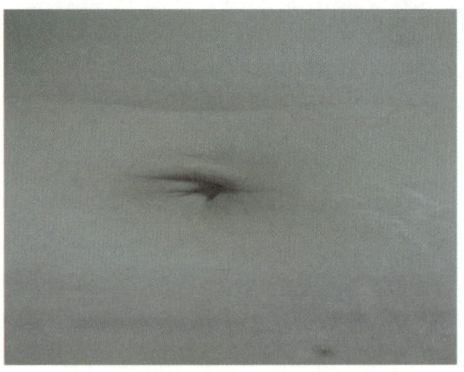

<우측으로 치우치는 배꼽>

⑧ 돌출되는 배꼽

복부에 복수가 찼을 때 또는 남자인 경우는 탈장이 있을 때 배꼽이 돌출되고, 여자일 때 난소 낭종이 생기면 배꼽이 돌출된다.

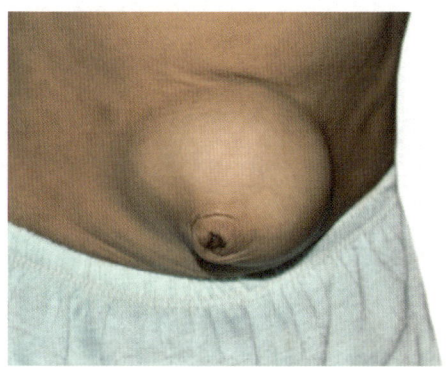

<돌출되는 배꼽>

⑨ 안으로 들어가는 배꼽

비만과 복부염증, 복막염 등을 경고한다.

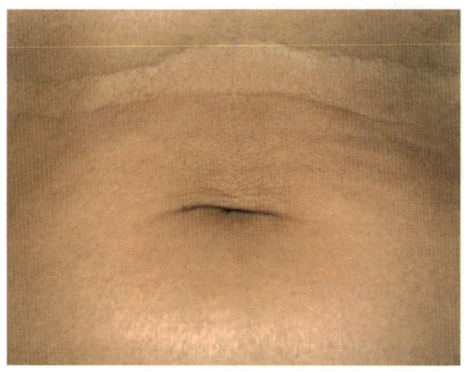

<안으로 들어가는 배꼽>

⑩ 작고 옅은 배꼽

몸이 허약하고 체내 호르몬 분비가 정상이 아니고 무기력하다.

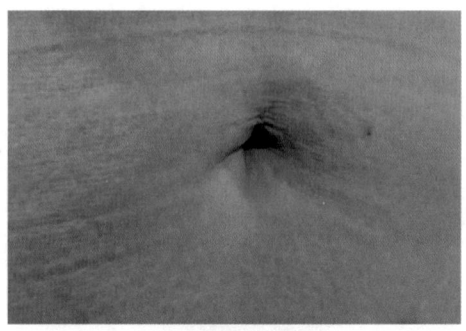

<작고 옅은 배꼽>

책을 쓰면서 다양한 배꼽을 해석하려고 사진을 받게 되었다. 후배에게 목욕탕 가면 배꼽 사진을 보내주라고 부탁하자, 갑자기 여러 장의 배꼽과 복부 사진을 카톡으로 받게 되었다. 사진을 보고 해석해 달라고 전화가 와서 사진의 주인공과 통화를 하면서 하나씩 해석해주었다. 위가 안 좋은 사람이다, 골반이 삐뚤어졌다, 자궁이 안 좋은 사람이다, 갱년기가 심하다, 불면증이 있다, 다리가 아프다, 혹시 위암 같다고 했더니 배꼽만 보고 어떻게 알 수 있냐고 주변 사람들에 배꼽과 복부를 찍어 계속 해석해 달라고 보채어 곤욕을 치렀다. 또다시 배꼽과 복부의 다양한 사진을 얻기 위해 어린이집 원장에게 부탁했더니 교사들의 배꼽과 복부를 찍어서 보내왔다. 사진을 보고 해석해주자 어린이집 교사들이 어떻게 배꼽과 복부만 보고서 질병들을 알아맞히냐고 대체의학이 신기하고 정말 재미있다고 하였다.

✦ 03 ✦
스스로 자기 병을 고치는
배꼽 마사지(안복법)

일어나 화장실을 가기 전에 누워서 배꼽 마사지를 스스로 좌로 우로 50번씩 하게 되면 위장, 간, 뇌, 신진대사가 원활하여 면역력이 향상된다.

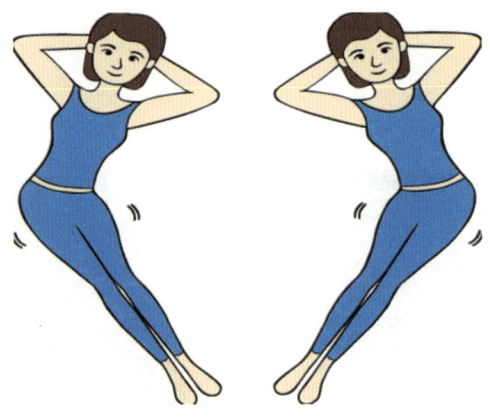

<누워서 배꼽 마사지를 좌우 흔들기>

✦ 04 ✦
배꼽이 노출되면 생리통

배꼽을 가볍게 마사지하듯이 만져주면 배꼽은 편안해져 오장육부와 연결되어 순환되어 무병장수하는 효과가 있다. 한의학에서 오장육부에 질병이 생기면 아주 작은 배꼽에서부터 나타난다.

여성들은 멋을 내기 위해 위에 옷을 짧게 입고 배꼽이 보이는 패션을 선호하는 경우가 있는데 이럴 때 배꼽이 노출되면 생리통의 원인이 된다.

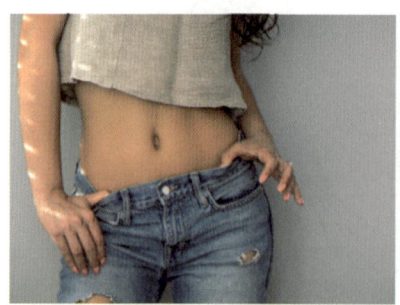 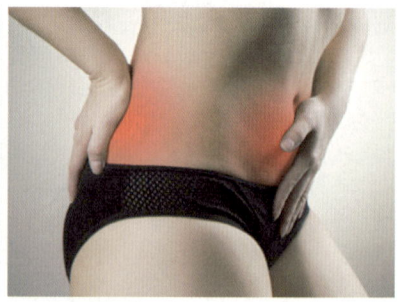

<배꼽이 노출되면 생리통 유발>

05
배에 주름이 생기는 이유

　우리가 살아가면서 배에 주름은 왜 생기는가 의식해본 적이 없다. 자신의 배를 만지게 되면 어느 부분은 딱딱하고, 어느 부분은 부드러운 곳이 분명 있을 것이다. 자신의 배를 부드럽게 살살 만져보면 배에 딱딱하게 굳어진 부위, 배가 처진 부위가 구체적으로 어느 혈자리인가를 확인하라. 배에 늘어진 부분은 '허'가 되고, 배의 단단한 근육은 '실'이다. 우리는 어떤 일이 잘 풀리지 않을 때 기가 막힌다는 말을 사용한다. 기가 막힌다는 것은 혈액이 더러워져서 '어혈'이 생겼다고 이해하면 된다. 어혈은 체내에 독소가 막히는 반응이 '실'이다. 허와 실 때문에 피부 표면에 울퉁불퉁하게 배의 주름이 생겨 경계선이 형성되어 혈액순환이 되지 않아 생리기능이 저하되면서 여러 가지 질병을 유발하게 된다.

✦ 06 ✦
배의 주름이 몸의 질병을 예고

　배의 표피를 눌러 통증이 느껴지는 자리가 '압통점'이다. 위궤양일 때 명치에 통증이 나타나고, 급성 충수염일 때는 우측 하복부에 통증을 느낀다. 압통점은 염증성의 병변에 의해서 나타난다. 엄살이 있는 사람은 가만히 눌러도 통증을 느끼기에 전문가가 아니면 압통점을 찾기가 어렵다. 만졌을 때 배의 반응이 압통점이다. 배의 반응점을 간단하게 찾는 방법이 배의 주름을 보고 착안한 것이다.
　배의 주름은 누구나 갖고 있어 손가락으로 배를 만지면서 자극해가며 반응점을 찾으면 쉽게 찾을 수 있다. 배꼽 안복법은 간단한 마사지법으로 도구 없이 손으로 문질러주면 된다. 우리는 흔히 심장병, 위장장애, 우울증, 어깨결림, 다리통증, 내장기관, 암 통증이 발생하게 되면 제2의 뇌로 불리는 배의 주름과 배의 색상이 어두워지고 배의 혈자리에 뭉친 응어리가 손으로 느껴진다. 뭉친 응어리를 통증약에 의존하면 부작용이 따르지만, 배꼽 마사지 안복법을 하게 되면 부작용에 대해 염려할 필요 없이 자기 배의 주름을 보면 누구나 자기의 병을 스스로 치료할 수 있다.

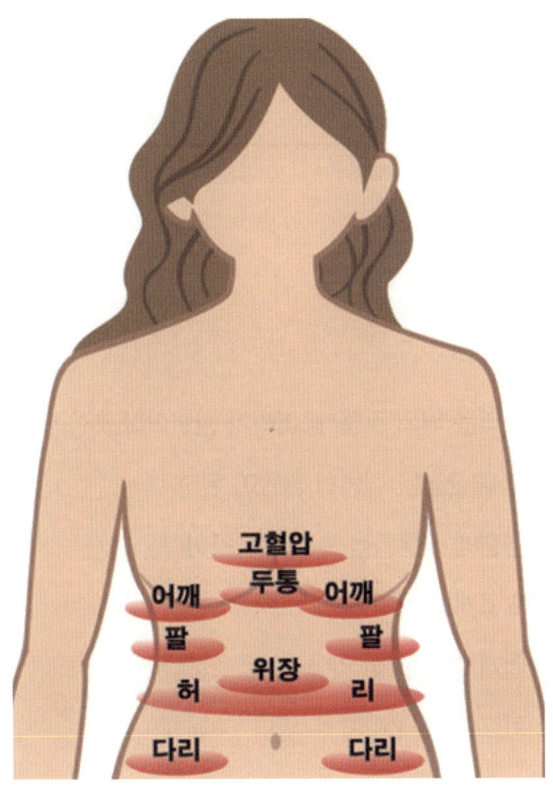

<복부 주름 위치>

07
만병의 원인, 배의 주름

① 질병의 뿌리는 배의 주름, 응어리가 원인이다.

② 허와 실의 불균형은 질병의 원인이 된다.

③ 배를 반응점에서 통증을 느껴지는 곳이다.

④ 배를 부드럽게 마사지한다.

⑤ 누구나 쉽게 따라할 수 있다.

⑥ 진단과 치료를 동시에 할 수 있다.

⑦ 배의 주름을 찾는 방법

    ㉠ 반듯하게 누운 자세

    ㉡ 옆으로 누운 자세

    ㉢ 몸을 옆으로 튼 자세

    ㉣ 몸을 앞으로 구부리는 자세

    ㉤ 어깨를 튼 자세

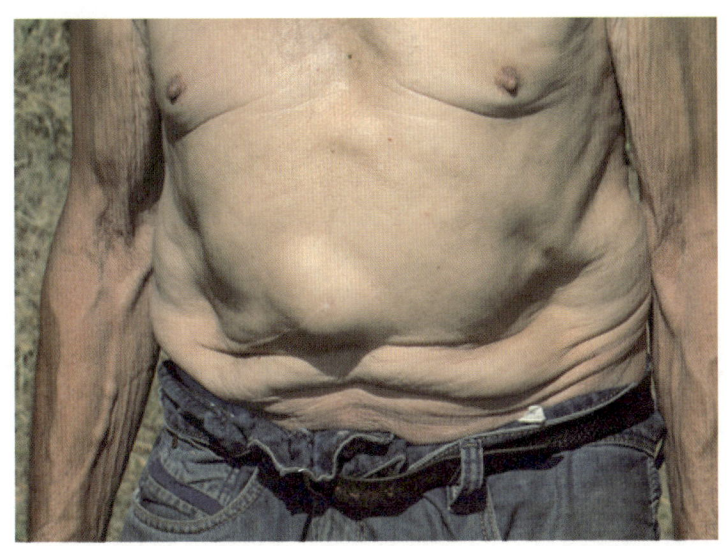

<복부 주름>

✦ 08 ✦
배꼽 안복법 마사지 방법

(1) 배의 응어리 제거하는 3가지 기법

① 문지른다.
② 감싼다.
③ 집는다.
   ㉠ 배꼽 중앙에서 위로 아래로 각각 반을 나누어 10번씩 마사지한다.
   ㉡ 가슴 중앙에서 심장, 혈압에 지나가는 혈자리에 쓸어내리듯 마사지한다.
   ㉢ 가슴 가운데서 양쪽으로 밀어내듯 승모근, 어깨 혈자리를 마사지한다.
   ㉣ 혈압을 내려주고 혈액순환과 위장 혈자리를 마사지한다.

ⓜ 배의 통증과 어혈을 풀어주고, 암 통증을 풀어준다.
ⓗ 아침저녁 10번씩 반복하면 소화 촉진에 도움이 되고, 혈액순환이 개선된다.

(2) 복부 마사지 방법 6가지(자기 스스로 치유)

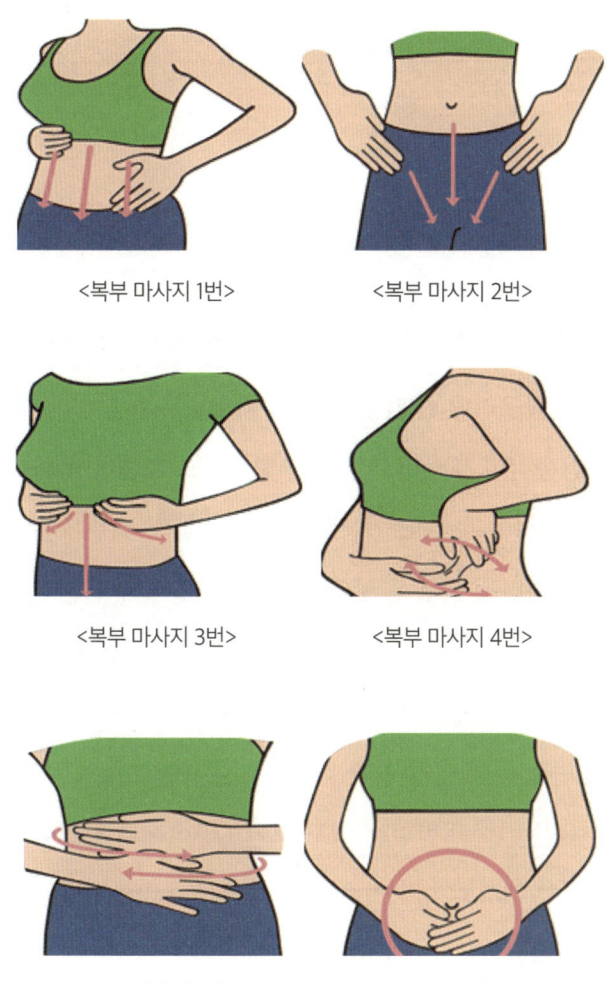

<복부 마사지 1번>   <복부 마사지 2번>

<복부 마사지 3번>   <복부 마사지 4번>

<복부 마사지 5번>   <복부 마사지 6번>

09
입체적인 배꼽 안복법

일본의 미소노무분사이의 장부도에서 발전시킨 '배꼽 안복법'은 둔부, 허리, 등, 옆구리에 반응점이 있다. 미소노무분사이의 장부도 배의 안복법은 반응점이 등까지 확대되어 입체적으로 넓은 범위를 말한다. 미소노무분사이의 장부도 기록을 보면 등 뒤쪽 부분에 주름이 20% 반응점이 더 있다는 사실을 알았다. 모든 만병의 원인은 배의 응어리가 90%라면 뒤쪽 반응점, 즉 등에 10~20%의 주름이 있다. 미소노무분사이는 몸 앞면에 전체적인 평면도에 배를 본다면 배꼽 안복법에서는 몸에 뒷면 등까지 넓게 입체적 방법으로 광범위하게 보고 있다. 미소노무분사이는 '간'의 범위는 옆구리 겨드랑이에서 허리와 등에 좌우를 비교해보고 주름과 옆구리가 들어간 부분, 양쪽이 다른 부분, 배의 색깔에 따라 간의 건강을 진단한다.

미소노무분사이 기록에 의하면 90%까지 증상과 질병이 치료됐으나 10%는 고치지 못했다고 한다. 사례를 보면 배의 주름이 허리, 둔부 등에 확대되는 경우가 많았다. 자신의 몸을 거울 앞에 뒤틀어서 보게 되면 어느 부위에 주름이 더 있고 없고를 확인할 수 있다. 실제로 고치지 못했던 10%의 주름은 뒤쪽에 반응점이 있었기 때문이다.

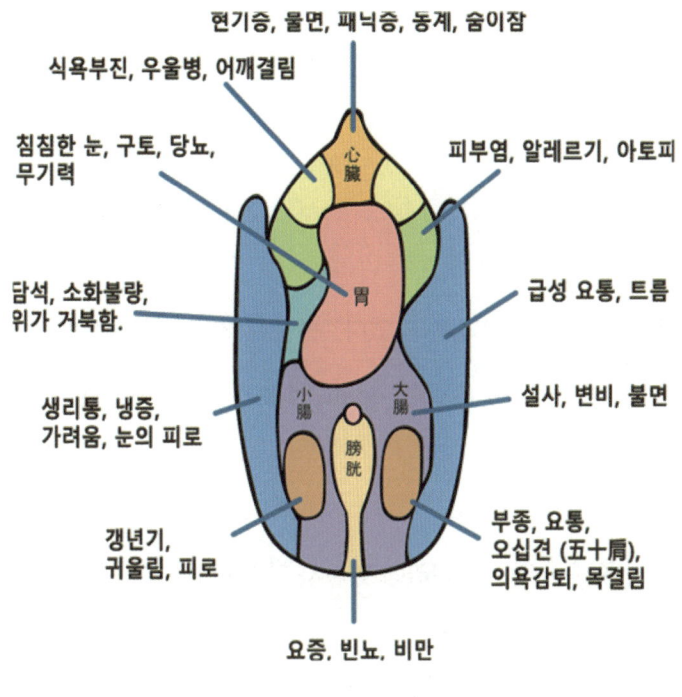

<배꼽 주변 장부도>

✦ 10 ✦
복부 마사지를 통해
배 응어리를 녹여라

만병의 원인은 배의 응어리였다. 손발은 지엽, 뿌리는 배, 특히 배꼽의 기능을 높이지 않으면 안 된다. 배꼽 마사지는 간단하게 누구나 쉽게 배울 수 있다.

① 배의 주름이 어느 혈자리에 있는지 파악한다.

② 딱딱하게 응어리진 혈자리를 찾아낸다.

③ 배꼽 안복법의 1, 2번 그림을 보고 병을 알아낸다.

④ 마사지를 통해 응어리를 분산시켜라.

⑤ 배꼽 마사지는 어떠한 도구도 없이 맨손으로 치유한다.

⑥ 배꼽 중심에서 좌측으로 시작하여 8등분 한 부분을 서서히 가볍게 응어리를 풀어주면서 지압하는 마사지 요법이다.

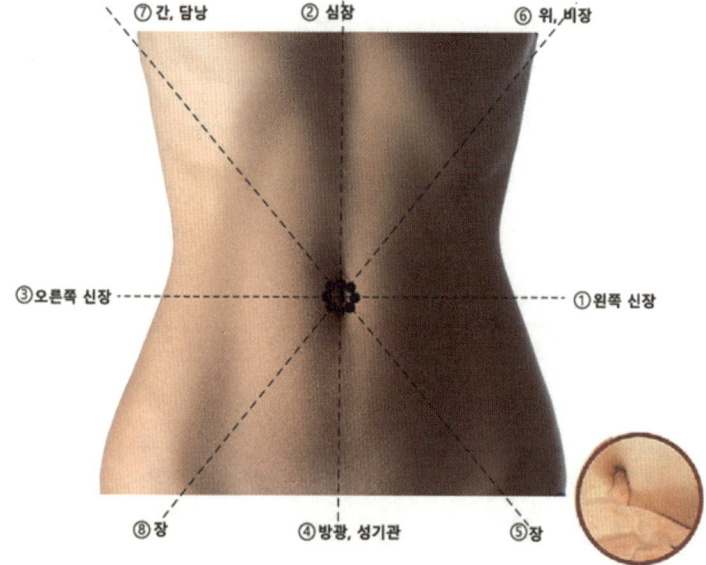

<배꼽을 중심으로 복부 8등분>

✦ 11 ✦
배의 반응점을 찾아서
질병치료에 이용

　만병의 원인은 배의 응어리 장부도에 있고, 질병의 뿌리는 배의 반응점 주름에 있다. 걱정이 되는 아픈 증상들은 장부도 그림을 보면서 아픈 증상과 관련된 응어리와 주름 위를 살짝 누르면서 알아볼 수 있다. 손가락 끝으로 가볍게 집어보면 응어리가 만져지고, 응어리에 위압감을 느끼는 곳이 장부도 그림과 같이 배의 반응점이며, 질병상에 문제가 있다. 사람들이 각각의 배의 반응점이 다 다르다는 것을 알게 된다면 무척 흥미로울 것이다.

　사람 얼굴이 각각 다르듯이 배의 반응점도 한 사람도 똑같은 사람이 없다. 이란성 쌍둥이도 얼굴이 다르듯이 배의 반응점은 다 다르다. 그 이야기는 사람마다 얼굴이 다르듯이 질병 또한 사람의 개개인(個個人)마다 갖가지 질병 양상이 다르다는 이야기다.

(1) 배꼽을 중앙으로 놓고 배꼽 중앙에 반응점 주름이 있으면 위장에 문제

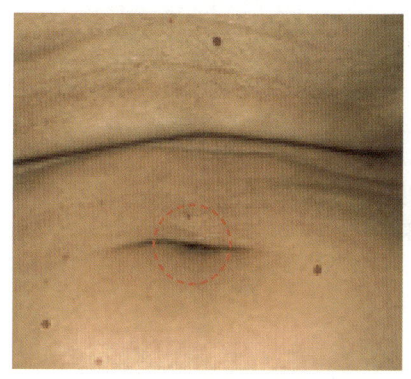

<배꼽 중앙 반응점 주름>

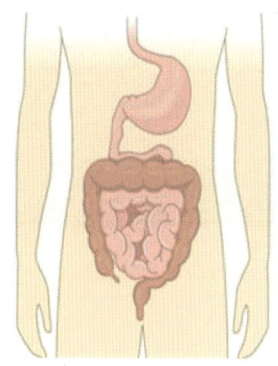

<위장>

① 위장의 치료적 이용

사례자에게 질문을 던져보면 분명히 소화가 안 된다. 위장이 안 좋다고 말한다. 매일 양배추와 친해져야 위장을 치료할 수 있다. 양배추를 쌈으로 먹고, 차로 끓여 마시면 위장뿐만 아니라 혈관건강에 효과적이다. 먹기 힘들거든 양배추를 샐러드로 만들어 먹으면 좋다. 양배추는 식이섬유가 많이 함유되어 인슐린이 원활하지 못한 당뇨환자와 위장환자의 혈중 콜레스테롤과 담즙을 배출시켜 콜레스테롤 수치를 낮추어주는 효능이 있다.

주변에 위장병, 즉 위염, 역류성 위염, 위궤양, 위장염 등을 앓고 있는 사람들이 양배추 샐러드, 양배추 요리, 양배추 차를 한 달 정도 복용하면서 아픈 증상이 모두 사라졌다고 한다.

(2) 옆구리 부분에 반응점 주름이 집어지면 간에 문제

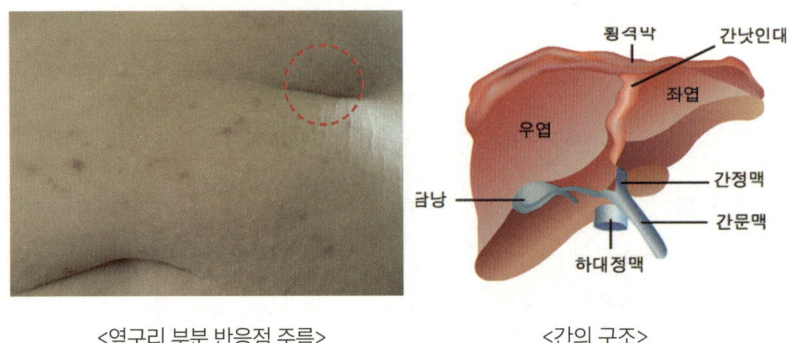

<옆구리 부분 반응점 주름>　　　　<간의 구조>

① 간의 치료적 이용 (1)

평소 간경화증이나 지방간 증상이 있으면 사례자의 눈을 보라. 눈에 염증이 노랗게 가득 차 있고, 얼굴 피부색은 검은색을 띠어 있는 것을 볼 수 있다. 이럴 때 치료가 필요하다. 오로지 식이요법으로 건강을 관리해야 한다. 왜냐고 묻지 말고 간이 해독을 못해서 오는 질병이기에 때문에 과일, 채소, 약선음식으로 다스려야 한다. 세계보건기구(WHO)에서 조사한 결과 인구 10만 명당 여자 10.5%, 남자 36.7%가 간암에 걸린다. 간암, 간염뿐만 아니라 간이 안 좋으면 황달, 복통, 만성피로가 생기며, 일상생활에 어려움이 생긴다. 간은 '침묵의 장기'라고 한다.

미국 국립암연구소가 뽑은 10대 암 예방식품 중의 하나인 브로콜리는 알코올을 섭취하지 않아도 생기는 비알코올성 지방간 예방에 좋다. 브로콜리는 간의 독소배출을 돕고 간을 해독시켜 간의 지방흡수를 줄여주는 역할을 해준다. 미국 학술지 〈영양학지(Nutrition)〉에 의하면 미국 일리노이대학 연구팀은 양배추, 피망, 파프리카, 부추, 브로콜리 채소를 꾸준히 섭취하게 되면 간암의 발병률이 낮아진다고 밝혔다.

② 간의 치료적 이용 (2)
자몽은 비타민 C와 항산화 성분이 풍부하여 체내 독소를 제거하고, 간의 세포 손상을 막아주며, 나린제닌(Naringenin)이라고 불리는 자몽 추출물은 손상된 지방간 예방에 좋은 과일이다.

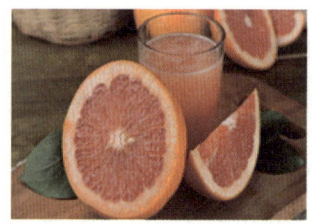

<자몽>

③ 간의 치료적 이용 (3)
아몬드는 비타민 E가 함유되어 간 기능이 허약한 사람들에게 좋다. 아몬드는 간의 효소의 활성화를 도와주고, 지방간이 쌓이는 것을 막아준다. 아몬드는 하루에 20개 정도가 적당하다.

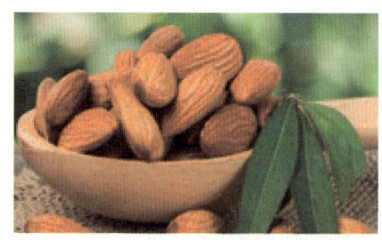

<아몬드>

(3) 가슴과 가슴 사이에 반응점 주름이 있으면 심장병 의심

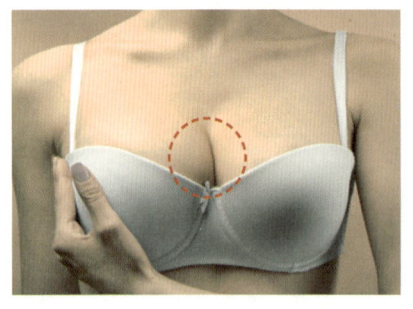
<가슴과 가슴 사이 반응점>

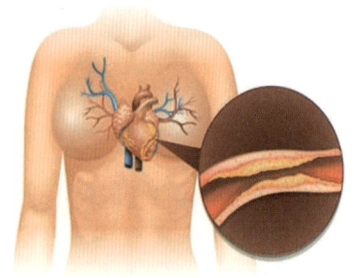
<심장>

이런 경우 흔히 불면증이 있어 잠을 자려고 할 때 쉽게 잠을 깊이 자기가 어렵다. 가슴과 가슴 사이에 주름이 있는 사람은 심장이 안 좋은 사람이다. 심장이 안 좋은 사람은 예민하고, 소심하고, 신경질적이고, 날카로워 잠자는 사자라 할 수 있다. 이럴 때 심신에 안정이 되고, 숙면효과에 좋은 연자육을 하루에 15개 정도 넣어 밥을 지어 먹으면 숙면효과에 도움이 된다.

① 심장의 치료적 이용

연자육은 과거 왕들도 건강을 위해 즐겨 먹었던 음식이다. 연자육의 놀라운 효능은 필수 아미노산인 메티오닌이 함유되어 있어 혈관에 쌓이는 노폐물을 청소해주고, 배출시켜 네페린 성분이 혈관의 중성지방을 낮추어주고 있다. 연자육은 숙면장애 개선, 다이어트, 소화장애, 혈당조절, 독소배출, 단백뇨 완화에 효능이 있다. 하지만 연자육의 부작용은 생으로 복용하게 되면 심장에 무리가 갈 수 있어 반드시 조리하여 익혀 먹어야 하며, 과다 복용하게 되면 설사 또는 복통을 일으키게 되니 조심해야 한다. 연자육은 하루 15개를 넘지 말아야 한다. 연자육을 차로 마시면 불면증에 도움이 된다.

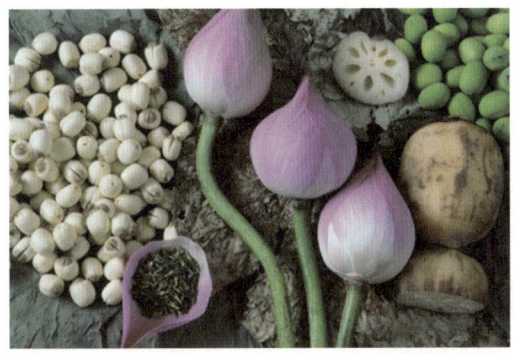

<연자육>

(4) 가슴과 가슴 사이 그 밑에 반응점 주름이 있으면 혈압 증상

수시로 혈압을 점검하여야 하며, 혈압을 낮추는 데 도움이 되는 마그네슘과 칼륨이 많이 함유된 음식을 식습관으로 생활화하여야 한다.

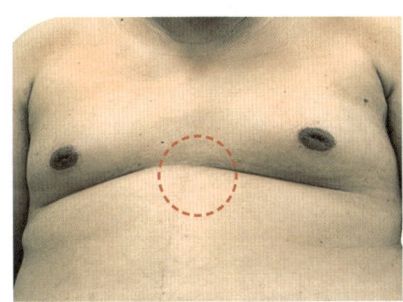

<가슴과 가슴 사이 주름>

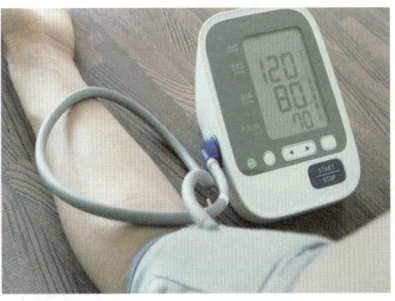

<혈압계>

〈혈압 정상수치, 경계성 고혈압 수치, 고혈압 수치, 저혈압〉

혈압분류	수축기 혈압		확장기 혈압
정상	120 이하	그리고	80 이하
고혈압 전단계	121~139	또는	80~89
1기 고혈압	140~159	또는	90~99
2기 고혈압	160 이상	또는	100 이상
저혈압	90 이하	그리고	60 이하

① 혈압의 치료적 이용

㉠ 과일류는 키위, 자두, 바나나

㉡ 채소류는 고구마, 무, 시금치, 감자

㉢ 콩류는 팥과 완두콩

㉣ 해초류는 김, 미역, 다시마

㉥ 버섯류는 새송이버섯, 목이버섯, 표고버섯

㉤ 혈압 유지에 도움이 되는 대표적인 식품은 마늘

일상생활에서 쉽게 접할 수 있는 마늘에 함유된 알리신이라는 성분은 혈중 콜레스테롤을 저하해 항혈전 작용이 혈압을 낮추어 우리 몸속에 혈액을 원활하게 한다.

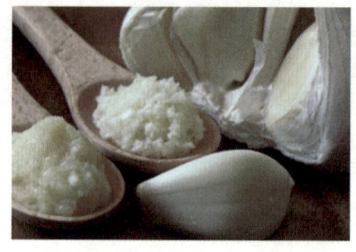

〈마늘〉

ⓑ 콜레스테롤을 낮추어주는 콩

콩에 함유된 이소플라본 성분은 콜레스테롤을 낮추어주고, 혈관을 깨끗하게 청소하여 혈압을 낮춰주는 효과가 있다.

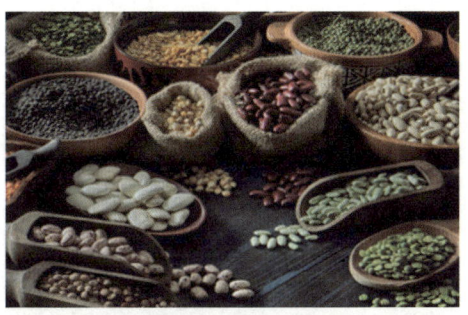

<콩>

ⓐ 등푸른생선

등푸른생선에 함유된 참치, 고등어, 갈치 등의 생선들도 심근경색과 동맥경화를 예방해주고, 등푸른생선에 함유된 불포화지방산이 혈소판 응고 방지에 도움이 된다.

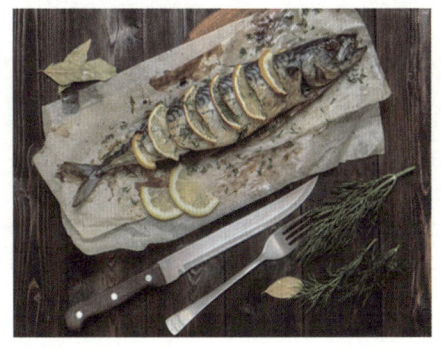

<등푸른생선>

◎ 과일식초

혈소판에 쌓이는 덩어리를 막아주고 혈액순환을 원활하게 하는 효능이 있다. 고혈압 환자가 주의해야 할 음식은 동물성 지방, 과다 나트륨이 함유된 식품, 인스턴트 식품 등이 있다.

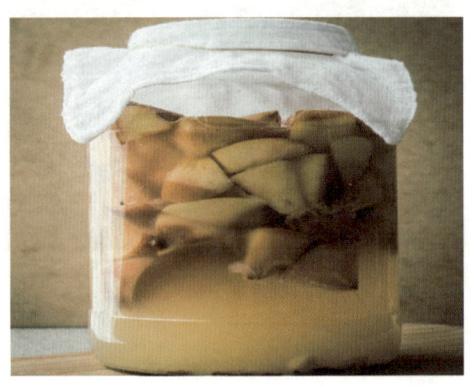

<식초>

(5) 가슴 아랫부분에 반응점 주름이 있으면 어깨 승모근에 통증

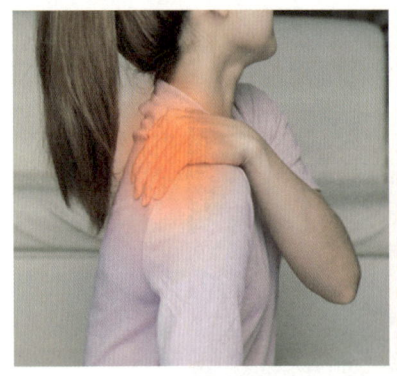

<승모근 통증>

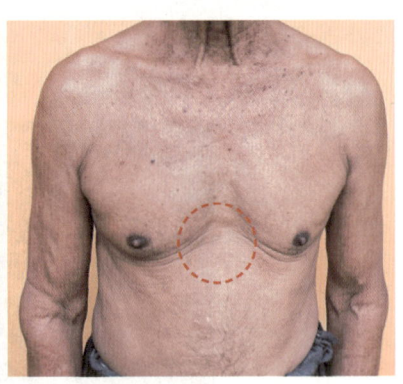

<가슴 아래 반응점 주름>

① **치료적 이용**

㉠ 강황

카레의 주성분인 커큐민인 강황은 통증을 감소시키고, 치매 완화와 소화를 촉진하는 작용을 하고, 통증과 염증을 없애는 효능이 있다는 연구결과가 있다. 승모근의 통증을 감소시키는 데도 효과가 탁월하다.

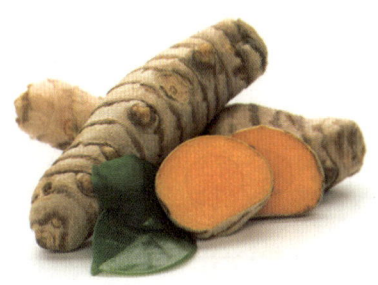

<강황>

㉡ 생강

생강은 메스꺼움을 완화하고 위장에 천연 진정제와 소염 역할로 사용하였다. 생강은 편두통이나 근육통, 관절염으로 통증이 있을 때 차로 마시면 가라앉히는 효능이 있다.

(6) 하복부 주름에 반응점이 있다면 방광과 신장에 문제

하복부 아래에 반응점이 있다면 신장과 방광에 문제가 있다. 남녀 구분 없이 나이가 들어가면서 우리 몸은 오래된 기계와 마찬가지로 여기저기 고장이 나기 시작하는 시기, 그때가 바로 50대이다. 갱년기에 접어들면서 호르몬이 깨지기 시작하고, 건강에 변화가 찾아온다. 불면증이 시작되고 암, 혈압, 당뇨, 갑상선, 골다공증 등 호르몬의 변화로 급격히 몸에 이상신호가 찾아오는 시기가 바로 60대이다. 40대에 잘 관리해야 50대를 건강하게 살고, 50대에 건강관리를 잘해야 60대를 건강하게 잘 살 수 있다는 이야기다. 우리 몸 중에서 가장 일을 많이 하는 장기는 신장이다. 신장은 강낭콩 모양이고, 팥 색깔이라 해서 '콩팥'이라고 불리고 있다. 신장에는 소변을 만들어내는 네프론이 있다. 약 100만 개의 모세혈관이 둘러싼 사구체가 혈액을 통해 소변을 만들어낸다. 우리 몸은 크게 두 개로 구성되어 등과 아랫배로 나누어진다. 다른 기관들은 유지하고 있을 때 신장은 소변이 늘 차 있으므로 쉬지 않고 일하고 있다. 신장은 생리적인 기능과 생명 유지에 중요한 역할을 담당하고 있다. 하지만 최근 들어 신장과 관련된 질환환자들이 늘어나고 있다. 신장이 기능의 저하되면 소변을 자주 보게 되고, 손과 발에 붓는 증상인 부종이 나타나고, 피로감이 동반되어 무기력해진다.

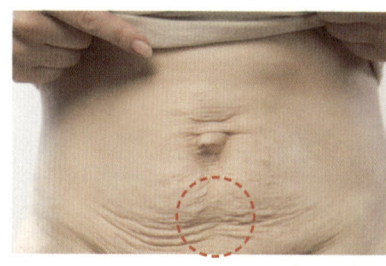

<배꼽 하복부 신장의 반응점 주름>

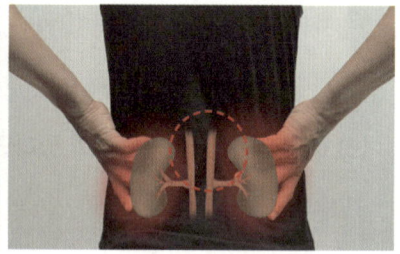

<신장 콩팥>

① 치료적 이용

㉠ 산수유

신장에 좋은 산수유는 코르닌이나 모르니사이드 등의 유효성분을 함유하고 있어 신장기능 회복개선에 좋다. 산수유의 '신맛'은 방광의 늘어진 근육의 수축작용을 도와주며, 50~60대에 남자들의 전립선과 여자들의 방광염에 좋은 약재로 쓰이고 있다. 동양의학에서 어린아이에게 야뇨증이나 귀에 이명, 즉 기력이 떨어져 신장이 허해지면 귀에 소리가 나는 증상이 '신허이명'이다. 이런 증상이 있을 때 산수유를 차로 마시면 **빠른** 시일 내에 효과를 볼 수 있다.

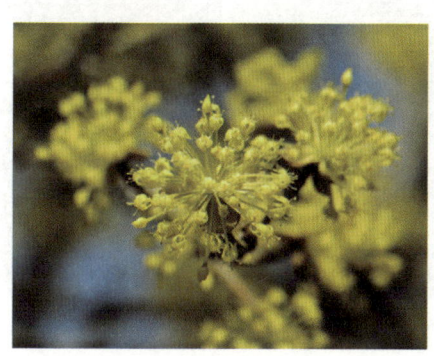

<산수유>

㉡ 오미자

오미자는 심장을 강하게 하고, 신장에 좋은 약재이다. 하지만 오미자를 진하게 마시면 위장벽이 자극받아 위에 염증이 생길 수 있어서 연하게 소주컵으로 한 컵 정도 소량으로 마시면 신장과 위뿐만 아니라 심장과 혈압을 내려주고, 폐 기능을 강하게 해주어 갈증해소에도 좋고, 몸의 면역력을 높여준다.

그 밖에 신장에 좋은 약재로서 사상자, 토사자, 복분자, 오가피, 야관문, 천궁 등이 있다. 약재차를 마실 때 주의해야 할 사항이 있다.

주전자에다가 물 3L에 20g 정도를 넣고 끓이면 된다. 장기간 복용하고자 할 때는 좀 더 연하게 끓여야 하고, 1~2개월 복용하고 간의 해독작용을 위해 1~2달 쉬었다 다시 복용하면 된다.

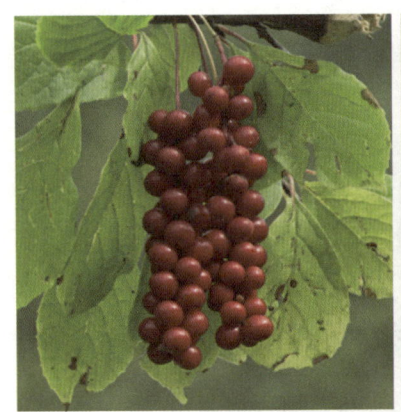
<오미자>

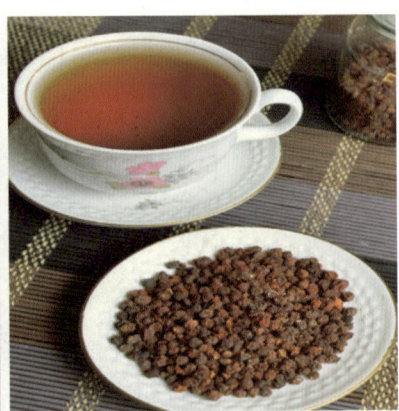
<오미자차>

(7) 배꼽 하복부 양옆 반응점 주름이 있다면 다리에 문제

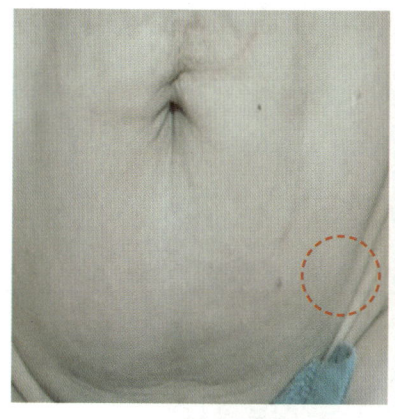
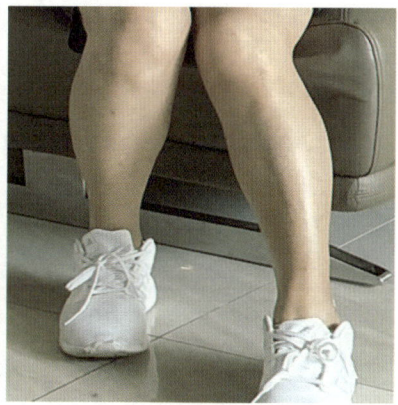

<배꼽 하복부 양옆 반응점 주름>   <다리>

① 치료적 이용

㉠ 모과

동의보감에서 모과는 맛이 시고, 독이 없으며, 성질은 따뜻하고, 나무에서 열리는 참외와 같다고 하여 목과(木瓜 또는 木果)라고 부른다. 모과는 위장을 다스려서 소화를 잘 되게 하고, 다리가 붓는 증상인 수종과 다리에 쥐가 나는 증상에 근육을 풀어주는 효능이 있다. 모과는 간의 기를 통하게 하여 간의 피로를 풀어주어 조혈(造血) 능력이 있어 다리의 힘줄과 뼈를 튼튼하게 하고, 또 근육통, 신경통 치료에도 사용한다. 자주 마시게 되면 피를 맑게 하여 피부가 윤택해지고, 습을 제거하여 설사를 멎게 하고, 감기를 예방하므로 면역력을 상승시켜 다리의 통증이 사라지게 된다.

■ 통증에 좋은 모과차 만드는 법

ⓐ 모과를 깨끗하게 씻어 물기를 뺀다.

ⓑ 모과를 2mm 정도로 얇게 썬다.

ⓒ 모과와 설탕을 1 : 1 비율로 넣는다.

ⓓ 상온에서 15일 후 끓여 마시면 된다.

ⓔ 마실 때 대추를 채 썰어 잣을 띄어 기호에 맞게 복용한다.

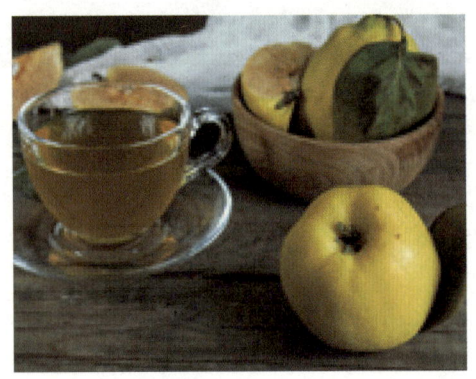

<모과차>

ⓛ 두충

허준의 동의보감에서 두충은 두충나무 껍질을 말려 볶아서 사용한다. 즉 이것을 '법제'라고 한다. 두충의 약성은 성질이 따뜻하고, 맛은 맵고 달며 간, 신장 경락에 작용하며 무릎, 허리, 근골을 강화하고, 혈액순환을 촉진시켜 혈액을 맑게 한다. 무릎관절, 좌골신경통, 요통 등의 통증을 호소하는 환자가 장기간 복용하면 효과를 볼 수 있다. 중성지방 혈관에 노폐물로 인한 통증과 염증을 빼주고, 나쁜 콜레스테롤을 감소시키는 데 효능이 있다.

두충 잎은 간과 신장을 보호하므로 근육과 골격을 강건하게 하고, 기억력 감퇴 및 정력, 고혈압, 신체 허약한 사람에게 활력을 불어넣으니 '불로장수' 보약이 따로 없다. 하지만 정력이 왕성하거나 열이 있는 사람은 피하는 게 좋다.

■ 통증에 좋은 두충차 만드는 법

ⓐ 두충은 두충나무 껍질을 약재로 사용한다.

ⓑ 볶은 두충 20g을 넣고, 물 1L를 넣고 약한 불로 한 시간 정도 끓인다.

ⓒ 하루에 3번 마신다.

ⓓ 꿀을 섞어 마시면 약성이 두 배로 올라간다.

✦ 12 ✦
암환자는 반응점 임맥을 다스려서 치료

　암환자의 통증을 없애려고 배의 안복법을 중심으로 암환자를 치료하게 되면 손에 잡히는 종양이 없어지면서 치유되는 환자도 있다. 임맥은 아랫입술 혈자리 승장에 이르는 경락에서 목을 따라 가슴 중앙 단중 그 아래 중완, 신궐을 지나 회음부까지 연결되어 있다. 임맥의 경로는 머리에서 우리 몸의 중앙을 지나 음부를 향한다.

　대장암, 폐암, 뇌종양, 위암, 후두암, 설암, 유방암, 전립선암, 갑상선암, 자궁암 등 다양한 암들은 반드시 암의 반응점이 임맥상 단중(膻中) 심포경 → 중완(中脘) 위경 → 신궐(神闕) 배꼽, 제중까지 연결되어 나타나기 때문에 암은 면역력이 떨어지면 항상 위험하다. 임맥상 단중의 혈자리는 가슴 젖꼭지와 젖꼭지 사이를 단중(膻中)이라 하고, 중완(中脘)의 혈자리는 배꼽 중심에서 위쪽으로 윗배 중앙에 있으며, 인체의 중심을 잡아주는 4번째 갈비뼈 부분이다. 신궐(神闕)의 혈자리는 배꼽이다. 배꼽 형태에 따라 질병을 진단할 수 있다. 모든 병은 배꼽에 있다. 환자를 편하게 침대에 눕혀서 여자의 경우 브레지어를 풀고 벨트나 단추를 느슨하게 한 후 편한 옷차림으로 누워서 단중(膻中) → 중완(中脘) → 신궐(神闕)까지 양손 손가락으로 가볍고 부드럽게 집어서 밀듯이 살살 마사지하면 된다. 암환자의 경우 하루에 몇 차례 반복해서 하면 놀라운 효과를 볼 수 있다.

암환자에게는 주의사항이 있다. 암환자의 환부는 손을 대지 말아야 하며, 절대로 꼬집거나 잡아당겨서는 아니 된다. 배에 딱딱하고 울퉁불퉁한 부분은 우리 몸에 질병을 나타내고 있다고 생각하면 된다. 딱딱한 배에 울퉁불퉁한 응어리를 멍들게 꼬집고 세게 눌러서 풀려고 하면 절대로 안 된다. 반응점이 오래되어 딱딱하고 울퉁불퉁하다면 배의 안복법으로 배 아래 하복부 반응점을 자극하여 마사지하여 풀어준다. 멍들게 세게 꼬집어서 풀어내리려고 하면 안 되고 손에 힘을 주지 않고 쓸어내리듯 풀어내려야 한다. 배의 반응점을 만졌을 때 평소 통증을 느낀다면 반드시 검사를 받아야 한다.

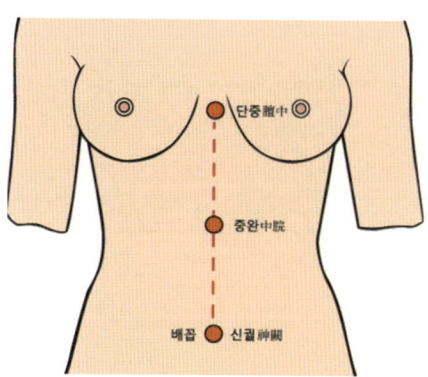

<임맥 : 단중(膻中) → 중완(中脘) → 신궐(神闕)>

① 치료적 이용

㉠ 암환자는 면역력을 높이는 음식을 섭취해야 한다.

㉡ 암환자는 체온을 1℃ 올리면 면역력 5배가 올라간다.

㉢ 암환자는 스트레스가 독약이다.

㉣ 암환자는 수맥파가 없는 곳에서 숙면해야 한다.

㉤ 암환자는 지금껏 내가 먹던 음식을 바꿔라.

✦ 13 ✦
엄지발가락 반응점이 배꼽

　발 마사지를 하게 되면 우리 몸 전체를 마사지하고 자극해주는 효과가 있다. 발 반사구에 대해 언급하고자 한다. 엄지발가락은 머리에 해당하며, 엄지발가락의 좌우는 왼쪽에 코와 안쪽에 삼차신경이 있고, 엄지발가락 아래는 목에 해당이 된다. 엄지발가락을 자극하게 되면 기혈이 소통되어 경락에 기순환이 잘 되어 혈액순환에 좋다.
　매일 30~40분 정도를 걸으면 혈압, 당뇨병 환자, 폐질환 환자, 암환자 등에 혈액순환뿐만 아니라 면역력이 좋아지고, 여러 가지 질병 등에 자연 치유력이 생긴다. 엄지발가락을 좌우로 돌리고, 앞뒤로 돌리고, 엄지발가락을 까치발 짓고 체중을 실어 걸으면 경락의 신경(腎經)이 자극을 더 많이 받게 된다. 엄지발가락으로 걷게 되면 전신의 윤활유 역할이 됨과 동시에 비장, 신장, 간을 스스로 자극하게 된다. 동양의학인 한의학에서 비경(脾徑)과 간경(肝徑)을 통하게 하려면 엄지발톱의 위에 언저리 경락을 통하게 하면 된다. 그래서 엄지발가락이 배꼽이다. 수시로 엄지발가락을 만져주고 주물러주고 마사지해주면 건강이 좋아진다. 발바닥을 보면 오른쪽과 왼쪽이 다르다. 왼쪽은 심장이 있고, 오른쪽은 간이 있다. 심장이나 간이 안 좋으면 수시로 자극해주면 혈액순환이 잘 된다. 다음 그림을 보면 우리 몸의 인체를 축소해 놓은 오장육부가 발 반사요법, 손 반사요법, 귀 반사요법, 배 반사요법 등에 동일한 반응점이 있다.

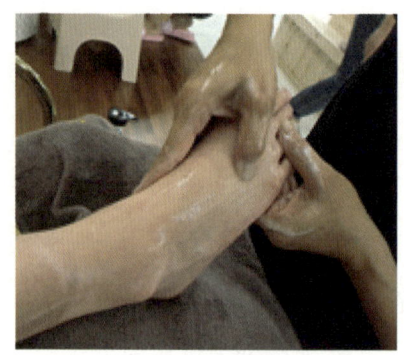

<발 마사지>

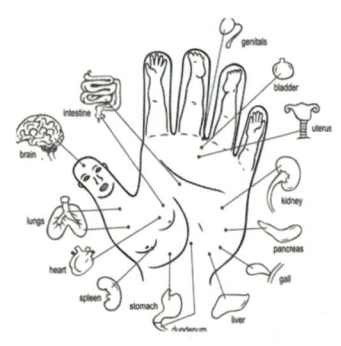

<손 반사구>

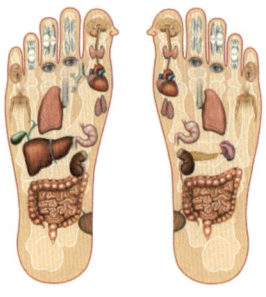

<발 반사구>

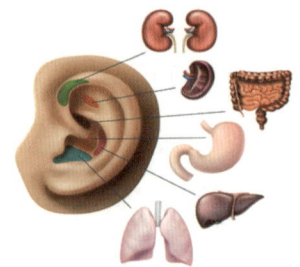

<귀 반사구>

✦ 14 ✦
배의 반응점 주름은 목욕탕에서 공부

배 반응점 주름은 대중목욕탕에서 많은 사람의 배를 관찰하고 다양한 대상자들을 쉽게 볼 수 있다. 실 오르라기 하나 걸치지 않고 있어 더 자세히 배의 반응점과 질병의 관계를 관찰할 좋은 기회이다. 혼자서 살짝 배를 훔쳐보면서 저 사람은 어깨가 안 좋은 사람, 이 사람은 위장에 문제가 있는 사람, 또 이 사람은 혈압과 심장이 안 좋은 사람, 그리고 신장과 방광에 문제가 보이는 사람, 저 사람은 하체의 다리나 무릎이 좋지 않아 보일 때 가끔 다가가 여쭈어보면 몸의 부위를 가리키며 아프다고 통증을 호소한다. 그 다음 필자는 대체의학에 보완 대체요법으로 치료 이용과 치료 적응증을 알려준다. 남에게 배를 보여달라고 하면 흔히 배꼽에 이물질이 끼어 창피하다고 생각하게 된다. 즉 배꼽이나 배를 남에게 보여주는 걸 꺼린다. 하지만 대중목욕탕은 커피 한 잔 여유 있게 마시면서 배꼽과 배를 자연스럽게 볼 수 있어 이보다 더 좋은 기회는 없다.

　지금껏 무심코 지나쳤던 복부와 배꼽의 소중함을 다시 한번 느껴보면서 손과 발의 지엽, 뿌리는 배, 발 반사구, 배 반사구, 귀 반사구, 손 반사구를 자주 자극하게 되면 우리 몸의 오장육부가 건강해진다는 것을 알아두면 좋을 것이다.

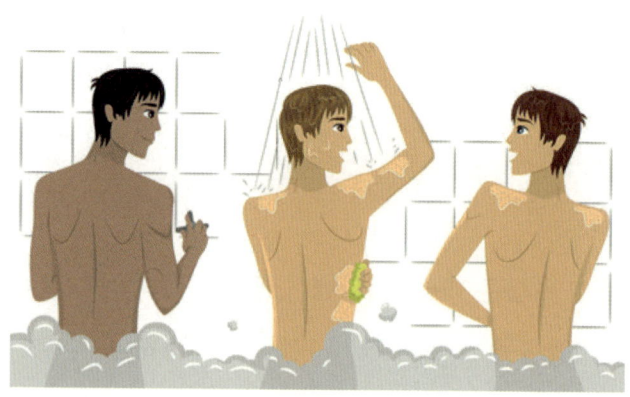

<대중목욕탕>

제3장

음식과 질병의 관계
(면역력을 높이는 음식)

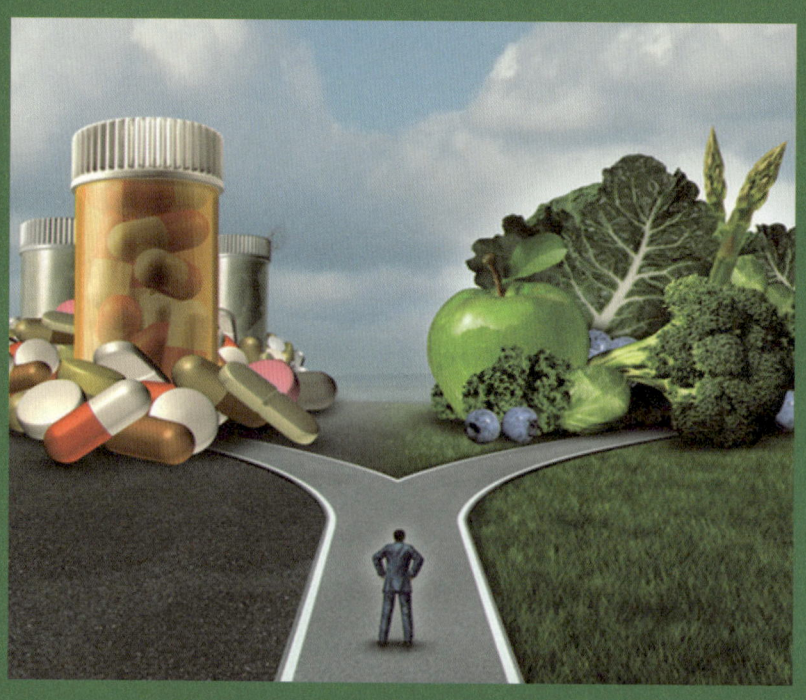

"약선요리(藥膳料理),
약으로 고치지 못한 모든 질병은 음식 속에 답이 있다."

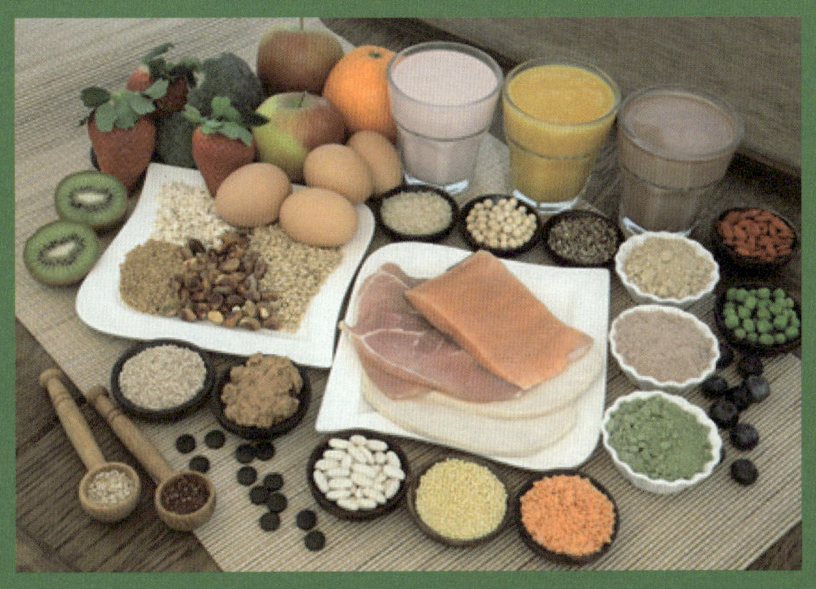

히포크라테스는 건강과 질병은 초자연의 환경과 상생하여 조화롭게 균형을 이루는 식이요법이 질병을 예방하여 자연치유가 된다고 했다. 우리 몸은 음양의 균형이 깨지면 곧바로 면역력이 떨어져 호르몬의 불균형으로 암, 당뇨병, 뇌졸중, 심장병, 우울증 등 다양한 고질병에 걸리게 된다. 수승화강의 원리로 넘치는 것을 조절하여 다스리고, 부족한 부분은 보충하여 면역력을 높여주는 음식을 복용하게 되면 우리 몸은 스스로 면역력이 회복되어 성인병을 다스리게 되는 것이다.

약이 되는 약용식물과 천연약재를 사용하여 일반적인 채소, 과일 식재료와 영양학을 접목하여 환자 질병에 맞게 한의학에서는 '의식동원(醫食同源)'이란 음식물에 의한 치료와 약물에 의한 치료를 동일시하고 있다. 그러나 천연자연이 준 약선요리(藥膳料理)를 고질병 환자에겐 더 중요시하고 있다. 최근에는 서양의학에도 대중요법(大衆療法)을 기본으로 질병치료를 위하여 동양의학과 접목하여 예방의학 차원에서 인간의 건강과 생명을 유지하고 있다.

질병에 따라 면역력을 높이는 요리법은 다르며, 음식으로 고치지 못한 질병은 현대의학으로도 고칠 수가 없다. 최근 현대의학인 서양의학에서 암환자에게 온열요법과 면역력을 높여주는 약이 되는 음식을 대체요법으로 암치료를 하는 현실이다.

서양의학에서는 환자가 열이 나면 해열제로 증상을 완화하는 방법을 하였다면, 동양의학의 목적은 음양의 체질을 진단하고, 음의 체질은 양을 보충하고, 양의 체질은 음을 보충하는 방법으로 질병에 조화와 균형을 맞추어 치료하고 있다. 즉 예방의학으로 식이요법을 하면서 자연치유가 되도록 신체 반응을 믿고 동양의학에 중요한 역할을 하고 있다.

우리의 대표적인 식재료 마늘의 주성분인 알리신은 강력한 살균작용을 통해 인체의 해로운 세포를 제거해주고, 세포를 활성화하여 항암효과와 노화를 막아주고, 셀레늄과 게르마늄 성분이 다량 함유되어 꾸준히 복용하게 되면 인체의 면역력을 높여주는 효과가 있다. 약으로 고치지 못한 모든 질병은 음식 속에 답이 있다.

성균관대 약학대학 이동원 교수 연구팀은 쥐에게 폐렴을 감염시킨 후 15일 동안 두 집단으로 나누어 홍삼을 먹인 쥐와 홍삼을 먹이지 않은 쥐의 변화를 비교하였다. 홍삼을 투여하였던 쥐의 생존율은 100%였고, 홍삼을 투여하지 않았던 쥐의 생존율은 50%였다. 홍삼이 우리 몸의 99% 폐렴균을 억제하는 효과를 보였다. 평소에 면역력이 떨어지면 감기 증상 기저질환으로 폐렴구균이 오게 되는데, 폐암보다 더 무서운 폐렴은 패혈증으로 발전하여 사망하게 된다.

조지아 주립대 강상무 교수는 항생제를 무차별하게 먹는 것보다 면역력을 강화해주는 음식 섭취가 더 중요하다고 한다. 강상무 교수는 홍삼의 진세노사이드 효능은 항혈전, 면역기능 강화, 항피로, 항건망증 효과, 진정효과, 항암제, 암세포 전이 억제, 내성 억제, 항염증 등에 면역력이 증진된다는 연구결과를 발표한 바 있다.

✦ 01 ✦
아침 공복에 먹으면 '보약'이 되는 음식
- 알고 먹어야 면역력이 상승한다

바쁜 일상에서 현대인들은 시간에 쫓기다 보니 간단하게 먹기를 원한다. 공복에 두서없이 간단하게 먹고 아침 끼니를 때우는 경향이 있다. 그러나 공복에 먹으면 '보약'이 되는 음식과 공복에 먹으면 '독'이 되는 음식을 알고 먹으면 내 몸을 살릴 수 있다.

(1) 달걀

완전식품이라 부르는 달걀은 두뇌 신경물질인 아세틸콜린이 생성되어 기억력, 치매 예방에 좋으며, 골다공증에 좋은 셀레늄과 비타민 D가 풍부하여 노인에게 좋은 음식이다. 루테인 성분이 함유되어 백내장을 예방해주고 포만감을 주는 달걀은 콜레스테롤 수치를 분해해 심근경색증, 동맥경화증, 고혈압 등 혈액순환 질환을 예방해준다. 달걀에는 필수 아미노산이 함유되어 열량을 줄여주는 효과가 있다. 하루 2

개 먹으면 하루에 필요한 단백질 20%를 채울 수 있다. 공복 시에 먹으면 포만감을 주어 속이 든든하다. 그래서 공복 시에 섭취하는 습관이 필요하며, 달걀을 완전히 익히지 말고 반숙으로 먹으면 소화 흡수가 더 잘 된다.

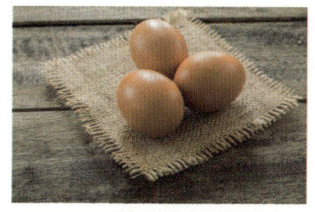

<달걀>

(2) 견과류

견과류는 아침 공복 시에 복용하면 포만감을 준다. 그래서 공복에 복용하면 한 끼 식사대용으로 좋다. 견과류는 오메가3 지방산, 단백질, 비타민, 칼슘, 칼륨, 미네랄, 식이섬유 등 갖가지에 영양이 풍부하게 들어 있어 면역회복에 좋다. 견과류는 위장에 ph 균형을 맞춰주는 역할을 하여 체내에 좋은 불포화지방이 함유되어 세로토닌 분비를 촉진해주기 때문에 정신건강에 도움을 준다. 숙면효과에 좋은 호르몬을 분비해주는 멜라토닌이 함유되어 필수 아미노산 트립토판이 분비된다. 너무 과다하게 섭취하면 열량이 높아서 살이 찌게 되므로 양 조절이 필요하다. 견과류는 피칸, 호두, 잣, 아몬드, 땅콩, 캐슈, 호박 씨앗, 피스타치오, 해바라기 씨앗 등이 있으며, 불포화지방산은 산화되기 때문에 꼭 냉장고에 보관하는 것이 좋다.

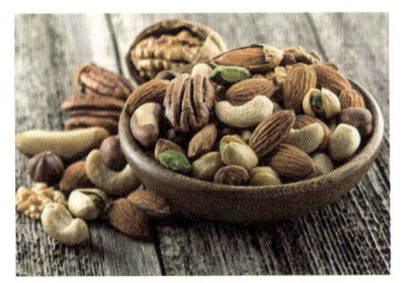

<견과류>

(3) 당근

당근에 풍부한 카로틴 성분이 항산화 작용에 탁월하여 항암효과에 뛰어나 항염증성, 항알레르기, 항일관성 작용으로 폐암에 좋다는 음식이다. 당근에는 베타카로틴과 식이섬유가 풍부하여 아침 공복 시에 당근을 복용하면 배변을 촉진시키고, 심장질환과 고혈압에 콜레스테롤 수치를 낮추어 혈관 건강에 좋다.

주황색 당근은 비타민 A가 풍부하여 눈 건강에 좋은 음식이다. 당근은 익히지 않고 생으로 갈아 마시면 혈압조절에 도움이 되지만, 소화기능이 약한 사람은 익혀서 먹은 것이 좋다.

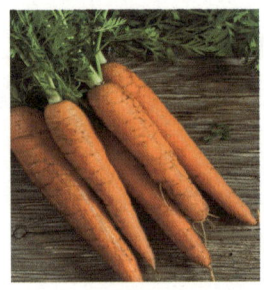

<당근>

(4) 오트밀

오트밀(귀리)은 세계보건기구(WHO)의 10대 건강식품으로 선정되어 있다. 오트밀을 공복에 섭취 시 위에 보호막을 형성해주고 수용성 식이섬유, 아미노산, 칼슘, 단백질 등 영양소가 풍부하여 혈관의 콜레스테롤을 낮추고 비만, 고혈압, 당뇨, 변비 등에 좋은 음식이다.

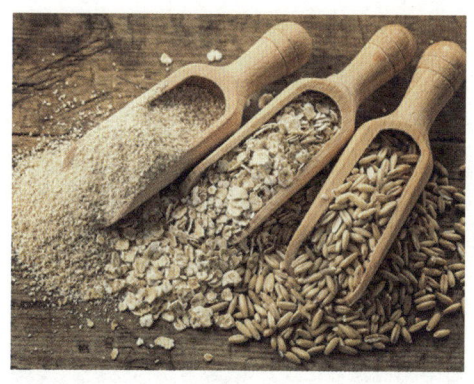

<오트밀>

(5) 감자

감자는 녹말성분이 위를 보호하는 탁월한 효능이 있어 아침 공복에 감자를 생즙으로 세 수저 정도 섭취하게 되면 위궤양 예방에 좋다. 아침에 두 개만 먹으면 탄수화물이 풍부하여 포만감을 주어 속이 든든하여 다이어트와 피로 해소에 좋은 식품이다.

감자에 들어 있는 비타민 C는 감자의 전분 보호막이 있어 열을 가해도 빠져나가지 않는다는 장점이 있다. 감자에는 수분이 80%, 탄수화물이 20% 들어 있다. 감자는 흰 쌀밥보다 16배가량 많은 칼륨이 들어 있어 몸속의 나트륨을 배출시켜 주기 때문에 하루에 2개 먹으면 혈액순환을 촉진해 고혈압, 당뇨병, 빈혈 등이 있는 사람에게 좋은 음식이다. 감자에는 파란 싹이 트게 되면 솔라닌이라는 독성물질이 생기게 된다. 솔라닌은 천연독소 차코닌이 자연스럽게 발생한다. 솔라닌은 어른일 때 치사량이 350mg, 어린아이일 경우에는 치사량이 35mg이다. 솔라닌 독은 열을 가해도 사라지지 않기에 아깝다고 먹지 말고 폐기해야 한다.

감자를 보관하는 방법은 감자 5kg에 사과 2개 넣고, 10kg이면 사과 3개를 분리한 후 넣어 신문으로 덮어서 보관하면 사과에서 품어져 나오는 에틸렌 가스가 감자의 파란 솔라닌 현상을 막을 수 있다.

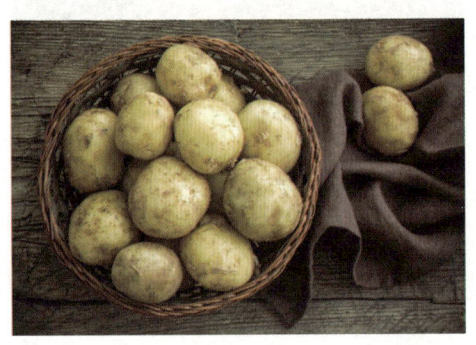

<감자>

(6) 베리류

베리류는 공복에 섭취하면 영양이 배가 된다는 연구결과가 나왔다. 기억력과 집중력을 증진시켜 주는 항산화가 풍부한 아사이베리, 킹스베리, 마키베리, 크랜베리, 라즈베리, 블랙베리, 스트로베리, 블루베리 등의 베리류는 비타민 A, 비타민 C, 비타민 E, 베타카로틴이 풍부하고, 눈 건강에 좋은 성분인 폴리페놀 안토시안이 풍부해 백내장, 시력저하, 망막염, 결막염 등의 항염증 증상완화에 도움이 되고 예방해준다. 안토시안이 딸기보다 8배나 많은 베리류는 체지방을 억제하여 비만, 다이어트에 도움을 준다. 노화에 원인이 되는 활성산소를 빼주고, 항산화 성분이 몸속에 나쁜 콜레스테롤인 LDL 콜레스테롤의 수치를 낮추어 집중력과 기억력이 향상됨에 따라 치매, 고지혈증, 동맥경화, 뇌 심혈관 질환을 예방해준다. 신진대사 조절, 혈압조절을 해주며, 베리류는 항암효과에 좋은 항산화 성분이 풍부해 암 예방에 좋다. 베리류는 차가운 성질이므로 30개 이상 복용하면 설사를 유발할 수 있다.

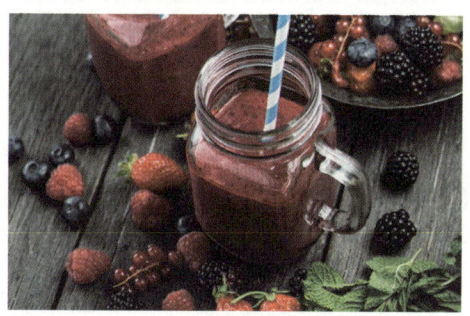

<베리류>

(7) 꿀

아침에 일어나자마자 공복에 꿀 한 수저를 타서 한 잔 마시면 잠자는 뇌가 활성화하여 잠을 깨우는 역할을 한다. 꿀에는 세로토닌이라는 물질이 함유되어 있어 잠자기 전에 꿀 한 잔 마시면 숙면 유도에 도움을 준다. 꿀은 세로토닌 분비를 촉진시켜 주고 뇌 활동을 활성화하여 기분을 좋게 해주고, 피로회복에 좋으며, 혈압조절에 도움을 준다.

금수저는 영양분이 파괴될 수 있어서 꿀을 수저로 먹을 때는 나무 수저로 사용해야 한다. 꿀은 뜨거운 물에 먹으면 미네랄과 비타민이 파괴되어 미지근한 온수물로 먹는 것이 좋다.

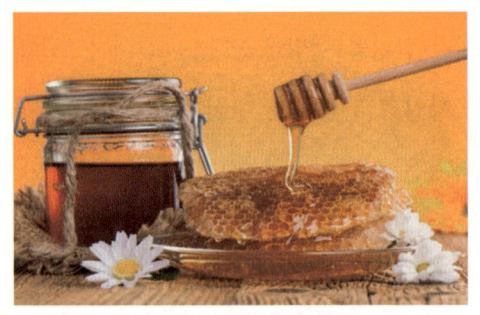

<꿀>

(8) 양배추

공복 시에 복용하면 공복감 해소와 섬유질과 비타민이 풍부하여 포만감과 변비를 개선시켜 주고, 비만인이 먹으면 중성지방 분해를 촉진시켜 다이어트에 효과적이다. 양배추의 비타민 U는 손상된 염증을 막아주고, 비타민 K는 출혈을 막아주어 역류성 식도염, 위궤양, 위염, 장염, 대장질환에 위 점막을 재생시켜 준다. 양배추즙은 열에 약해서 고온 중탕으로 끓이면 양배추 맛은 사라지고 시래기 다린 향이 난다. 양배추에 함유된 좋은 영양소 식이섬유, 베타카로틴, 설포라텐, 칼슘,

칼륨, 비타민 C, 비타민 E, 플라보노이드, 비타민 U, 비타민 K를 고온 중탕으로 끓이게 되면 발암물질을 억제하는 엽록소 인돌성분이 사라지고 파괴된다. 항암효과에 좋은 양배추는 저온추출법으로 끓여 마시는 게 좋다. 양배추는 생으로 먹는 것보다 살짝 삶아서 8~10분 정도만 쪄야 아삭하고, 맛과 향이 좋고, 영양성분이 파괴되지 않는다. 양배추는 미국 타임스에서는 3대 장수식품으로 선정되었다. 양배추는 씻은 다음 칼로 썰어야 한다. 미리 양배추를 칼로 썰어 씻으면 양배추에 들어 있는 수용성 비타민이 물에 빠져나가 버린다. 양배추에 풍부하게 함유된 비타민 C의 수용성 비타민은 뇌 기능 향상과 뼈 건강에 중요한 면역체계를 유지시켜 주는데, 양배추는 찬 성질이라 과다하게 섭취하면 가스가 차서 설사와 복통을 일으킬 수 있어 갑상선 기능 저하증 질환이 있다면 양을 줄여서 먹는 게 좋다.

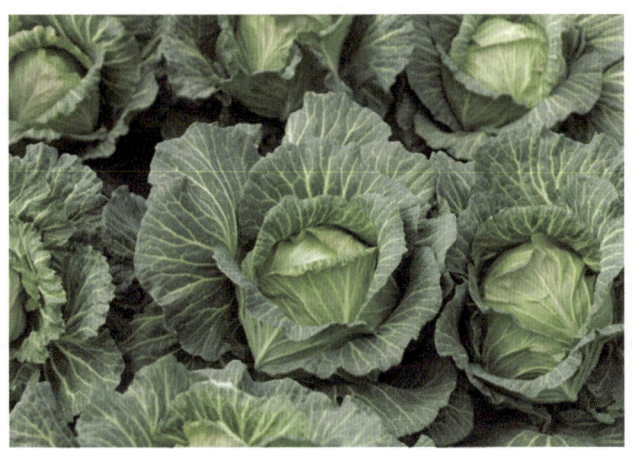

<양배추>

✦ 02 ✦
공복에 먹으면 '독'이 되는 음식
- 알고 먹어야 면역력이 상승한다

(1) 커피

커피를 아침 식전에 섭취하면 커피의 타닌성분이 철분 흡수를 방해하기 때문에 공복에 커피를 마시는 건 주의해야 한다. 커피는 식사 후 30분 후에 마시는 것이 위를 보호하고, 위에 부담을 주지 않는다. 빈속에 철분제와 비타민 C를 같이 섭취하면 흡수가 잘 된다. 아침 식전에 커피를 섭취하게 되면 위산이 과다하게 분비되어 속이 쓰려 위에 부담을 주기 때문에 아침 식전에 커피를 마시려면 중화시켜 마시면 된다. 커피에 떫은 맛을 내는 클로로젠산은 일종의 타닌성분이다. 떫은 감을 중화시키는 방법은 짠 된장 속에 떫은 감을 넣으면 떫은 맛에 타닌성분이 사라진다. 유럽에서는 17세기경 커피에 소금을 넣어 마셨다는 기록이 전해지고 있다. 커피의 타닌성분을 줄이려면 소금을 약간 넣어 중화시켜 마시면 위에 부담을 줄여준다. 갑상선 질환, 고혈압, 심장질환이 있는 사람이 섭취하게 되면 카페인은 신경과민을 일으켜 불면증으로 숙면장애를 겪게 된다. 수면장애가 길어지면 호르몬이 깨져 여러 가지 질병이 생기게 된다.

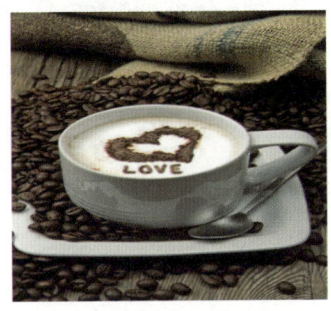

<커피>

(2) 고구마

고구마를 빈속에 섭취하면 속이 쓰린 이유는 타닌과 아교질이 풍부하게 함유돼 있어 위벽을 자극하여 위산을 과다 분비하기 때문이다. 고구마는 당뇨가 있을 시 공복에 먹게 되면 혈당이 올라갈 수 있어서 공복에는 피해야 한다. 고구마는 베타카로틴과 비타민 A, 미네랄이 풍부하여 세포 활성산화와 건강을 지켜주는 유해산소가 노화를 억제한다. 고구마는 항산화 성분과 안토시아닌이 풍부하여 눈 건강에 좋으며, 고구마를 섭취할 때는 식사 후에 먹으면 위산과 위장에 부담을 주지 않는다.

포만감을 주는 고구마는 섬유질이 많아 변비 예방에 도움이 된다. 콜레스테롤과 지방을 빼주고 높은 칼륨으로 고지혈증, 고혈압에 나트륨을 배출시켜 혈관의 찌꺼기를 빼주어 질병을 예방해주는 식품이다.

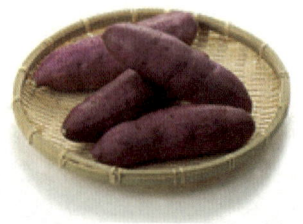

<고구마>

(3) 바나나

바나나는 아침 공복에 먹으면 독이 된다. 바나나는 단백질, 탄수화물, 섬유질, 지방 등 식이섬유가 풍부하여 포만감을 주고, 변비 예방에 좋다. 바나나는 수분이 70%라서 에너지를 공급해주기 때문에 다이어트에 좋은 음식이다. 바나나는 다량의 마그네슘 성분이 함유되어 아침식사 대용으로 바나나를 먹으면 인체의 혈액 내에 마그네슘과 칼륨이 증가하여 무기질 불균형으로 균형이 깨져 심혈관 질환이 있다면 아침식사 대용에 바나나를 먹는 것은 피해야 한다.

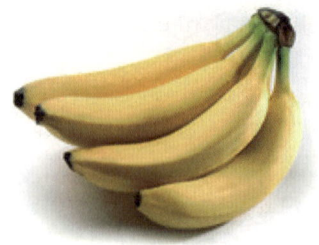

<바나나>

(4) 우유

우유는 식전 공복에 먹으면 카세인 단백질과 칼슘이 위산 분비를 촉진해 복통이나 설사를 유발한다. 공복에 우유를 마시면 설사하는 경우 위가 약하다면 빈속에 우유를 마시는 것은 피해야 한다. 매운 음식을 먹고서 혀가 알딸딸하게 매워 물을 계속 마셔도 매운맛이 사라지지 않을 때 우유 한 잔을 마시면 입안의 매운맛이 사라진다. 술을 마시고 다음날 속이 쓰릴 때 우유를 마시면 지방과 단백질이 손상된 위 점막을 보호하여 속쓰림이 사라진다.

우유는 성장하는 아이들과 노인에게 매일 하루 두 잔씩 마시게 하면 콜레스테롤을 억제하고 칼륨, 칼슘, 마그네슘, 비타민 D가 함유되어 뼈 건강에 도움을 주며, 면역력을 높여준다.

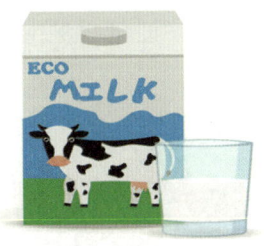

<우유>

(5) 토마토

토마토는 아침 공복 시에 먹으면 독이 되는 음식이다. 토마토는 흔히 과일로 착각하는데 채소이다. 토마토를 먹으면 무조건 몸에 좋다고 생각하지만, 유해성 수렴성분과 펙틴은 공복에 섭취하게 되면 위산과 결합하여 용해가 잘 되지 않아 위장의 내부압력 상승으로 화학 반응을 일으켜 위장에 복통을 유발한다. 빈속에 먹으면 토마토에 함유된 타닌산이 위장의 산도를 높여 위벽을 자극하여 속이 쓰리고 더부룩하여 소화불량과 위궤양 증상을 일으킨다.

미국 공공도서관 학술지와 과학잡지 플로스원(Plos One)에 의하면 토마토에 들어 있는 리코펜 성분이 혈관기능과 심혈관 질환을 개선한다는 연구결과를 발표하였다. 영국에 애든브룩병원 의사 임상 약리학자인 조셉 체리얀(JosephCheriyan) 박사는 리코펜 성분이 심혈관 질환과 혈관기능 개선에 도움이 되는 사실을 밝혔다. 토마토에 리코펜 성분은 노화방지와 고개 숙인 중년남성 40~50대를 위협하는 전립선암을 예방해주고, 리코펜은 강력한 항산화 성분이 암세포 자가사멸 작용하여 질병 예방과 손상된 염색체를 억제한다. 토마토는 생으로 먹는 것보다 익혀 먹으면 영양이 5배에 달하는 효능이 있다.

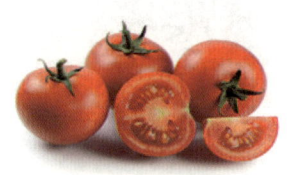

<토마토>

(6) 파인애플

공복에 먹으면 독이 되는 파인애플은 다이어트를 하기 위해 공복에 섭취하는 때도 있다. 과일을 알고 먹으면 약이 되고, 모르고 먹으면 독이 된다는 사실을 기억해야 한다. 파인애플은 섬유질이 풍부하고 비타민 C, 탄수화물, 단백질, 지방, 염산, 칼륨, 비타민 B1, 비타민 B6, 마그네슘 등이 함유되어 있다. 파인애플에는 특히 비타민 C가 풍부하여 피로회복에 좋다. 파인애플의 강한 단백질 효소는 고기를 재울 때 넣으면 고기가 부드럽고 소화작용이 잘 되어서 변비 개선에 도움을 준다.

필리핀의 파인애플에 대한 영양 연구자료에 의하면 필리핀에서 파인애플이 면역력 향상에 미치는 효과를 알아보기 위해 2달 동안 어린 아이들에게 파인애플을 일정량 섭취하게 하였다. 2달 후 박테리아 감염 수치는 확연히 낮아지고, 백혈구 수치가 높아졌다는 연구결과가 밝혀졌다. 파인애플에는 브로멜라인, 미네랄과 비타민이 신진대사를 활발하게 하여 우리 몸의 면역력 향상에 도움을 주는 것으로 밝혀졌다. 베타카로틴이 풍부하여 눈 시력보호와 노화방지뿐만 아니라 피부 보습과 재생효과가 있어 화장품 원료로도 이용하고 있다.

파인애플에는 분해효소라는 성분이 들어 있어 공복에 섭취하면 위를 자극하여 속쓰림과 위에 상처가 생기기 때문에 파인애플을 빈속에 먹는 것은 피해야 한다. 파인애플에는 단백질을 분해하는 산과 효소를 도와주는 브로멜린 성분이 소화분비를 돕고 위산을 지나치게 배출하여 빈속에 섭취하면 속쓰림 증상이 심하게 나타날 수 있다. 파인애플의 브로멜린 성분이 위와 장에 부산물을 분해해주기 때문에 파인애플은 식후에 먹는 것이 피로해소와 다이어트에 좋다. 칼륨이 풍부하고 콜레스테롤을 감소시키는 파인애플은 혈관건강에 좋다. 파인애플은 지나치게 섭취하면 위벽에 상처가 생길 수 있어 하루 150㎖ 이상은 먹지 않는 것이 좋다.

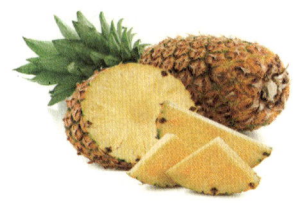

<파인애플>

(7) 귤

귤에는 당분과 유기산이 풍부하게 함유되어 있어 공복에 먹으면 위 점막을 자극하여 통증을 유발하기 때문에 빈속에 먹으면 독이 된다. 귤은 식후에 먹으면 비타민 A, 비타민 B, 비타민 C가 풍부하여 면역력을 높여주어 감기 바이러스를 예방해준다. 귤을 식초에 15분 정도 담가두었다가 씻으면 농약 잔여물이 깨끗하게 제거된다. 귤 껍질을 한방에서 진피라고 부른다. 귤껍질을 잘게 썰어 말려서 차로 마시면 감기 예방에 좋다.

귤에는 미네랄, 칼륨, 마그네슘, 비타민 A, 인 등이 함유되어 감기 예방과 진통소염, 소화불량, 골다공증을 예방한다. 구연산과 젖산이 풍부한 귤은 피로해소에 좋으며, 비타민 C와 테르펜이 스트레스를 완화시켜 준다. 귤의 베타카로틴은 혈관의 찌꺼기를 제거하여 콜레스테롤 수치를 낮추어준다. 귤은 식이섬유가 풍부하여 장운동을 활발하게 하여 변비 예방에 도움을 준다. 귤 속에 흰 줄무늬 펙틴성분은 우리 몸에 중금속을 빼주는 역할을 하고 있어 귤을 먹을 땐 귤의 흰 줄기 부분을 벗겨내지 않고 껍질만 벗겨내고 먹는 것이 좋다. 귤의 비타민 C와 베타크립토잔틴은 항산화 작용으로 노화를 억제하고, 구연산에 신맛은 입맛을 되찾게 해준다.

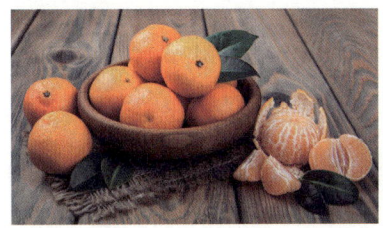

<귤>

(8) 감

공복에 감을 먹으면 안 되는 이유는 감에는 타닌산과 펙틴이 함유되어 있어 장운동을 둔하게 하여 위궤양과 소화불량을 일으키므로 위장이 약한 사람은 공복에 먹는 것을 피해야 한다. 추위에 약한 감은 경기도, 강원도 지역보다는 따뜻한 남쪽지방에 있는 전남 장성, 영암, 경남 하동, 밀양지역에서 재배되고 있다. 감에는 비타민 A, B, C가 함유되어 감기 예방에 좋으며, 기관지 염증완화에 도움을 준다. 감에는 엽산과 칼륨, 티아민, 스코폴레틴 성분이 풍부하여 고혈압이 있는 사람이 감을 먹게 되면 스코폴레틴 성분이 혈관에 염증을 없애주기 때문에 곶감을 하루 3개 정도 먹으면 동맥경화증, 고혈압, 심혈관 질환을 예방해준다. 감에 독특한 떫은맛 타닌성분은 음주로 인해 손상된 간을 회복시켜 주는데, 숙취해소에 아세트알데하이드 성분이 담당하고 있다. 또 감에는 눈에 좋은 루테인과 베타카로틴이 사과의 10배라고 한다. 특히 대봉감은 다른 감과 비교해 타닌성분 디오스프인이 풍부해 우리 몸에 활성산소를 제거해주어 혈관에 있는 콜레스테롤 수치를 낮추어 다양한 질병들을 예방해준다. 홍시, 단감, 대봉, 연시를 건조해서 곶감으로 먹거나 감 장아찌 등을 이용해서 먹기도 한다. 암세포 전이를 막아주는 베튤린산과 자유라디칼 성분이 감에 들어 있어 암을 억제하는 항암효능이 있어서 암 예방에 도움을 준다.

감에는 노화방지에 도움을 주는 멜라닌과 콜라젠이 함유되어 혈관건강에 좋지만, 감의 성질이 차서 저혈압이 있는 사람은 자주 먹으면 설사를 하게 되므로 가끔 먹는 것이 건강에 좋다. 감을 건조시켜 차로 마시거나 약밥을 할 때 넣어도 좋고, 고혈압이 있는 사람은 단감 장아찌를 만들어 먹으면 혈관건강에 좋다.

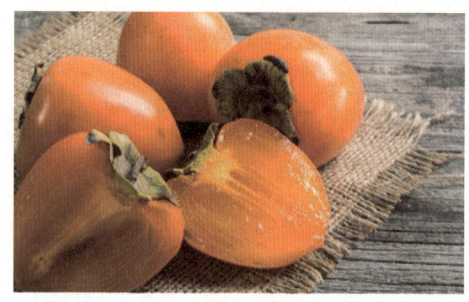

〈감〉

✦ 03 ✦
면역력을 높여주는 음식

"약으로 고치지 못한 모든 질병은

음식 속에 답이 있다."

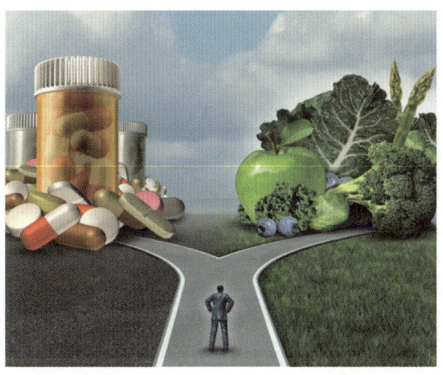

(1) 사향 기러기

사향 기러기는 오릿과에 속하며 홍안(鴻雁), 옹계(翁鷄)라고 한다.

1982년 11월 4일 천연기념물 제325호로 지정되어 전 세계에 14종이 있고, 우리나라에는 7종으로 기록되어 있다. 큰기러기와 쇠기러기는 부산 다대포와 전남 여수 앞바다에 약 1천 마리 정도 산다. 해상에 무리를 지어 다니는 기러기는 바닷가 주변 개발로 인하여 이제는 한정된 곳에서만 볼 수 있게 되었다. 큰기러기 흑갈색의 몸길이는 85cm이며, 쇠기러기 회갈색의 몸길이는 72cm로 오리보다 두 배가량 크다.

우리나라에 10월 하순쯤에 날아와서 따뜻한 남쪽해안 갯벌 또는 습기 초지, 저수지, 하천가 등에 서식한다. 기러기는 먹잇감으로 11월이면 이제 갓 자란 연한 보리와 풀을 먹고 자라고, 암컷보다 수컷이 월등하게 크다. 기러기는 봄에 돌아가서 가을에 돌아오니 소식을 전해주는 새라고 부른다.

기러기는 사랑과 의가 두터운데, 기러기 형제들이 다른 동물에 비교해 수컷과 암컷이 사이좋게 지내는 의가 좋은 동물이다. 인간도 남자와 여자가 만나 기러기처럼 의가 좋게 살려고 혼례식 때 신랑은 신붓집에 나무로 깎은 기러기 목안(木雁)을 혼인예식으로 선물로 보내는 풍습이 있다.

동의보감에 풍비(風痺), 즉 '팔다리와 몸이 마비되는 증상'으로 풍(風)에 기러기 기름을 한방에서 약으로 사용한다고 기록되어 있다. '풍으로 신체 일부가 편마비되는 증상', 기(氣)가 통하지 않는 모든 풍(風)의 마비증상을 다스린다. 사향 기러기 고기는 뼈를 튼튼하게 하고, 기력회복에 특효라고 동의보감에 소개될 만큼 면역력이 떨어지는 암환자와 중풍환자, 골다공증이 있는 노인에게 면역력을 높여주는 최고의 보양식이다. 사향 기러기는 불포화지방산이며, 저지방 고단백 식품이다. 기러기 기름은 물에 녹는 수용성 기름으로 기(氣)가 막혀 혈액순환이 되지 않는 혈관을 뻥 뚫어주는 작용을 한다. 사향 기러기(麝香. 雁肉)는 면역력 회복, 정력증강(精力增强), 다양한 성인병, 기력회복, 피부미용에 좋고, 허약체질의 보양식으로 으뜸이다. 금기사항이 없이 어떤 병증과 체질에도 모두 먹을 수 있는 것이 사향 기러기 고기의 장점이다.

사향 기러기 고기는 오리고기와 비교하면 기름이 없고, 맛은 오리고기보다 훨씬 담백하고 맛이 있다. 돼지고기, 양고기, 개고기, 사슴고기, 토끼고기는 특이한 냄새가 있어 먹기를 꺼리는 사람도 있고, 종교적인 면에서 금기사항으로 제한을 받는 예도 있다. 그러나 사향 기러기 고기는 종교적인 제한이나 금기사항이 없어서 식용으로 먹는 데 아무런 제약을 받지 않는다. 실제 필자가 유방의 종양을 떼어내고 무통주사를 맞고 움직이려고 걸으면 땅이 흔들거려 도저히 걸을 수가 없었다. 누워만 있어도 하늘이 빙빙 돌아 기(氣)가 빠져 사경을 헤매고 있을 때 사향 기러기 알을 매일 챙겨 먹고 나서 기력이 회복되었다.

사향 기러기에 음양오행을 적용하였다. 기러기의 음과 유황의 양을 배합하여 기러기의 물통에 홍삼과 유황, 매실을 혼합하여 넣어주었더니 기러기의 식성이 왕성해짐을 볼 수 있다. 기러기는 음(陰)이라 보리밥을 지어 양(陽)의 홍삼박 가루와 감초가루를 넣어 유황과 버무려 기러기 밥으로 매일 주었다. 따뜻한 남극동물이라서 조금만 추위도 기러기는 예민하여 알을 낳지 않는다.

기러기는 최소 3년 이상 키워야 약이 된다. 사향 기러기탕 요리를 할 때는 5시간 이상 오래오래 끓여야 담백하고, 뼈는 바윗덩어리처럼 단단하여 고기를 자를 때 칼이 부러져 버리는 경우가 있다. 매일 식사 30분 전 공복 시에 기러기 알을 먹고 어지럼 증상이 깨끗이 사라졌다. 눈 시력이 좋아지고, 불면증과 피곤함이 사라져 활동하는 데 너무 좋다.

어떤 지인은 유황 기러기 알을 복용한 후 고혈압과 불면증이 완화되고, 피부가 좋아졌다고 하였다. 또 다른 사례자는 뇌진탕으로 평소 머리가 아팠던 사람은 유황 기러기 알을 복용하고 두통이 사라졌다.

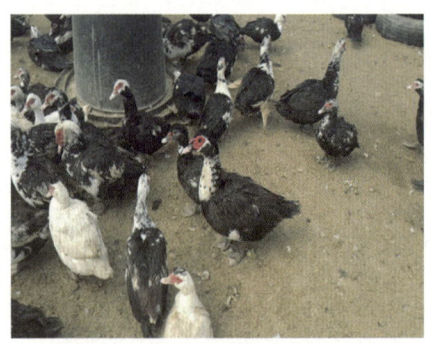

<직접 기른 유황 기러기>

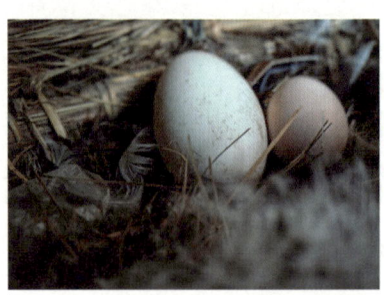

<기러기 알은 달걀에 비교해 크다>

■ 치료적 이용

사향 기러기 성질은 따뜻하고(溫), 맛은 달며, 평하고, 독이 없다. 뼈와 힘줄을 튼튼하게 하고, 눈썹과 머리털, 수염을 자라게 한다. 기러기는 풍으로 기(氣)가 돌지 않고 한쪽을 쓰지 못하는 풍을 다스린다. 마음을 진정시키고, 나쁜 사기를 없애어 몸의 염증을 빨아내는 작용을 한다. 사향(麝香)을 섭취하게 되면 정력이 왕성하여 회춘하게 된다. 돼지, 소, 닭, 오리와 비교하면 인과 칼슘은 55배까지 함유하고 있다. 또한, 기러기는 지방이 적어 골다공증, 고혈압, 중풍에 효과적이다. 다른 동물들에 비교해 사향 기러기는 불포화지방산(리놀레산), 아라키돈산 등의 필수지방산(비타민 F)의 함량이 높아 레시틴과 비타민 E가 풍부하게 들어 있어 유해산소를 없애주며, 항산화 성분이 콜레스테롤을 억제하고, 혈액순환이 잘 되게 하여 중금속을 해독하는 능력이 탁월하다.

두뇌활동과 성장발육을 위한 뇌세포에 좋은 DHA와 필수 아미노산 17종이 다량 함유되어 있어 성장하는 아이들에게 약이 되는 음식이다. 치매 예방을 하고 집중력과 기억력을 높여주고 간염, 간질, 지방간을 억제한다. 기러기는 노화를 방지하여 설사를 멎게 하고, 폐를 맑게 한다. 빈혈 예방과 눈의 시력회복에 좋으며, 심장을 튼튼하게 보하여 여러 가지 성인병에 도움을 주는 훌륭한 음식이다.

기러기 알을 섭취할 때는 하루에 1~2개가 적당하며, 완숙보다는 반숙이 좋다. 기러기 알은 남녀노소 누구에게나 좋은 식품이다. 다만 설사를 자주 한다든지, 속이 습하고 냉한 사람은 식후 30분 후에 먹는 것이 좋다. 기러기 알은 아연, 비타민 A, 철, 탄수화물, 지방, 단백질 등이 다양하게 함유되어 독이 없다.

　신약본초에는 유황 사향 기러기는 질병을 예방하여 산삼보다 약효가 뛰어나다고 적혀 있다. 평소 아이가 피곤해하고, 기운이 없고, 추위를 잘 타는 편이며, 성격이 예민해 사소한 일에도 화를 내는 편이다. 그래서 음양오행을 적용하여 천궁(8) + 계피(8) + 생강(5) + 인삼(8) + 백복령(8) + 황기(8) + 숙지한(8) + 감초(8) + 당귀(8) + 백작약(8) + 대추(5) + 백출(8) + 배와 1 : 0.5 사과 말린 것(16) + 유황 기러기는 4년 된 유황 기러기 두 마리와 함께 넣어 가마솥에 장작을 지펴 24시간 동안 끓여서 120봉지가 나왔다. 아침저녁으로 하루 두 번을 먹였더니 피곤이 사라지고 몸무게가 늘어났다. 면역력이 떨어지고 피로를 느낀다면 유황 기러기 1마리 + 대추(12) + 영지(20)를 넣고 다려 마시면 기력회복에 좋다.

　기러기와 삼백초의 궁합은 최고로 좋다. 일본에서는 삼백초를 이뇨제로 사용하며, 중국에서는 삼백초 전체를 해독제로 사용하고 있다. 삼백초는 비만인 사람이 먹으면 다이어트에 효과적이다. 변비와 소변에 어려움을 겪는 사람에게 한방에서 처방하고 있다. 울릉도에서는 삼백초를 약모밀이라고 부른다. 삼백초에 타닌성분은 독소를 배출하고, 해독하는 효능이 있어 나트륨의 원인으로 손발이 붓는 경우 부종을 겪게 되는 증상을 삼백초가 잡아준다. 양파에 들어 있는 쿼세틴은 혈관의 콜레스테롤을 배출하는 성분으로, 삼백초에도 폴리페놀과 쿼세틴 성분이 들어 있다. 삼백초는 피를 맑게 하는 폴라본과 타닌성분이 모세혈관을 강하게 해주기 때문에 혈관건강에 도움이 된다. 삼백초는 보습작용과 소염작용이 있어 피부문제 개선과 진정시켜 주는 효능이 있다. 쿠에르치트린 성분이 풍부하여 이뇨작용을 해주고, 장 운동을 원활하게 함으로써 고혈압, 당뇨병, 숙변, 변비에 도움을 주고 있다. 어느 방송에서 삼백초는 활성산소를 제거해주고, 세포가 노화되어 가는 것을 막아주는 항산화, 항암 효능이 있어 암을 극복했다는 사례자가 나온 적이 있다. 삼백초는 진시황이 불로초라 불릴 만큼 노화를 막아주고 항염, 항암 작용이 뛰어나다. 기러기의 풍부한 단백질과 칼슘은 면역력을 올려주고, 원기회복을 증강하는 효과가 있어서 삼백초와 기러기의 궁합은 최고이다.

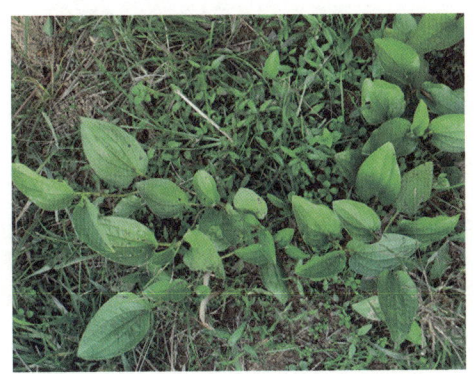

<삼백초>

(2) 복령

복령의 성질은 차지도 않고 덥지도 않아서 평하고 독이 없으며, 단맛이 난다. 조선시대 영조가 즐겨 먹었던 복령은 장수의 음식으로 알려져 있다. 복령은 주로 소나무를 벌채 후 약 3~4년이 지난 소나무 뿌리에서 기생하는 균체가 덩어리로 혹처럼 되어 형체는 일정하지 않다.

　소나무 뿌리를 감싸고 자란 것은 복신(茯神)이며, 내부가 적색인 것은 적봉령(赤茯苓)이고, 흰색은 백복령이라 한다. 백복령은 주로 심장, 위, 폐, 신장, 비장의 경락을 주관한다. 복령은 심신을 다스리는 데 사용하며, 주로 약용으로 쓰인다. 공 모양에 둥글고 무게는 50~10kg까지 다양하다. 복령작업은 벌목한 소나무 뿌리 주변에 꼬챙이로 여러 차례 쑤셔야 하는 버거움이 있어 쉬운 작업은 아니다.

　복령의 껍질은 까칠하고, 흑갈색이나 적색이며, 껍질이 터져 있는 경우가 많고, 신선한 냄새가 감돌면서 겉은 균열이 있어 손질하기가 쉽지가 않다. 참나무에 기생하며, 겨우살이가 자라듯이 백복령은 죽은 소나무 뿌리에서 기생하며 자란다. 살아있는 소나무 뿌리에서 자란 복신을 우량으로 귀하게 여긴다. 백복령 채취 후 손질하기 쉽게 하려면 물에 담근 다음 알맞게 잘라 말려서 사용하면 된다. 술을 담가서 약으로 먹을 때는 복령을 가득 넣지 말고 10분의 2만 술을 붓고 담가서 불면증 있는 사람이 잠자기 전에 마시면 좋다. 백복령은 신경질적이며, 예민한 위장질환과 소화기능 계통에 좋으며, 심신을 안정시켜 정신신경 계통을 안정시켜 주는 효능이 있어 불면증으로 인한 심한 스트레스로 잠을 못 자는 경우나 불면증으로 힘들어하는 사람이 먹으면 심신을 안정시켜 주기 때문에 좋은 약재이다.

　담을 삭혀주고 비장을 보호하게 되면 위장이 좋아지기 때문에 혈액

세포가 생성되어 림프기관 기능이 좋아지고, 면역력이 높아진다. 복령이 가지고 있는 균핵은 항암물질이 함유되어 있어 암세포의 증식도 억제한다.

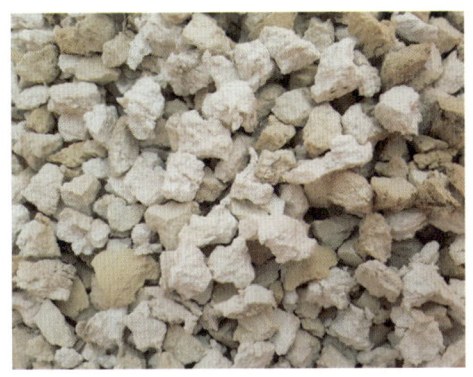

<부숴놓은 복령>

■ 치료적 이용

복령은 주로 전신에 소변 이상이 동반되어 부종이 있을 때 먹으면 좋다. 백복령은 우리 몸의 습기를 제거해주고, 수분조절을 원활하게 하며, 주로 부인병으로 방광염, 신장염, 요도염으로 인한 이뇨작용에 있어 붓기를 제거하는 효험이 있으며, 체내 수분을 높여주고 숙면장애로 인한 불면증에 효과적이다. 백복령은 차로 복용하면 좋다. 물 2L, 복령 20g을 넣고 끓이면 된다. 하루에 3번 마시면 좋다.

백복령 가루와 쌀가루를 넣고 나무주걱으로 저어준다. 대추를 곱게 채 썰어 죽에 넣어 잘 저어 소금으로 간을 맞추어 먹으면 불면증이나 노화에 좋고, 면역력이 떨어진 사람에게 원기회복을 위한 최고의 좋은 영양식이다. 백복령 가루를 내어 홍삼 및 생지황을 함께 넣어 경옥고를 만들어 먹게 되면 위장염, 허약체질, 췌장염, 우울증, 심장병, 불면증, 각종 부인병, 당뇨병, 두통, 고혈압, 건망증, 간 기능 회복에 좋고, 늘 피곤한 사람에게 좋다.

백복령과 적복령에는 차이가 있다. 적복령은 곰솔(海松) 뿌리에 기생하는 식물이고, 백복령은 적송(赤松) 뿌리에 기생하는 식물이다. 적복령은 진정작용과 소화기 작용에 도움을 주고, 부종으로 소변이 잘 나오지 않을 때 몸의 부종을 빼주고, 소변을 시원하게 나오게 하는 효능이 있다. 백복령은 기관지 천식, 가래를 삭이는 작용을 한다. 생명공학과 박성환 교수의 연구자료를 보면 복령 추출물의 생리활성에 관한 연구결과 복령에서 높은 에스트로겐 생리활성이 검증되어 갱년기 증상을 예방하고 개선하는 효과가 있어 복령을 복용하게 되면 호르몬이 증가되어 유방암 발생을 감소시킨다고 한다.

■ 부작용

백복령을 복용 중에는 자라, 인삼, 뽕나무와 함께 복용해서는 아니 되며, 몸이 차고 허약한 사람은 복용하지 않는 것이 좋다. 소음인 체질이나 땀을 많이 흘린 사람이나 오줌소태 증상, 탈수증상이 있는 경우 섭취하지 않는 것이 좋다.

(3) 키위(양다래)

다랫과에 속하는 키위(참다래, Kiwifruit)는 덩굴성 낙엽 과수이며,

원산지는 중국 양자강 연안이다. 19세기 아편전쟁 이후 봉건제국이었던 청나라는 멸망의 길로 들어서면서 중국 양쯔강에 서양인들이 살게 되었다. 서양인들을 넓은 정원 담장에 키위나무를 심어 그늘막으로 사용하고 먹지는 않았다. 그러다가 1910년경부터 서양인들은 뉴질랜드와 미국 캘리포니아 등 고향으로 돌아가게 되었다. 그 이후 중국에서 가져온 키위 씨앗을 뉴질랜드에 가져가 1920년도에 본격적으로 원예가들이 식용으로 활용하면서 키위를 심어 개량을 거듭하여 굵고 당도 높은 품종의 키위가 전 세계적으로 재배하게 되었고, 인기 있는 과일로 미국 캘리포니아, 뉴질랜드의 과일생산 1위를 차지하였다. 그리고 1978년경 우리나라에 들어오게 된 것이다. 처음에는 뉴질랜드 서양에서 들어 왔다 하여 '양다래'라고 부르다가 그 후 '참다래'로 불렀다. 우리나라 제주지역, 경남 사천, 전남 고흥, 보성, 장흥 등 따뜻한 남쪽지역에서 키위(참다래)를 재배하고 있다. 키위나무 크기는 8m 정도까지 자란다.

키위는 후숙과일로 숙성기간에 따라 당도와 맛이 달라 신맛, 단맛을 즐길 수 있다. 키위 종류는 그린키위, 레드키위, 골드키위가 있다. 뉴질랜드 원예학자 헤이워드 라이트가 키위 크기와 과육의 당도를 높여 6개월가량 저장할 수 있도록 단단한 품종을 개발한 것이 그린키위이다. 골드키위는 뉴질랜드 원예작물 호트연구소에서 개발한 황금색 품종으로 칼륨, 엽산, 칼슘, 인, 비타민 E, 비타민 C, 무기질 함량과 당도가 높다. 레드키위는 그린키위와 비슷하지만 레드키위를 절반으로 잘랐을 때 중심 부분이 붉은색이라 하여 레드키위라 부른다. 키위품종 중에서 레드키위는 당도가 18~20브릭스로 가장 높고, 엽산, 비타민, 무기질, 토코페롤, 비타민 등의 함량이 높지만 단점은 저장기간이 짧다.

　제주도 한라 골드키위는 2007년 국내에 농촌진흥청 원예특작과학원에서 개발하여 재배한 품종이다. 맛이 우수하고, 수확시기는 10월 하순에 출하되어 맛은 새콤달콤하고 과즙이 많다. 메가 그린키위는 2010년 그리스에서 제주도에 가져온 품종이다. 일반 키위에 비교해 크기가 약 1.4배 정도이고, 당도는 16브릭스이다.

　키위의 불용성 식이섬유는 대장의 노폐물을 배출시켜 몸속에 쌓인 독소를 제거하고, 변비를 개선해준다. 키위는 사과보다 식이섬유가 3배 높다. 그래서 비만인 사람에게 다이어트 식품으로 매일 2~3개를 먹게 하면 콜레스테롤을 낮추어주는 효과가 있어 혈관건강에 도움이 된다.

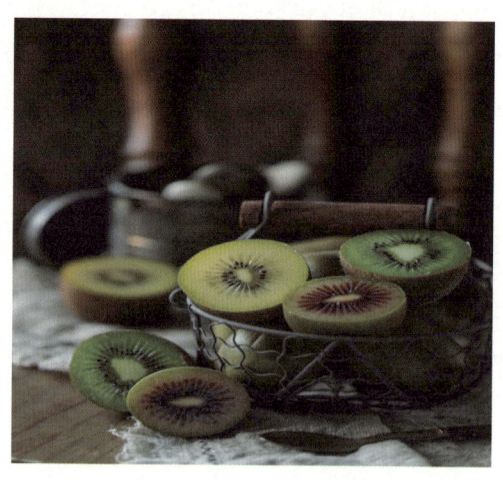

<골드키위, 레드키위, 그린키위>

■ 치료적 이용

키위는 맛은 달고 성질은 차다. 열매는 갈증을 없애주고, 요로결석에 좋으며, 면역력에 좋다. 뿌리는 청열해독 작용을 하고, 덩굴은 소화불량에 효험이 있으며, 잎은 지혈작용을 한다. 돼지고기를 먹은 후 소화제로 키위주스 한 잔을 마시게 되면 지방과 콜레스테롤을 분해하고, 키위의 불용성 식이섬유는 변비를 개선시켜 주고, 대장에 쌓인 노폐물과 독소를 잘 배출하도록 도와준다. 변비나 대장 문제로 기미, 주근깨, 잡티, 검버섯 생성을 막아주어 피부를 깨끗하게 정화해주는 성분이 함유하고 있어, 자주 마시게 되면 탄력 있고, 건강한 피부를 유지시켜 준다.

키위를 반으로 잘라서 수저로 긁어먹게 되면 가용성 식이섬유가 키위의 과육보다 껍질 부위에 펙틴성분이 더 많아서 될 수 있으면 키위 껍질에 파란 부위를 수저로 긁어먹으면 좋다. 돼지고기 요리를 할 때는 키위 절반을 으깨어 넣으면 고기의 육질이 부드럽다. 키위에 가득 찬 단백질 분해성분 액티니딘이 풍부하여 육류를 먹은 후에 키위를 섭취하면 소화가 잘 될 뿐만 아니라, 키위에 풍부하게 들어 있는 엽산과 글루탐산이 풍부해 어린아이와 청소년 성장발육에도 좋다.

엽산은 임신하기 전 필수 영양소로 기형아 발생률을 낮추기 위해 산부인과에서 기형아 예방을 위해 엽산이 많은 키위를 권장하고 있다. 수용성 식이섬유 펙틴은 유선암, 간염, 고혈압, 당뇨병 환자에게 좋은 식품이다. 키위에 열량이 100g당 54kcal로 낮지만 철분, 칼슘, 무기질이 풍부하여 하루에 2~3개만 먹게 되면 하루 양의 비타민 C를 충족시킨다. 비타민 C가 풍부하여 잼이나 주스, 샐러드 등 다양한 방법으로 먹을 수 있다. 키위는 좋은 영양소가 골고루 들어 있지만 나트륨이 적어 빈혈 예방에 좋다. 최근 노르웨이 오슬로대학 연구결과를 보면 아시마 두 타로야 오슬로대학 교수는 "키위는 혈전용해를 돕는 효소를 가지고 있다"라며 키위가 심장병 예방과 다이어트, 관절에 효과가 있다는 연구결과를 발표하였다. (연구결과 인용) 키위의 캐르세틴 성분은 암을 억제하고, 세포 손상을 예방하는 데 효과적이다.

■ 부작용

키위는 찬 성질이기 때문에 과다하게 먹게 되면 설사를 하게 되고, 산성이 있어 위가 좋지 않은 사람은 공복 시에 복용하지 않는 것 좋다.

(4) 실론 시나몬 계피와 육계나무 카시아 계피의 차이

계피의 원산지는 중국, 베트남, 브라질, 인도, 스리랑카, 마다가스카르, 자메이카 등 열대지방에서 자란다. 계피는 녹나무에 속한다. 중국에서는 카시아 계피나무를 육계나무(Cinmamomum cassia)라 부르고, 베트남에서는 로우레이로이 녹나무라 부르며, 스리랑카에서는 실론 계피나무(Cinnamomum verum)를 시나몬이라 부른다. 중국의 약학서적에 신농본초경(神農本草経) 서적에도 기록되어 있다. 참고로 국산 계피는 없다. 계피는 열대지방에서만 자란다고 보면 된다.

기원전 400년경부터 이집트에서는 미라에 방부제로 사용하였다는 기록도 있으며, 계피는 세계에서 가장 오래된 향신료이기도 하다. 허준의 동의보감에 계피의 성질은 따뜻하고, 막힌 혈맥을 통하게 하고, 맵고 달다. 손발이 차고, 소화가 안 되는 체질에는 보약이 따로 없다. 본초강목에서 계피는 남자에 양기가 부족하고, 여자에게 아랫배에 음이 많을 때 몸에 찬 냉기를 몰아내어 혈맥을 통하게 해주기 때문에 한의원에서 십전대보탕에 계피를 넣어 처방하고 있다.

　돼지고깃집에서 식사 후 수정과를 후식으로 주는 이유는 돼지고기는 찬 성질이고, 생강과 계피는 따뜻한 성질이기 때문에 수정과와 돼지고기는 궁합이 잘 맞아 몸이 찬 사람이 마시면 중화를 시켜주기 때문에 좋다. 계피는 몸의 혈액순환을 돕기 때문에 손발이 차가운 사람이 먹게 되면 면역력을 높이는 데 도움이 된다. 계피나무는 음력 3~4월에 꽃이 피고, 음력 10월경에 껍질을 벗겨 음지에 말려서 법제하여 사용하면 된다. 계피는 만성질환으로 신경통뿐만 아니라 풍(風)으로 인한 사지마비를 그치게 한다.

　얼마 전 베트남 다낭에 갔을 때 가이드가 계피를 파는 곳을 안내했다. 평소 계피에 대한 관심이 많고 즐겨 먹던 계피와는 전혀 다른 맛이었다. 슈퍼에 가면 통계피가 3천 원 정도 하기 때문에 가격은 비교적 착한 가격이다. 그러나 맛은 독하고 달지가 않다. 다낭에서 아이들 등만큼 넓적한 계피를 보여주면서 계피가 100년 이상 오래되면 달고 독이 없다고 하여 맛을 보았더니 달고 순한 맛이었다. 너무도 신기한 것이다. 한국에서 먹는 것과 전혀 달랐고, 대체의학을 전공한 나는 눈이 동그래졌다. 그리고는 계피에 대해 한의학 서적들과 논문을 찾아보니 강황과 울금이 같은 커큐민이 아닌 성분과 성질에 차이가 있듯이 계피도 카시아 계피와 실론 계피가 화학적 성질인 쿠마린 함량이 다르다는 걸 찾아내었다.

실론계피(Ceylon cinnamon) 시나몬은 남부지역 인도네시아, 스리랑카가 원산지이며, 실론계피는 인도의 아유르베타 의학에서 부인과 질환, 호흡기 질환, 소화기 계통에 주로 약재로 사용하고 있다. 실론계피와 카시아 계피의 쿠마린 함량을 비교해보면 실론계피의 쿠마린 함량이 0.0004%인 그것에 비교해 카시아 계피의 쿠마린 함량은 1% 함량으로 카시아 계피가 쿠마린 성분이 250배가량 높은 것으로 나타났다. 쿠마린 성분이 높은 카시아 계피가 독성이 강해 장기간 복용하게 되면 간, 폐, 신장을 손상시켜 위험하다는 것이다. 카시아 계피와 비교하면 실론계피는 더 안전하다. 그러나 카시아 계피와 실론계피 모두 쿠마린 성분이 독성이 강하기 때문에 장기간 복용해서는 안 된다.

실론계피는 부드럽고, 단맛이 강하고, 색상은 더 연하고, 속이 꽉 차 있어 진짜 계피라 부른다. 하지만 중국 계피인 카시아 계피는 쓴맛이 강하고, 속은 비어 있으며, 얇고 색은 진한 갈색이면서 카시아 계피 길이가 30cm에 6개 정도 들어 있는 한 묶음에 3천 원 저렴하다. 그러나 실론계피는 흔하지 않아서 국내에서 구매하기 어렵다. 실론계피 가격은 500g 정도에 7만 원 정도 하고 있다. 정향, 후추, 계피는 3대 향신료에 속한다. 카시아 계피는 일반적으로 향신료로 사용하고 있어 식사 후 후식으로 나오는 것이 계피차다. 그러나 실론계피와 카시아 계피를 맛으로 구별하고자 할 때는 단맛과 쓴맛으로 구별하면 되며, 실론과 카시아를 분말로 구별하기는 어렵다. 카시아 계피는 베트남산 카시아 계피가 품질이 우수하다.

유럽 식품안정청(EFSF)에서 쿠마린은 간 독성식품 화학물질로 발암성을 가진 유전 독성 메커니즘이 발견되면서 2004년 쿠마린의 하루 섭취량을 0.1mg으로 제한을 발표한 바 있다.

◉ 육계나무 카시아 계피는 얇고 껍질째 먹는다.

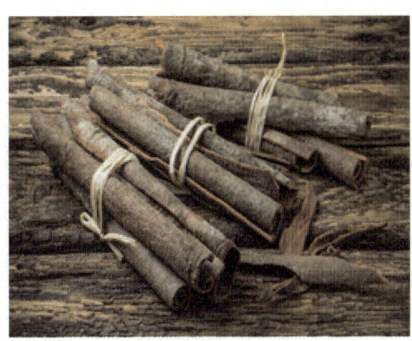

<육계나무 카시아 계피>

◉ 실론, 시나몬 계피는 껍질이 손질되어 두껍고 넓다.

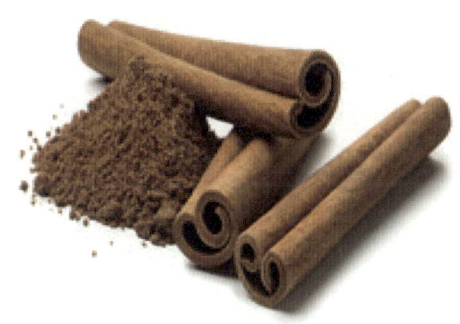

<실론(시나몬) 계피>

■ 치료적 이용

　카시아 계피와 실론계피는 잎과 껍질을 말려서 방향제로 사용할 뿐만 아니라, 벌레와 모기 퇴치제로 사용하고 있다. 수정과를 하기 위하여 카시아 계피를 물에 끓이면 독한 향과 끓인 물에 이물질 찌꺼기가 떠 있는 것을 볼 수 있다. 계피는 1시간 이상 끓여야 하며, 찌꺼기는 중금속에 노출하지 않으려면 국자로 떠서 버려야 한다. 그러나 실론계피를 끓이면 맑고 투명하여 계피향이 은은하고, 찌꺼기가 보이지 않는 것이 특징이다. 계피로 수정과를 만들 때 수정과를 펄펄 끓인 후 흔히 설탕을 넣는다. 설탕보다는 꿀을 넣게 되면 피로해소에 좋고, 감기 기운이 있을 때 기침을 멎게 하고, 꾸준히 복용하게 되면 항암효과에 좋으며, 식전에 마시게 되면 소화장애가 개선이 되고, 피부에 탄력이 생겨 노화방지를 개선시켜 주어 계피를 자주 먹게 되면 면역력 강화와 혈관을 개선해 콜레스테롤을 낮추어주어 심장병 예방에 좋으며, 인도의 아유르베다 의학과 일본 연구에 의하면 소화, 호흡, 신장, 부인과 질환에 좋다고 한다. 하루에 한 번 꾸준히 마시게 되면 관절염의 염증을 잡아주어 혈관건강에 좋다.

　계피를 먹을 때는 꼭 법제해서 먹는 것을 잊지 말아야 하고, 생계피로 먹지 말아야 하며, 꼭 수정과나 차로 끓여서 마셔야 한다. 독성이 강한 카시아 계피의 쿠마린 성분인 발암성 물질은 간, 신장, 폐를 손상할 수 있다. 카시아 계피차를 만들 때는 코르크 껍질을 벗겨서 사용하면 코르크에 쓴맛이 감소된다.

　실론계피차는 추위를 잘 타는 허약체질이 먹게 되면 땀이 나오게 하여 냉증을 개선해주고, 혈액순환에 도움이 되고, 치매 예방과 불면증을 앓고 있는 사람이 계피차를 꾸준히 마시게 되면 계피향이 심신과 중추신경을 편안하게 안정시켜 숙면효과에 도움을 줌으로써 불면증과 대사증후군에 효과가 있다.

미국 화학소사이어티와 미국 당뇨병협회에 발표된 〈계피가 당뇨병 환자의 포도당과 지방질을 개선한다〉 논문결과는 다음과 같다.

① 계피 섭취 후 효과 포도당 수치 18~29% 감소
② 계피 섭취 후 효과 중성지방(트리글리세라이드) 23~30% 감소
③ 계피 섭취 후 효과 콜레스테롤 수준 13~26% 감소
④ 계피 섭취 후 효과 LDL(나쁜 콜레스테롤) 10~24% 감소

- **부작용**

카시아 계피의 성질이 혈액순환을 시키므로 열감이 있으면 설사와 복통을 일으킬 수 있고, 카시아 계피를 장기간 복용하게 되면 쿠마린 성분에 독성이 있어 간, 폐, 신장을 손상하므로 주의해야 한다.

(5) 명태(황태)

명태의 유래를 보면 조선 초기 19세기 벼슬을 지낸 함경도 명천군에 부임한 임하필 군수는 명천(明川)에서 태(太) 성을 가진 어부가 이름 없는 물고기를 진수성찬으로 차려놓아 너무 맛있어 어부에게 "이 물고기 이름이 뭐냐?"라고 묻자 모른다고 하였다. 명천 군수는 명천군

이라 하여 밝을 명(明)을 썼고, 어부의 성씨가 태(太) 씨라 하여 클 태(太) 자를 써서 명태라고 지었다는 설이 있다. 비타민 B가 많이 함유되어 있어 명태를 자주 먹게 되면 눈이 밝아진다.

명태는 무명(無名)의 바닷물고기로 귀신이 좋아한다고 하여 미신 때문에 명태를 먹지도 않았고 잡지도 않았다. 그러다가 명태라고 이름이 붙여진 후부터 먹게 되었다. 조선 후기부터 어업이 발달되면서 명태라는 이름으로 부르기 시작한 것이다. 명태가 건어물 상회에 있으면 황태포이고, 냉동되어 있으면 동태이다. 명태 어린 것을 노가리, 망태라 부르고, 명태가 크고 작고, 냉동인지 건조인지 생태인지에 따라 북어, 대구, 명태, 코다리, 깡태, 춘태, 조태, 동태, 맹태, 노가리, 꺽태, 황태 등 여러 가지 이름으로 다양하게 부르고 있다. 겨울에 잡으면 동태, 봄에 잡으면 춘태, 가을에 잡으면 추태, 그물망에 잡으면 망태, 얼리면 동태, 말리면 북어 등 명태는 참으로 많은 이름을 가진 바다의 물고기이다.

명태는 경상북도 동해안과 함경남도, 일본 북해도, 러시아 연안에서 가장 많이 잡힌다. 수명은 8년생이며, 몸길이는 40~60cm가량 된다. 겨울철에 알을 낳는 산란기에 주로 잡힌다. 명태는 1년 중에 11~2월까지 3개월만 어업을 할 수 있다. 수심 150m 아래에서 암놈은 하층 바다에서 살고, 수놈은 중층 바다에서 산다. 수놈과 암수는 서로 나누어 무리 지어 다닌다. 감각류 어류를 섭식하고, 냉수성 어류로 무리 지어 몰려다니며 서식한다.

명태알을 젓갈로 담그면 명란젓이라 부른다. 과거에는 흔한 생선이었지만 온난화 현상으로 난류 영향에 의해 해수 온도가 상승함에 따라 우리나라 동해안 해안에서 좀처럼 잡히지 않고 있다. 그러다 보니 러시아산 명태들이 자리매김을 하는 추세이다. 러시아산 명태가 어느 지역의 덕장에서 건조하냐에 따라 국산과 외산으로 나누어진다. 우리나라에 강원도 인제군 북면 용대리 황태 덕장과 강원도 평창군 대관령면 대관령 황태 덕장은 유명하다. 가끔 TV에서 보면 황태를 건조시킨 모습이 그림 같고 너무 아름답고 정교하다.

겨울철에 밤에는 영하 10℃ 이하로 기온이 뚝 떨어져 얼었다가 낮엔 따스한 햇볕에 녹기를 반복하면서 명태를 청정한 봄바람과 매서운 눈보라를 맞아가며 3~4개월 동안 반복하여 잘 건조시키면 속이 노란 황금색을 띤 황태가 완성된다.

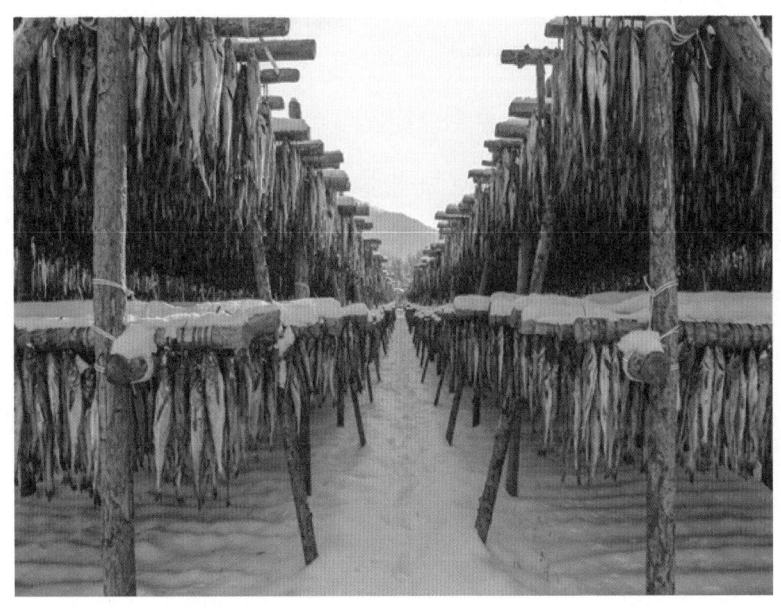

<황태 덕장>

■ 치료적 이용

우리 몸의 노화를 막는 물고기이며, 콜라겐이 가장 많이 들어 있는 명태는 하나도 버릴 게 없다. 우리 몸은 단백질 30%, 피부 진피층이 75%로 혈관이 콜라겐으로 구성되어 있다고 보면 된다. 우린 평소에 동물성 콜라겐을 보충하기 위해 기름기가 많은 돼지족발이나 닭발을 먹고 나서 소화흡수가 잘 안 되어 배탈이나 설사가 나는 경우가 있다. 동물성 콜라겐의 경우 질기고, 고분자 물질의 콜라겐이라 흡수하는 데 시간이 걸린다. 동물성 콜라겐과 어류 콜라겐의 차이점은 동물성 콜라겐은 흡수율이 2%이고, 어류 콜라겐은 분자량이 적어서 소화와 흡수가 잘 되어 흡수율이 84%라고 한다. 동물 콜라겐은 소화와 흡수가 안 되어 거의 몸 밖으로 배출이 안 되지만 어류 콜라겐은 대부분 소화흡수가 이루어진다.

스트레스를 받으면 생성되는 호르몬이 반응을 일으켜 코르티솔, 아드레날린이 생기게 되어 몸의 면역기능을 떨어뜨리고, 얼굴은 즉시 반응을 하여 피부 이상과 뾰두라지 등이 생긴다. 스트레스를 받게 되면 활성산소가 모여 콜라겐 단백질을 산화시켜 여러 가지 기능이 저하되어 노화로 인해 늙게 만든다. 면역력을 떨어뜨려 소화능력 저하뿐만 아니라 암, 뇌출혈 등 무서운 질병 등을 일으킨다. 피부노화를 막는 콜라겐은 생선살보다 특히 생선 껍질에 많이 들어 있어 일주일에 3~4번 정도 먹게 되면 인지기능이 향상된다는 연구들이 있다.

육류 콜라겐을 많이 먹게 되면 지방과 콜레스테롤이 분해가 되지 않아 살만 찐다고 보면 된다. 우리 몸에 콜라겐을 만들어주기 위해 콜라겐을 잘 흡수하게 하려면, 비타민 A와 비타민 C 그리고 황, 항산화제를 복용해줘야 한다. 어떤 논문에서는 콜라겐을 먹는다고 해서 반드시 콜라겐이 생성되는 되는 일은 없다고 한다. 비타민 A, 비타민 C와 항산화제를 함께 복용하면 콜라겐 생성에 효과가 크다는 연구가 있다. 콜라겐을 먹을 땐 비타민 A, 비타민 C, 항산화제는 필수라는 것을 잊지 말아야 한다. 그에 반면 생선 대구, 아귀, 명태 껍질의 어류에 천연 콜라겐이 많이 들어 있다. 홍어의 콜라겐 덩어리를 이용한 홍어묵에는 젤라틴 성분이 풍부해 골다공증을 앓고 있는 사람이 먹으면 호전되는 것을 볼 수 있다. 전어를 굽는 향이 집 나간 며느리도 냄새를 맡고 돌아오게 한다는 설이 있다. 그만큼 전어의 고소한 향은 콜라겐이 분해되면서 나오는 냄새이다. 콜라겐은 갱년기가 시작되면서 노화로 인하여 관절염이 약해지고, 골다공증이 생기면서 관절에 부종이 생겨 염증과 통증이 생기게 되는데, 이는 몸속의 콜라겐이 빠져나가면서 생기는 증상이다. 혈관을 정상으로 다시 복구하려면 신진대사가 원활하게 영양공급이 잘 이루어지면 면역력이 올라간다.

손발톱이 부서지고, 발뒤꿈치가 갈라져 각질로 인하여 스타킹을 신자마자 올이 나가는 경우가 있다. 실질적으로 굳은 각질을 벗겨내야 하는 무서운 상황은 황태를 이용한 껍질요리와 전골을 주기적으로 먹어주면 해결된다. 생선의 천연 콜라겐으로 흔적도 없이 각질이 사라져 부드럽고 뽀송뽀송한 예쁜 발로 변신한다.

술을 마신 뒤 간의 해독을 풀어주기 흔히 북어국이나 명태 해장국을 끓여 먹게 되는데, 이는 명태에 들어 있는 글루타티온(Glutathione)

성분이 강력한 항산화 작용을 해 숙취해소와 중금속 등의 해독작용을 한다. 명태의 풍부한 타우린 성분은 간을 좋게 하고, 글루타티온은 눈의 시력과 백내장 질환을 예방하여 눈의 노화를 막아주는 좋은 역할을 한다.

2015년 12월 31일 한국 식품영양과학회에서 대구 가톨릭대학교 식품공학 전공의 양수진, 홍주헌 교수가 연구한 〈명태 껍질 유래 콜라겐의 분자량에 따른 이화학적 특성 및 생리활성〉 논문을 보면 어류 부산물인 명태 껍질에서 콜라겐을 추출하기 위하여 0.1N NaOH로 알칼리 처리 후 Pepsin으로 효소 처리하였고, 저분자화를 위해 Neutrase를 이용하여 분자량별로 콜라겐을 제조하였다.

콜라겐은 1kDa 이하, 1~3kDa, 3~10kDa 및 10kDa 이상으로 분자량별로 분리하여 이화학적 특성 및 생리활성을 조사하였다. 광노화에 의한 피부주름 개선효과는 HS68 cell을 이용하여 MMP-1 저해활성을 측정하였고, 그 결과 10kDa 이상에서는 MMP-1 저해활성이 나타나지 않았으나 3kDa 이하에서는 MMP-1 저해활성이 나타나 세포보호 효과가 있음을 확인하였다. 콜라겐의 분자량은 항산화 활성 및 생리활성과 유의적인 상관관계를 나타내어 저분자 콜라겐은 기능성 식품과 화장품 소재로 활용되고 있다. 최근 들어 어류 콜라겐은 피부노화의 항산화 활성 및 생리활성으로 바르는 콜라겐 화장품이 있고, 먹는 피쉬 콜라겐 등으로 활용되고 있다.

명태(황태)는 미네랄과 단백질이 풍부하고, 칼슘은 고등어보다 4배나 높아 저지방 식품으로 남녀노소 관계 없이 즐겨 먹을 수 있는 음식이다. 민간요법에서 뱀에 물린 사람이 사경을 헤매고 있을 때 명태(황태, 북어)를 고아서 마시게 되면 해독작용으로 독이 풀린다고 한다. 연탄가스나 지네에 물렸을 때도 명태를 서너 시간 푹 고아서 먹게 되면 해독작용으로 독이 빠진다고 한다. 알아두면 위급한 상황에 지혜롭게 대처할 수 있을 것이다.

필자는 피곤할 때면 매콤한 황태찜과 황태 계란탕을 즐겨 먹는다. 조리법은 먼저 황태를 먹기 좋게 2등분하여 10분 정도 물에 담가둔다. 소스는 다시맛가루 3분의 1수저, 생강가루 3분의 1수저, 고춧가루 5수저, 고추장 2수저, 녹말가루 2수저, 물 2컵 반, 청주 1수저, 간장 2수저, 소금 약간, 참기름 1수저, 다진마늘 1수저, 매실효소 1수저, 청양고추 2개, 홍고추 2개, 깨소금 1수저, 설탕 2수저를 넣고 잘 저어준다. 불린 황태를 밑간한 다음, 냄비에 담고 밑간을 부어주고 약한 불로 끓인다. 90% 끓인 후 미나리와 대파, 양파를 넣고 마무리하면 맛있는 황태찜이 완성된다.

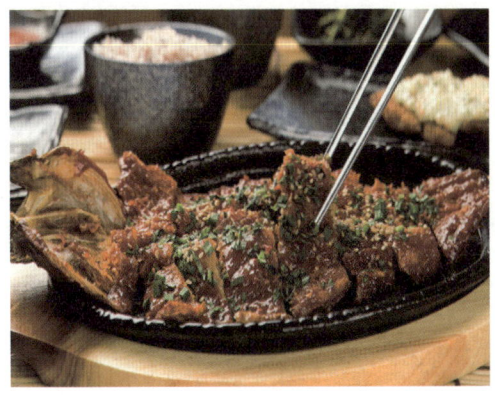

<매콤한 황태찜>

황태포 한 주먹을 가위로 잘게 썰어 물에 5분 정도 불린 다음, 가스레인지 불에 끓여 새우젓으로 간을 맞추고, 홍고추 하나를 잘게 썰어 넣고, 유황 기러기 알을 저어 체에 걸러서 국물에 넣고 저어주면 끝이다. 시원하고 개운한 맛이 일품이다.

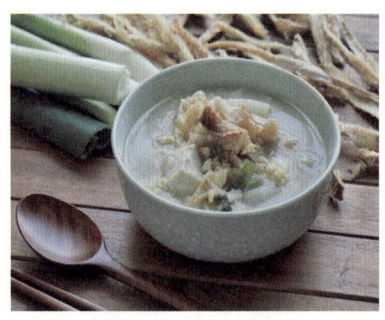

<숙취해소에 좋은 황태포와 유황 기러기 알 해장국>

명태는 관절통증과 노화의 주름을 잡아주는 콜라겐이 풍부하여 음식으로 즐겨 먹는다. 항산화제는 산화를 억제한다는 의미이다. 한의학에서 동물의 단백질이나 콜라겐을 인체에서 흡수시키기 위해 보완, 대체요법으로 약초와 식물을 지혜롭게 활용한다. 햇볕에 노출되어 자란 대표적인 식물인 아로니아, 블루베리, 블랙커런트, 아사이베리, 열매씨앗 아몬드, 채소 등에는 각종 미네랄과 비타민, 항산화제가 들어 있어 콜라겐과 함께 복용하게 되면 세포노화로 세포가 산화되는 것을 막아주는 데 중요한 역할을 한다.

골다공증 증상에 어류 콜라겐을 복용하게 되면 통증완화에 도움이 된다. 발의 각질과 시력 등이 눈에 띄게 회복되어 건강 염려증을 극복할 수 있다. 나이보다 젊게 살려면 큰 노력이 필요하다.

■ 부작용

명태(황태)의 성질은 짜고 따뜻하여 손발이 차가운 사람에게 좋으며, 허와 중풍을 다스리고, 사상의학에서 소양인 체질은 자주 먹으면 안 된다고 기록되어 있다.

■ 요리할 때 주의할 점

명태는 열에 쉽게 부서져 요리할 때는 명태를 처음부터 넣고 끓이지 말고, 절반쯤 끓을 때 넣어서 자주 뒤집으면 부서지니 익힐 때까지 손대지 말아야 한다.

(6) 머위

머위는 여러해살이풀로 국화과에 속하며, 봄에 꽃이 핀다고 하여 관동화(款冬花)라 부른다. 머위는 거담, 건위, 해열, 진해, 편도선염이나 인후염으로 아팠을 때 약재로 사용하였다. 머위의 명칭은 머위, 머우, 머굿대 등 지역마다 조금씩 다르다. 우리나라에서는 한자어로 머위를 사두초(蛇頭草) 또는 봉두채(蜂斗菜)라고 쓴다. 북반구 온대지역에서 자생하며, 중국과 일본, 한국에 분포되어 있어 다년생 식물로 대나무 옆이나 활엽수 밑 야산에 산자락, 밭둑, 계곡의 다습한 곳에서 옹기종기 모여 무리 지어 자란다. 머위는 겨우내 엄동설한(嚴冬雪寒)의 눈보라를 이겨내고 입춘이 지나 음력 1월 말쯤이면 새싹이 돋는다.

머위의 어린 새싹 순은 보약과 같다. 섬유질, 무기질, 비타민이 풍부해 봄에 입맛이 없을 때 머위 나물을 먹게 되면 머위에 쓴맛이 식감을 돌게 한다. 봄철에 기운이 없고 나른할 때 섭취하면 면역력이 올라가 혈액순환이 잘 되어 피곤함을 느끼지 않는다.

머위 잎과 뿌리는 수분 함량이 96%가 들어 있어 수분 섭취에 좋을 뿐만 아니라, 알칼리성 식품이라 뼈에 좋아 골다공증 예방에도 좋고, 통증완화에도 좋으며 칼슘이 많다. 또한 비타민 A가 풍부하여 쇠약해진 노인과 어린이가 먹으면 보약이 따로 없다. 콜레스테롤을 정상적으로 유지시켜 줌으로써 고혈압이 있는 사람이 먹으면 혈압을 낮추어주고, 동맥경화와 뇌출혈, 심혈관 질환을 예방할 수 있고, 항산화 작용이 뛰어나 항암효과가 있어 질병 예방에 도움이 된다. 머위 잎이나 머윗대를 오래 보관하려면 삶아서 물을 담아서 냉동하면 오래 두고 먹을 수 있다.

잎이 피고 꽃대가 올라오는데, 머위의 암컷과 수컷을 구별하는 방법은 암컷은 아이보리색이고, 수컷은 노란색에 가깝다. 땅속으로 뿌리의 줄기로 번식하여 잎이 나온다. 머위는 번식이 뛰어나 굳이 재배할 필요는 없다. 시골 모퉁이에 몇 개만 뿌리를 옮겨놓으면 특별하게 관리를 하지 않아도 2년쯤 지나면 머위 잎이 무성하게 무리를 지어 머위밭이 된다. 누구나 쉽게 초보자도 키울 수 있다. 머윗대를 베고 한 달 정도 지나면 또 자라고 그럼 또 베고, 1년에 최소한 6번 정도 수확할 수 있다. 머위 뿌리를 15~20cm 정도 크기에 30cm 정도 간격을 두고 3~4월쯤에 옮겨 심으면 잘 자란다.

머위 잎을 삶아 물에 5~6번 정도 씻어낸 다음 다시 물에다 3~4시간 우린 후 무치면 쓴맛이 사라진다. 머위나물, 머위된장국, 머윗대 새우볶음, 머위쌈장, 머위장아찌, 머위밥을 만들어 먹을 수 있다. 집에 심어둔 머위 잎을 봄부터 여름, 가을까지 머위의 향과 맛이 좋아서 나물과 살짝 데쳐 쌈으로 주기적으로 먹고 있다. 머위 잎은 도로나 하천가에서 채취하게 되면 농약이나 환경오염 등으로 중금속에 노출되어 뇌경색이나 뇌출혈에 위험할 수 있어 아무 데서나 함부로 채취하고 섭취해서는 아니 된다.

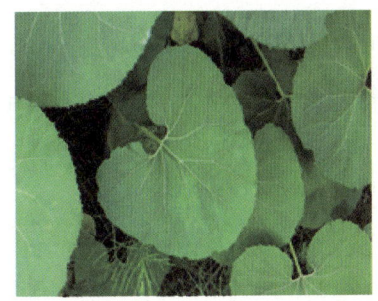

<머위 잎>

■ 치료적 이용

민간요법에서는 천식이 심할 때 머위를 달여 마신다. 기침을 멎게 하고, 특히 위염이 있는 사람이 먹으면 염증을 가라앉히고, 몸속에 독을 풀어주어 심신을 안정시키고, 소변을 잘 나오게 하며 뇌종양, 자궁암, 간암, 위암, 직장암, 폐암 등 여러 가지 암을 억제하는 효과가 있다.

머위를 먹을 땐 될 수 있으면 머위 잎이 손바닥보다 큰 잎은 피하자. 머위 잎이 크면 질겨서 먹기가 곤란해 손바닥 크기가 연하고 식감도 좋아 데쳐서 쌈으로 먹으면 적당하다. 머위나물, 쌈, 국, 밥 등 여러 가지 요리법으로 먹게 되면 정상세포는 보호하고, 기형세포와 비정상세포, 염증세포, 암세포만 골라서 파괴하여 염증세포는 스스로 죽게 만든다. 용종이나 염증은 1차 세포이고, 기형세포는 2차, 3차이며, 4차는 암이다.

식이섬유가 가득한 머위는 베타카로인, 나트륨, 철분, 칼슘, 인, 칼륨, 아연, 나이아신 등 다양한 영양성분이 들어 있다. 특히 머위는 비타민 A, 비타민 B1, 비타민 B2, 비타민 B6, 비타민 C, 비타민 E 등 여러 가지를 함유하고 있어 암, 뇌졸중과 같은 고질병 환자에게는 좋은 약이 되는 음식이다.

머위는 염증을 삭이는 효능이 있다. 신진대사를 원활하게 해주어 혈관이 건강해지고, 콜레스테롤이 낮아지며, 정상혈압을 유지하게 되면 자연스럽게 면역력은 올라가게 된다. 머위는 암세포를 억제하는 효과가 높다. 머위는 청혈제 작용과 해독작용에 강하고, 어혈을 풀어주고, 혈액순환을 원활하게 해준다. 머위는 당뇨병과 고혈압에 좋고, 숙취해소에도 좋다. 폐결핵을 앓고 있는 사람이 머위를 12시간 이상 달여 먹으면 효과를 볼 수 있다.

치매는 알츠하이머 80%, 뇌혈관성 치매 15%, 상세치매 5%로 분류된다고 한다. 머위에는 신경세포를 보호하고, 극미립자 향기성분은 치매를 예방하고, 기억력을 좋게 하여, 뇌 혈류 장벽을 뚫고 들어가 뇌의 노폐물 찌꺼기를 내보내 기억력을 좋게 한다. 치매는 '타우'라는 단백질이 망가지면 알츠하이머 치매가 나타난다. 머위에 들어 있는 독성 단백질을 분해하는 '베타 아밀로우드'와 '타우'가 치매를 치료하고 예방한다. 이 좋은 머위는 야산에 널려 있어 조금만 신경을 쓰게 되면 쉽게 구할 수 있다. 조선대학교 조배식 박사의 2005년 식품의약과 박사학위 논문〈머위의 항산화 효능 및 항균작용에 관한 연구〉의 분석 결과는 다음과 같다.

① 머위에는 조단백질과 조지방의 함량이 줄기보다 잎에 2.6배 많았다.
② 유리당 또한 잎이 줄기보다 월등하게 많았다.
③ 비필수 아미노산과 필수 아미노산 함량이 잎이 줄기보다 3배 높았다.
④ 잎과 줄기에서 불포화지방산이 포화지방산보다 약 3배 이상 함유되어 있다.
⑤ 머위 잎에는 비타민 C와 비타민 E가 함유되어 있고, 머윗대에는 비타민 A가 많았다.
⑥ 잎이 줄기보다 유기산이 많이 함유되어 있다.
⑦ 잎과 줄기에서 무기질인이 마그네슘, 칼륨, 칼슘 순으로 검출되었다.
⑧ 오미자, 참깨, 들깨, 겨자, 칡, 해초류, 감초와 비교하면 머위가 천연 항산화제가 높게 함유되어 있다.

⑨ 머위는 알코올로 인해 손상된 간을 해독시켜 회복시킬 수 있는 생리활성 물질이 많았다.

머위는 잎과 꽃, 뿌리, 대까지 버릴 것이 하나도 없다. 민간요법으로 머위는 다양한 약재로 쓰이고 있다. 특히 연구논문을 보면 머위 잎에 효능이 훨씬 더 많다는 것을 알 수 있다.

■ 머윗대 나물 조리방법

이러한 머위는 폴리페놀(Polyphenol)류가 많이 들어 있다. 머위 껍질을 벗기고 시간이 지나면 공기 중에 산화되어 폴리페놀옥시다아제(Polyphenoloxidase)에 의해 색깔이 갈변하기 때문에 가능한 한 빨리 삶아서 물에 담그면 떫은 맛이 사라진다. 머윗대에 소금을 넣고 데쳐 찬물에 씻은 다음 벗겨서 찬물에 2~3시간 정도 담갔다가 4~5cm 정도 크기로 잘라 들깻가루와 올리브유, 새우젓국, 다시맛가루, 생강가루, 다진마늘, 약간의 물을 넣고 섞어서 프라이팬에 익혀서 깨소금만 뿌려서 그릇에 담으면 완성이 된다.

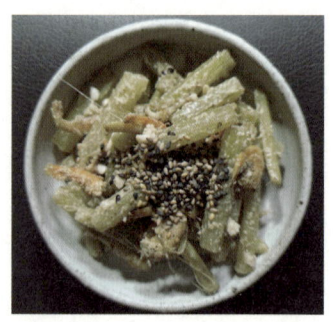

<머위나물>

■ 부작용

머위 뿌리와 줄기에 많이 들어 있는 알칼로이드(PA)는 너무 많이 복용하게 되면 간이 손상될 수 있고, 알레르기가 있는 사람은 주의해서 복용해야 한다.

(7) 비트(혈관 청소)

비트는 16세기경 독일에서 재배하기 시작하여 후에 프랑스의 나폴레옹이 재배를 장려하였다. 현재 비트의 주요 생산국은 영국, 루마니아, 폴란드, 터키, 미국, 프랑스, 소련 등이다. 비트의 주 재배지는 이탈리아의 시칠리아섬이며, 원산지는 아프리카 북부지방이다. 비트는 서늘한 온대지방에서 왕성하게 잘 자란다. 명아줏과에 속하는 비트 잎은 적근대와 비슷하고, 강화 순무와 유사하여 잎, 뿌리, 줄기 모두 활용도가 높다. 빨간색 비트, 노란색 비트, 줄무늬 비트 등 다양한 종류의 비트가 있다. 농수산물시장에서 가장 많이 유통되는 빨간색 비트는 단맛이 풍부하고, 짙은 자주색을 띠며, 약간에 흙냄새가 나며, 과육이 풍부하다. 반면에 노란색 비트는 흙냄새는 덜 나지만 단맛이 덜하고, 맹맹한 맛이 나며, 잎과 줄기, 뿌리가 노란색이다. 노란 비트는 흔치 않아 일반인들이 접하기 쉽지 않다. 줄무늬색 비트는 잎, 줄기, 뿌리에 줄무늬가 있어 열에 약해 가열하게 되면 색상이 변색되어 손님접대를 하기에는 좀 힘들다. 그래서 주로 빨간색 비트가 시중의 95%를 차지하고 있다.

비트의 재배기간은 60~90일 정도가 적당하며, 서늘한 기후를 좋아한다. 13~18℃에서 잘 자라며, 22℃ 이상 조건에서는 생육하기 어렵다. 3~4월에 심어 6월에 수확하고, 8~9월에 심어서 11월 눈이 내리기 전까지 수확하면 된다. 그 이후에 수확하게 되면 비트에 수분이 빠져나가 단단하고 질기며 단맛이 덜하다. 그러나 10월에서 11월에 채취하게 되면 속살이 가득 차 있을 때 저장하기에 1년 내내 다양한 요리에 쓰이고, 제철과일과 곁들여 샐러드나 드레싱으로 요리의 풍미를 즐길 수 있다. 비트는 주스, 차, 즙, 밥, 냉국, 김치 등에 활용할 수 있다. 다양한 채소와 함께 먹어도 좋다. 동유럽의 보르시(Borscht)는 전통으로 내려오는 비트 수프가 유명하다. 유기물이 풍부한 비트는 비타민 A와 비타민 C, 리보플라빈, 철 등이 함유되어 있고, 염소성분이 들어 있어 간장 정화작용을 하여 아동의 발육이나 뼈가 약한 노인이나 생리불순, 갱년기 장애, 노화된 혈관을 청소하고, 적혈구를 생성하는 효과가 있는 것으로 알려져 있다.

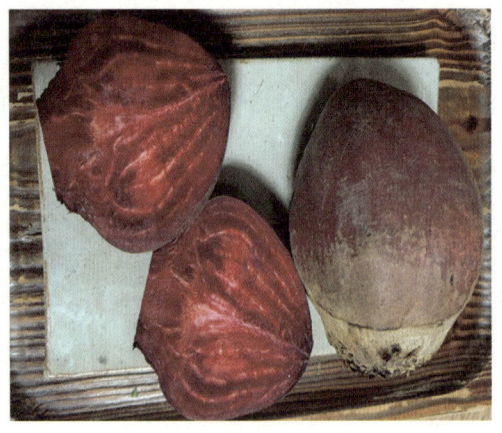

<비트>

■ 치료적 이용

 항산화 작용을 하는 비트는 피토케미컬이라는 성분이 손상된 세포를 억제, 염증완화, 간 해독작용으로 피로해소에도 좋다. 비트에 들어 있는 베타 레인(Beta lain) 색소는 항암작용이 있어 암 예방에 좋고, 관절염증 완화에 효과가 있는 것으로 알려져 있다. 특히 빨간색 비트는 항산화 성분의 함량이 높은 베타시아닌이 풍부하여 다양한 질병을 예방하고, 세포의 활성산소로 인한 노화를 방지하며, 발암물질을 억제하는 효과가 있다.

 비트에는 혈관 노화를 막아주는 베타인이 양파보다 1,280배, 양배추보다 320배나 많이 함유되어 혈관을 확장해주어 혈압을 낮추어주는 데 도움이 된다. 비트에 들어 있는 질산염은 세포 에너지를 만들어주기 때문에 무기력하고 피곤할 때 먹게 되면 원기회복에 도움이 된다. 우리 몸의 혈관을 청소해주는 비트는 혈관에 쌓인 혈전을 막아주고, 막힌 혈관을 확장해줌으로써 정상혈압을 유지시켜 주는 효능이 있어 누구나 다양하게 복용할 수 있다.

 비트의 질산염을 먹게 되면 산화질소가 흡수되면서 몸속에 나쁜 콜레스테롤과 노폐물을 몸 밖으로 배출시켜 주는 역할을 한다. 철분이 많이 함유되어 빈혈에도 좋고, 엽산이 풍부해 뇌 혈류개선 효과가 있어 지속해서 섭취하게 되면 혈액을 원활하게 공급하여 치매 예방에 도움이 되며, 섬유질이 풍부해 변비 예방에도 좋다. 특히 붉은 비트의 붕소성분은 남성의 호르몬을 증가시켜 면역력을 높여주어 건강한 정자를 만들어주는 역할을 한다. 제주대학교 생명과학기술혁신센터 '한국식품 저장유통 학회지' 2017년 3월 24일 기재된 이미란 박사의 연구에 의하면 〈레드비트 뿌리 추출물의 항산화 및 항염증 효과〉는 제주도에서 재배된 레드비트(B. vulagaris)의 뿌리의 항산화 및 항염효과를 알아보았다. 연구결과 염증성 Cytokine 생성을 가장 강하게 억제하였고, 레드비트 뿌리의 EtOAc 분획물에서의 항산화 효능 확인과 Hexane 분획물의 세포 내 항염효과를 알 수 있었다.

■ 초간단 비트 냉국 만들기

집에 있는 채소로 간단하고 쉽게 만드는 방법! 준비물은 비트, 양파, 오이, 당근, 부추, 빨강 고추를 채 썰어 담아놓는다. 마늘 다진 것, 깨소금, 소금, 매실효소, 설탕, 냉수와 얼음을 넣으면 끝이다. 단, 식초를 넣으면 오래 두고 먹을 수 없고, 매실을 넣으면 싱싱하게 오래 두고 먹을 수 있다.

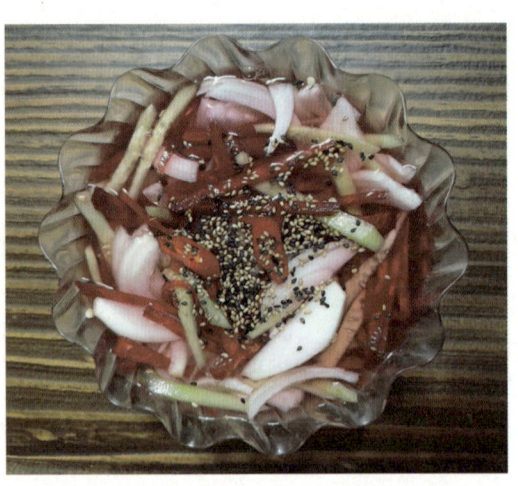

〈비트 냉국〉

■ 부작용

비트는 부작용은 없지만 비트에 옥실산염 성분이 들어 있어 쓸개나 신장, 저혈압, 위염의 문제가 있다면 일주일에 한 번 정도 먹는 것이 좋다. 가열할 경우 15분 이내로 짧게 조리하는 것이 좋다. 비트를 가열하게 되면 수용성 불용성 식이섬유인 영양성분이 파괴되므로 생즙, 주스, 샐러드로 익히지 않고 생으로 먹는 것이 가장 좋은 방법이다.

(8) 브로콜리(혈관의 청소부)

십자화과에 속하는 브로콜리는 양배추과에 속하며, 온화하고 서늘한 곳에서 자라며, 쌍떡잎식물로 1년생 식물이다. 높이는 60~90cm이며, 중앙의 축대에 녹색 꽃눈이 빽빽하게 주먹의 2~3배 크기가 되면 더는 자라지 않는다. 재배시기는 우리나라의 경우 지역에 따라 재배시기와 출하시기가 조금씩 다르다. 브로콜리는 지중해 연안이 원산지이고, 고대 로마시대 이탈리아에서 재배하여 18세기 이후 유럽 북아메리카, 영국, 미국으로 전파되었고, 19세기 아시아 전 지역에서 재배하기 시작하였다. 영국에서 컬리플라워로 불리다가 브로콜리라고 변경하여 부르게 되었다.

20세기 후반에 우리나라에서도 제주도와 충북 제천에서 재배하기 시작하여 현재는 전국 각지에서 재배하고 있다. 브로콜리는 삶은 시간에 따라 맛과 영양소가 달라진다. 브로콜리는 생으로 먹을 수도 있지만 100℃에서 2~3분 정도 짧게 살짝 데쳐서 먹으면 좋다. 녹황색 채소에 들어 있는 베타카로틴 성분, 비타민 A, 비타민 B, 비타민 C, 비타민 E, 칼륨, 칼슘이 풍부하다. 특히 비타민은 감자의 7배, 레몬의 2배이다. 브로콜리는 빈혈 예방에 좋은 철분이 100g당 1.9mg 들어 있다. 미국에 암 연구소에 따르면 브로콜리는 최고의 항암식품으로 암 성장을 억제하는 데 효과가 있다고 알려져 있다. 브로콜리는 암환자에게 좋은 채소이다.

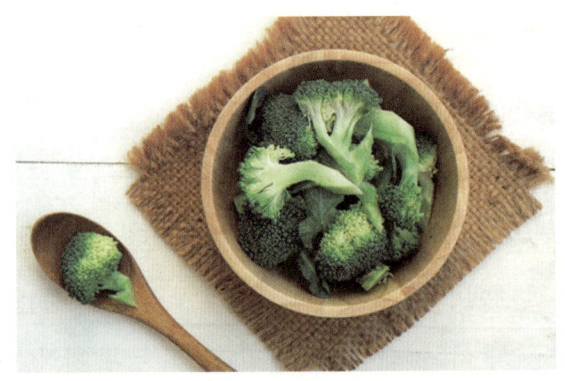

<브로콜리>

■ 치료적 이용

브로콜리는 인체의 혈관에 있는 노폐물을 빼주어 당뇨환자의 혈당을 조절하는 효능이 있고, 암환자의 염증세포 번식을 억제한다. 브로콜리는 인돌(Indole)과 설포라페인(Sulforaphane)이 함유되어 있어 항암효과에 뛰어나 암을 예방해주고, 면역력을 증진해주는 효능이 있다. 브로콜리를 꾸준하게 먹게 되면 감기를 예방하고, 비타민 A에 함유된 베타카로틴은 면역력을 높여준다. 야맹증과 피부미용에도 효과가 있어 꾸준하게 섭취하게 되면 질병 예방과 건강에 도움이 된다.

브로콜리는 피로해소에 효과가 있으며, 철분의 함량이 다른 채소보다 2배 더 함유되어 있어 빈혈 예방에 좋다. 위장에 양배추가 좋다고 하지만 브로콜리는 양배추보다 비타민 U가 더 많이 함유되어 있다. 브로콜리는 무기질과 식이섬유가 풍부해 변비 예방과 위암, 위궤양, 위장에 좋은 채소이다.

미국 존스홉킨스대 의과대학의 제드 파히 박사팀은 브로콜리에 함유된 '설포라페인'(Sulforaphane)이란 물질이 실험실에서 H. 파이로리를 사멸시키는 효과가 입증되었다고 미국 '국립과학원회보'(PNAS) 28일자에 발표했다. 브로콜리에 들어 있는 강력 항암성분인 인돌-3-카비놀 설포라페인 성분이 위암, 위궤양, 위장, 유방암, 대장암, 전립선암의 원인인 헬리코박터 박테리아를 죽이는 것으로 밝혀졌다.

항암효과에 좋은 브로콜리를 섭취할 때 암환자는 농약을 사용 안 한 브로콜리를 먹는 것이 중요하다. 암환자가 브로콜리를 자주 섭취하면 암세포 성장과 전이를 막아주기 때문이다. 브로콜리는 저열량 식품으로 다이어트에 효과에 있으며, 꾸준하게 섭취하면 몸에 활성산소를 억제하는 효능이 있어 다양한 질병 예방에 도움이 된다. 성장기 아이와 노인에게 필요한 칼슘의 흡수를 도와주는 비타민 C와 무기질, 철분 등 다양한 영양소가 함유되어 있어 채소 샐러드, 수프, 주스 등으로 섭취하게 되면 암 예방에 효과적이다.

브로콜리는 끓인 물에 소금을 넣고 100℃에서 2~3분 살짝 데친 후 양념장에 조화롭게 찍어 먹어도 좋고, 비벼 먹어도 좋다. 간단하게 브로콜리를 데친 다음 믹서기에 갈아서 흡수를 잘 되게 하려면 오일이나 올리브유 한 방울을 넣으면 비타민 A 흡수가 잘 되고, 맛과 영양이 좋다. 서원대학교 식품공학과 2019년 2월 김현경 박사의 〈열처리된 브로콜리 추출물의 항염증 효과〉 연구논문에서 열처리된 브로콜리 추출물은 세포 독성이 나타나지 않았고, 약물(APAP)에 의해 유발된 급성간염 동물 모델을 대상으로 한 실험에서 AST와 ALT가 효과적으로 감소됨을 밝혔다.

■ 부작용

갑상선 기능 저하증 환자는 하루에 160g 이상 섭취하지 않도록 주의해야 하며, 식이섬유 과다섭취 시 가스와 복통이 발생할 수 있다.

■ 주의사항

브로콜리는 오랫동안 끓이게 되면 항암효과가 사라진다.

(9) 부처손(면역을 높여주는 부처손)

부처손은 부처님의 손을 닮았다 하여 부처손이라고 부른다. 부처손의 오그라든 모양이 부처님의 주먹을 쥔 손을 닮았다 한다. 한방에서는 잣나무를 닮았다 하여 '권백'이라고도 한다. 또는, 호랑이 발을 닮았다 하여 '표족'이라 부른다. 측백, 편백을 닮았다 하여 일본에서는 와히바(岩檜葉, 암회엽)라고 부른다. 오그라든 부처손 잎을 펴게 되면 부서져 가루가 되지만 잎에 수분을 뿌려주면 다시 살아난다.

부처손의 채취시기는 10~2월이다. 이때 모든 영양분이 뿌리에 몰려 있어 약성이 가장 좋다. 차로 마시기 위해 잎을 사용할 때는 4~5월 봄에 채취하여 사용하는 것이 약성이 가장 좋다.

여러해살이풀 부처손은 다년생 식물로서 세계 각 지역에 분포되어 건조한 환경과 열대지역 바위면에 서식하며 자란다. 크기는 약 20cm에 이르며, 부처손의 학명은 'Selaginella tamariscina (P.Beauv.) Spring'이다. 부처손의 종류는 700여 종이 넘고, 숲속 깊은 곳에서 자라서 꽃말이 '슬픈 사랑'이다.

재생식물인 부처손은 비늘 모양의 잎사귀는 어머니 파마 곱슬머리와 비슷하다. 줄기와 가지는 커다란 나무 늪 주변과 바위 위에서, 포자낭수는 빽빽하게 기어올라 뻗어가며 모여 옆으로 자란다. 부처손은 건조한 곳에서는 잎이 말라 죽은 것처럼 보이지만 비가 내려 습하게 되면 곱슬한 잎이 오그라들었다가 다시 싱싱하게 살아난다. 겨울에는 죽은 낙엽처럼 보이고, 봄이 되면 다시 푸르게 소생한다고 하여 불사초, 회양초, 만년초라 한다. 죽은 사람도 살려낸다는 뜻으로 해석하고 있다.

실사리(S.sibirica)는 울릉도에서 자라며, 개부처손(S.stauntoniana)과 왜구실사리(S.helvetica)는 북한지역에서 자란다. 우리나라에서 자라는 부처손의 종류는 바위손(S.involvens), 부처손(S.tamariscina), 개부처손(S.stauntoniana), 구실사리(S.rossii), 왜구실사리(S.helvetica), 실사라(S.sibirica) 등 6종이 있다. 특히 부처손은 울릉도, 제주도 중부, 북부, 남부 지역에서 분포되어 자생하고 있다. 계란형으로 잎의 길이는 1.0~2.0cm 정도 자라고, 키는 20cm 정도 자란다. 얼마 전 한국 양치

식물연구회에서는 부처손이 바위에 붙어서 산다고 하여 바위손으로 표기하기로 하였다.

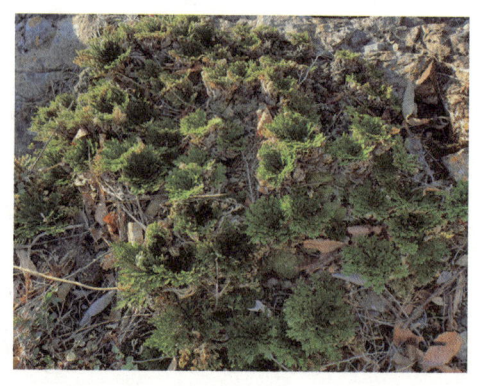

<부처손>

■ 치료적 이용

부처손은 플라보노이드 성분과 폴리페놀 타닌성분이 풍부하여 차로 달여 마실 때는 봄에 자란 잎을 채취하게 되면 약성이 강해 고지혈증으로 뭉친 어혈을 풀어준다. 암을 억제하는 항암효과가 있어 잎과 뿌리를 달여 수시로 마시게 되면 통증완화에 효과가 있다. 암 억제작용을 하는 부처손은 동의보감 기록에 의하면 뭉친 어혈을 풀어주고, 맛은 맵고, 성질은 따뜻하며, 독이 없어 기관지염 예방과 신장기능을 강화해주며, 종양 예방과 심신을 안정시켜 준다고 한다. 또한, 부처손의 히스피드린 성분은 스트레스 해소에 효과가 있다.

오래전부터 민간요법으로 사용해온 부처손은 최근 연구자료에 의하면 치매의 인지기능 개선과 암을 억제하는 강력한 항암작용이 확인되면서 대체요법으로 쓰이고 있다. 특히 몸이 허약한 음의 기운을 없애주고, 양의 따뜻한 기운이 혈액순환을 잘 되게 하여 체력을 증진해 부정거사 작용이 있어 여성의 부인과 계통의 자궁출혈, 생리통, 생리불순, 요혈 등의 통증과 염증에 효과가 있고, 자궁이 냉하여 임신이 잘 안 될 때도 효험을 보게 된다.

항암효과에 뛰어난 부처손은 항암이나 방사선에 민감한 환자가 복용하면 방사선 치료의 부작용을 막아준다. 대장암, 위암, 직장암, 유방암, 폐암 환자가 부처손을 몇 개월 복용하고 완치되는 사례를 종종 볼 수 있다. 암세포를 억제하고, 암환자의 면역력을 강화해주는 작용이 뛰어나다.

중국에서는 부처손을 제측백 또는 석상백이라고 부른다. 중국에서도 동물실험을 통해 암이 억제되어 생체의 대사기능이 좋아져 수명이 연장되는 연구결과가 나왔다. 암 치료제로 쓰이고 있는 부처손을 깨끗이 손질하여 일주일 정도 말린 다음, 물 3L를 넣고 말린 전초 부처손 100g을 넣고 절반 정도 달여 하루 3번 마시게 되면 암세포의 성장을 억제하는 데 효과가 있고, 암으로 인한 출혈을 막는다고 한다. 기운이 없는 사람이 마시게 되면 힘이 생겨나고, 꾸준히 장기간 마시게 되면 장수한다고 한다. 아토피가 심하면 찧어서 피부에 스킨로션처럼 수시로 바르고, 부처손을 달인 물을 마시게 되면 아토피에 효능이 있다.

암환자는 부처손을 말려서 다양한 음식에 넣어 먹으면 면역력을 높여준다. 부처손의 타닌성분이 먹기가 곤란하다면, 부처손 80g, 감초 3개, 대추 5개를 넣고 끓이면 복용하기가 편리하다. 또한, 감초를 넣어주면 입맛을 살려주고, 독성을 중화시켜 먹기가 편리하다. 대추의 비타민과 부처손의 폴리페놀과 플라보노이드 성분이 풍부하게 함유되어 몸에 흡수가 잘 된다. 추순주 약학 박사학위 논문 <부처손 추출물의 항치매 효과 및 기전탐색 연구결과>에서 부처손의 Amentoflavone 분석결과 인지기능 개선과 강력한 항산화 작용이 확인되었고, 또 백발현 조절로 콜린성이 신경계를 자극하며 기억 및 학습 증진의 효과가 확인되었다.

■ 부작용

위가 약한 사람은 부처손의 성질이 따뜻하여 매운 성질 때문에 위에 자극이 있을 수 있어 과다하게 섭취하는 것은 피해야 한다.

■ 주의사항

부처손은 몸을 따뜻하게 하고, 피를 잘 돌게 하여 혈액순환이 잘 되게 하는 효능이 있어, 임산부는 유산될 수 있으므로 절대로 복용해서는 안 된다.

(10) 생청국장(낫도)

흰콩을 백태(白太)라 부르고, 메주콩을 누렇다 하여 황태(黃太)라고 부르며, 검정콩이라 하여 흑태(黑太)라 하고, 검정콩 속이 파랗다 하여 청태(靑太)라 부른다. 콩의 유래를 보면 만주와 한반도 북부에서 춘추 전국시대 때 중국에서 콩을 몰래 훔쳐와 콩이 보급되었다. 고구려 때 중국 박물관에서는 융숙(戎菽)이라 불렀고, 본초경에 호두(胡豆)라고 기록되어 있다. 콩의 색상에 따라 황고려두, 흑고려두로 수입을 표시하여 구별하고 있다.

매년 10월이면 부여에서 콩섬맞이 축제가 열려 콩을 수확하여 조상님께 바치는 행사가 열린다. 우리는 콩의 종류를 태(太)로 서리태, 청태, 백태, 서목태라고 부르고 있다. 어릴 적 손이나 발에 동상이 걸렸을 때 콩 자루에 동상 걸린 손이나 발을 넣고 냉기를 뽑아냈던 시절이 있었다. 이 또한 대체요법이라 할 수 있다.

일본의 사찰에서는 하급승려들이 큰 스님에게 바치기 위해 콩을 발효시킨 깊은 맛의 된장을 고려장(高麗醬)이라 하였다. 한자로 머리 두(豆)와 몸 체(體)가 건강하려면 콩을 먹어야 건강하다는 뜻이다. 이후 일본은 1905년 바실리스(Basilis)균의 낫도균을 자와무라라고 불러 낫또를 연구하기 시작하였다. 청국장을 한국에서는 생청국장, 일본에서는 낫또, 태국에서는 토아나오, 중국에서는 두시, 네팔에서는 키네마, 인도네시아에서는 템페 등 각 나라마다 다양하게 부르고 있다.

한국에서는 생청국장이라 부르고, 일본에서는 낫도(納豆)라고 부르는데 낫도는 일본어이다. 그런데 우리나라에서 만든 생청국장을 낫도라고 판매하고 있다. 생청국장이 한국에서 일본으로 건너가 콩을 삶아서 발효시켜 낫도균을 넣은 식품이 일본 낫도(納豆, なっーとう) 생청국장이다. 한국 사람들은 콩을 푹 삶아서 발효시킨 청국장을 찧어서 청국장을 끓일 때 소금으로 간을 맞춰 먹지만 냄새 또한 발효향이 강

해 싫어하는 사람들이 있다. 그래서 최근 들어 한국에서도 발효 냄새 없는 생청국장을 개발하여 국산 낫도라고 판매하고 있다.

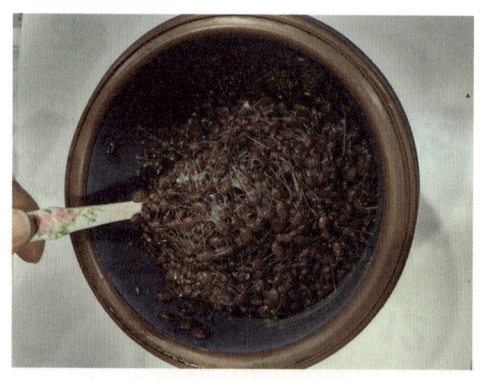

<생청국장(낫도)>

■ 치료적 이용

생청국장(낫도)는 삶은 콩에 바실리스(basilis)균을 넣어 40℃ 온도에서 24시간 동안 발효시켜 냄새가 나지 않게 하는 것이 특징이다. 청국장에 중요한 역할을 하는 고초균은 고온에서만 성장하는 균이다. 바실리스균이 잘 숙성되면 바실리스균의 강력한 단백질 프로케아제가 분해 및 해소되어 아미노산을 만들어낸다. 아미노산이 반응하게 되면 인슐린 분비가 원활하게 되어 유산균이 스스로 배양하여 항산화 물질이 반응하여 멜라노이딘이 만들어진다. 위장병에 좋은 생청국장은 소화효소가 풍부하여 위벽을 보호해주고, 소화흡수를 잘 되게 도와주는 작용을 한다.

암모니아 냄새가 분해되어 청국장의 특유 냄새로 인해 청국장에는 다른 잡균이 번식하지 않는다. 바실리스균이 볏짚 속에 들어 있어 옛 선조들은 꼭 볏짚을 깔고 청국장을 발효시키는 지혜를 엿볼 수 있다. 청국장 발효 2~3일째가 지나면 바실리스균이 10억 마리가 자란다. 생청국장의 놀라운 효능으로 청국장에는 섬유질이 풍부하여 변비개선에 효과가 있고, 레시틴과 샤포닌 성분이 들어 있어 지방을 분해시켜주고, 면역력을 높여주는 음식이다.

생청국장은 포만감을 주기 때문에 다이어트 식품으로도 효과적이다. 당뇨병으로 인해 인슐린이 잘 만들어지지 않아 혈액 속의 포도당이 소변으로 배출되는 경우 생청국장이 인슐린이라는 호르몬을 만들어준다.

후천적으로 현대인의 스트레스나 비만, 호르몬 이상으로 당뇨병이 발생하는 경우가 있고, 또 선천적으로 췌장에 인슐린이 막힌 경우가 있다. 혈압 강화제 포타슘이 생청국장에 들어 있어 고혈압 치료뿐만 아니라 예방까지 해준다. 생청국장에는 토마토, 마늘, 당근, 생강, 양배추의 샤포닌과 제네스테인, 피이틱산 트립신 등이 있어 이러한 항암물질들이 면역력을 높여준다. 단, 청국장을 끓이면 동시에 바실리스균이 죽어버려 효능이 없다.

생청국장에만 들어 있는 섭틸리신 나트라 혈정용해 효소가 뇌졸중을 예방한다. 생청국장은 정력에 좋으며, 음경에 혈행을 도와주는 아미노산과 아르기니가 정액을 생성하는 데 중요한 역할을 한다. 또한 심장에 관상동맥이 좁아지게 되면 산소 공급이 어려워져 혈전으로 관상동맥이 막혀 심근경색증이 생기는데, 이를 막아주는 바실리스균의 단백질 분해효소인 키나제라는 성분이 혈전 용해제 역할을 하기 때문이다.

생청국장 100mg에 칼슘이 217mg 들어 있어 여자들의 폐경기에 에스트로겐이 감소되어 골다공증, 호르몬 분비, 면역기능 저하, 골밀도 저하, 칼슘과 단백질 보충제로서 좋은 식품이다. 에스트로겐과 유사한 이소플라본이 함유되어 있어 꾸준히 복용하면 갱년기 장애를 극복할 수 있다.

생청국장에 함유된 아미노산이 숙취해소뿐만 아니라, 레티신 효소는 간의 독소를 빼주고, 비타민은 알코올을 분해시켜 간 기능을 개선시켜 주는 역할을 한다. 치매에는 알츠하이머 80%, 뇌혈관성 치매 15%, 비타민 결핍 상세치매 5% 3가지가 있다. 치매 예방에 좋은 아세티콜린이 생청국장에 풍부하게 들어 있어 비타민 E와 레시틴 성분이 치매를 예방한다.

동물성 단백질(소고기, 돼지고기, 달걀, 닭고기, 우유)은 신장에 부담을 주기 때문에 생청국장의 식물성 단백질을 섭취하게 되면 흡수율이 90%라서 혈관건강에 좋다.

2001년 인제대학교 식품생명과학과 류승희 박사의 〈콩과 청국장의 항산화 효과 및 항산화 원인물질에 관한 연구〉 논문에 의하면 간장, 청국장, 된장 등 콩 발효식품에서 청국장에 짚을 넣고 30℃에서 만든 청국장이 발효 시 아미노산과 펩티드(Peptide) 성분이 강한 항산화와 황노화 효과가 있는 것으로 밝혀졌다.

(11) 산죽차 효능(조릿대)

산죽을 다른 말로 조릿대라고 부른다. 볏과에 속하는 산죽은 키는 작고 곱게 서서 자라며, 높이는 1~2m, 잎은 뾰족하게 타원형으로 길다. 바소꼴의 잎의 길이는 10~25cm이다. 줄기 마디에 털이 감싸고 자기를 보호하듯 마디마다 2개의 포수가 역모(逆毛)로 모여 있다. 청정지역 산에 가면 푸르게 자생하고 있는 것을 볼 수 있다. 산죽은 산속에 빽빽하게 모여 자라며, 산죽은 자생하는 곳에서만 집단서식을 한다. 원산지는 한국이나 일본 등지에 분포되어 남쪽지역에서 더 잘 자라며, 4계절이 명확하게 구분되어 있는 곳에서 더 잘 자라는 산죽(조릿대)은 단년생 식물로 외떡잎식물이다. 산죽(조릿대)은 한국에서는 관상용으로 심지만, 일본에서는 온천 주위에 심는다. 또한 사계절 푸르러서 잎이 넓어 정원이나 공원 등에 관상용으로 경관을 예쁘게 꾸미는 데 사용하고 있다.

산죽꽃은 5~6년 만에 꽃이 핀다. 하지만 산죽꽃을 지금껏 본 적은 없다. 그만큼 귀하다는 것이다. 비옥한 토양에서도 잘 자라며, 추위에 강하고, 음지에서도 잘 견딘다. 조릿대로 만든 복조리를 정월 초하루마다 상가 입구와 안방 입구에 걸어두고 복을 기원하는 전통풍습이 있다. 그러나 최근에는 대부분 중국산 복조리가 싼값에 거래되면서 국산 복조리를 만들어 판매하는 업자도 사라지고, "복조리 사세요!"라고 외치는 사람도 없어졌다. 조릿대로 만든 조리는 오래전부터 주방에서 쌀을 흔들어 돌을 고르는 용도로 사용해왔다. 요즘은 정미소 기계가 현대화되어 쌀에 돌이 없어 조리를 사용하지 않고 있다.

조릿대는 가늘고 유연성이 좋아 여러 가지 조리, 즉 바구니, 빗자루, 키, 생활용품과 공예품으로 사용하고, 약용으로도 쓰이고 있다. 조릿대를 구별하는 방법은 얼룩 조릿대는 일본산이고, 국내산 조릿대는 푸르고 줄무늬가 없는 것이 특징이다.

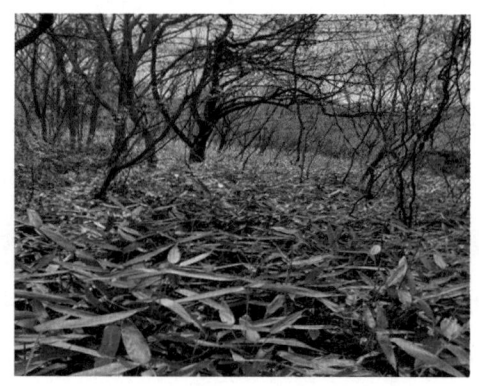

<산죽(조릿대)>

■ 치료적 이용

산죽(조릿대)은 산속 천지에 널려져 있지만 모르면 나뭇가지이고 풀이다. 그러나 알고 보면 산죽(조릿대)은 100가지 질병을 치료한다. 산죽(조릿대)은 사계절 늘 푸르고 싱싱하여 필요할 때면 언제든 약용으로 채취하여 사용할 수 있다. 산죽은 독이 없어 누구에게나 잘 맞고, 약용과 식용으로 쓰이고 있다. 알카리성에 강한 산죽(조릿대)은 잎, 뿌리, 줄기를 잘게 잘라서 음지에 말린 후 후라이팬에 한지를 깔고 볶아서 10~20g 정도를 넣고 1시간 정도 차로 끓여 꾸준히 마시게 되면 산성 체질이 알카리성 체질로 변하여 질병건강에 도움이 된다. 동의보감에 인삼을 능가할 만큼 뛰어난 약성을 지닌 산죽(조릿대) 차는 고혈압, 당뇨에 혈당을 내려주는 작용을 하고, 화병으로 가슴이 답답하여 막혀 있는 혈액을 뚫어주는 작용과 해열작용, 토혈에 사용하고, 피로회복에 좋다고 기록되어 있다.

연구에 의하면 인제대학교 식품생명과학과 박소영 교수의 〈산죽(SAsa borealis) 추출물의 항고혈압 효과〉의 연구결과 산죽 잎 추출물의 천연물질이 고혈압 약재인 Losartan의 부작용을 줄여주고, ACE 저해활성 및 ATI 수용체, 항산화 효과와 고혈압 개선 및 예방해주는 효과가 있는 것으로 나타났다.

산죽(조릿대) 차는 성질이 차가워 열을 내려주고 아미노산, 비타민, 칼슘, 철분이 함유되어 있어 만성간염, 위염이나 위궤양, 암 난치병에 완치되는 놀라운 효과를 경험한 사례들이 방영된 바 있다. 산죽(조릿대)은 염증을 제거해주고, 독을 풀어주어 열을 내리어 소변을 잘 배출하게 하고, 항암작용이 있어 암세포를 억제하는 효과가 있다는 연구가 있다.

일본에서 실험한 결과에 따르면 조릿대 추출물은 간, 복수, 암세포에 대해 100% 억제작용이 있었고, 동물실험에서 암세포를 옮긴 흰쥐한테 산죽 추출물을 먹였더니 30일 뒤에 종양세포 70~90%가 줄어들었다.

산죽(조릿대) 차를 꾸준히 복용하면 허약한 체질은 건강한 체질로 바뀌고, 산성 체질이 알카리성 체질로 바뀐다. 간의 열을 내려주고, 심신을 안정시켜 주기 때문에 갱년기 장애나 신경쇠약과 불면증에 좋다.

조릿대(산죽, Sasa Quelpaertensis Nakai) 추출물이 동물실험 연구에서 항비만에 효과가 있는 것으로 나타났다. 조릿대 잎을 끓여 차를 마시게 되면 열수 추출물이 지방을 분해하여 소변으로 배출시켜 주기 때문에 다이어트와 혈관건강뿐만 아니라, 이뇨작용에도 좋다. 전남대학교 일반대학원 식품영양학과 2008년 김영랑 연구에서 〈조릿대 잎 추출물이 지방세포의 분화와 지질대사에 미치는 영향〉에 대한 실험 결과 지방세포 분화과정 중 조릿대 잎 추출물을 첨가하였을 때 지방세포 분화 억제효과가 큰 것으로 나타났다. 스트레스와 화병(火病)으로 간에 열이 찰 때 산죽차를 마시게 되면 열을 풀어주고, 정신을 안정시켜 주어 혈당이 내려가기 때문에 당뇨, 고혈압, 동맥경화, 심장에 좋다.

산죽차는 염증을 없애주고 위궤양, 위염, 십이지장궤양에 놀랄 만큼 효능이 있어 난치병을 치료한다고 한다. 청량감이 있는 산죽은 여름철에 산죽차를 끓여 마시면 더위를 식혀주고, 산죽 뿌리를 잘게 썰어 그늘에 말렸다가 자주 끓여 마시면 잔병치레를 하지 않는다. 중국인들은 느끼한 음식을 즐겨 먹다 보니 식사 후 녹차를 즐겨 마신다. 녹차는 몸속 내장지방을 녹여 몸 밖으로 배출한다. 베트남은 중국 음식과 비슷한 튀김 음식이 많아 식사 후 자스민차를 즐겨 마신다. 자스민차는 은은한 향과 맛이 코끝을 자극해 기분전환에 좋고, 스트레스와 우울감을 해소시켜 주기 때문이다. 자스민차에 함유되어 있는 항산화 성분은 노화와 암의 주범인 활성산소를 제거해주고 있다. 자스민차는 혈관의 노폐물을 분해해 심장질환, 고혈압, 동맥경화를 예방하고, 특히 여성의 생리통을 완화시켜 준다. 하지만 녹차와 자스민차보다 산죽(조릿대) 차는 항암성분이 많고, 질병치료에 대한 효과와 놀라운 약성을 지녀서 동의학 사전에 기록되어 있다.

■ 부작용

산죽은 찬 성질이므로 저혈압이나 손발이 차가운 사람은 주의해야 한다.

(12) 자스민차 효능

자스민은 쌍떡잎식물로 물푸레 나무과 영춘화속(Jasminum)에 속하고, 지칭하는 학명은 Jasminum sambac이다. 자스민의 종류는 크레이프 자스민, 오렌지 자스민, 워터 자스민, 마다가스카르 자스민, 야래향 자스민, 나무 자스민, 야간 개화 자스민, 컨페더레이트 자스민, 캐롤라이나 자스민, 케이프 자스민 등 영춘화속 식물은 30여 종이 넘는다.

자스민의 원산지는 인도, 베트남, 파키스탄, 부탄, 중국, 히말리아산맥, 동남아 열대지역에서 분포되어 잘 자란다. 18세기 유럽에서 자스민의 달콤한 향을 얻기 위해 관상용으로 정원에 재배되어 자스민을 삼박이라고 불렀다. 그러다 1783년 스코틀랜드에 윌리엄 아이톤(William Aiton) 식물학자가 자스민을 연구하면서 아라비아 자스민이라 부르게 되었고, 프랑스 식물학자 'Charles Plumier'라는 이름을 따서 플루메리아 자스민이라고 하였다. 또한 독일의 식물학자 'Otto Brunfels'의 이름을 따서 브룬펠지어 자스민이라고도 불렀다.

중국 남부지역, 호주, 인도, 말레이시아, 동남아 아열대 지역에서 현재 자스민을 자스민이라 부른다고 해서 "자스민 주세요." 하면 못 알아듣는다. 자스민의 달콤하고 진한 향은 향수의 재료에 사용하고, 자스민의 꽃이 아름다워 전 세계적으로 결혼식 장식용으로 활용하고, 자스민의 진하고 달콤한 향은 스트레스와 불면증, 이뇨작용에 좋은 건강차로 고가에 판매되고 있다. 자스민은 덩굴식물로 잎의 크기는 3~15cm, 높이는 3m, 꽃잎은 5~10 정도 나누어진다. 열대식물로서 연중 내내 꽃이 핀다. 열매는 모양과 생김새가 아로니아와 블루베리처럼 비슷하여 구별하기가 어렵다.

자스민은 열대식물이라 추운 겨울철에는 생존이 어렵고, 배수가 잘 되는 토양에서 자라며, 습하면 뿌리가 잘 썩는다. 생육온도는 15~25℃가 적당하다. 온도를 유지하게 되면 1년에 3번 꽃이 핀다. 자스민꽃의 색상은 연한 보라색, 흰색, 연한 연두색에 우아하고 단아하며 아름답다. 향이 강해 오래전부터 향수와 아로마오일차의 원료로 사용해왔다. 자스민은 나팔꽃처럼 밤에는 꽃이 피었다가 낮에는 꽃잎이 져버린다. 아름다움과 정조함을 지닌 자스민의 꽃말은 희생, 당신은 나의 것, 사랑의 기쁨 등이다. 그래서인지 자스민꽃은 향수원료와 차로 쓰이고, 잎과 가지는 차와 식용으로 사용하고 있어 버릴 게 하나 없다. 자스민는 꽃말처럼 자신의 아름다운 꽃과 가지, 잎까지 모두를 희생하고 있다.

인도네시아에서는 자스민꽃을 결혼식에 장식하고, 밤에는 화려하게 영화를 누린다 하여 야영화라 부르고, 숲속의 달빛이라 부르며 자스민 향수와 오일을 신혼부부 침대에 뿌리는 풍습이 전해 내려오고 있다. 아마도 진한 자스민 아로마 오일향에 취해버리라는 의미일지도 모른다.

육안차, 홍차, 설록차, 우롱차, 녹차보다 중국의 황제들은 동양에서 가장 오래된 자스민차를 즐겨 마셨다. 우리나라에서 녹차를 구증구포 아홉 번 찌고 말리듯이, 자스민차가 태어나려면 7~8번 반복하여 작업을 걸쳐야 1등급의 최고급 자스민차가 완성된다. 시간과 정성을 쏟은 만큼 발효와 반발효에 따라 고가에 판매되고 있다. 가짜 자스민차가 기승을 부리고 있어 국가 인증마크를 잘 보고 구매하여야 한다.

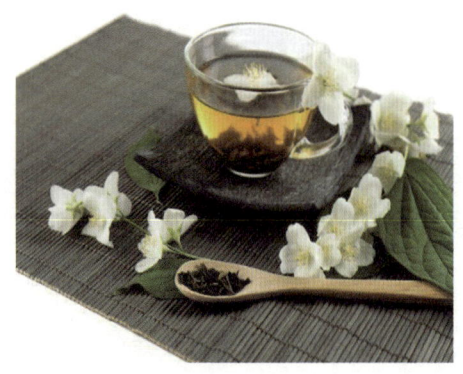

<자스민차>

■ 치료적 이용

중국이나 베트남 등 동남아 지역의 요리는 튀김요리가 많아 대체적으로 느끼하다. 그래서 식사와 함께 자연스럽게 녹차처럼 파란 차를 유리병에 담아 나온 것이 바로 자스민차다. 베트남 사람들은 비만이 없고, 안경을 쓴 사람들을 찾아보기 어렵다. 자스민차를 즐겨 마시는 데는 분명 이유가 있다.

기름진 고기음식을 즐겨 먹는 베트남과 중국 사람들은 자스민의 카테킨 성분이 풍부하게 함유된 자스민차를 즐겨 마신다. 동물성 콜레스테롤을 배출시켜 주고, 체지방이 감소되면서 다이어트에 효과적이다. 베트남 사람들이 살이 찌지 않는 이유를 알게 되었다. 베트남 달랏, 다낭, 하노이를 여행하면서 달콤하고 진한 향이 코끝을 자극하여 도취되어 자스민차 효능에 푹 빠지게 되었다. 중국에서 마셨던 자스민차의 맛과 향과는 전혀 달랐다. 달랏의 자스민은 2,000m 고산지대의 맑고 깨끗한 청정지역에서 볼 수 있었다. 자스민차를 식사 후 마시면 위염환자에게 도움이 된다.

여성에게 좋은 브룬펠시아 자스민은 꽃과 잎, 뿌리에 비타민이 풍부해 기미, 주름, 피부탄력을 개선시켜 주고, 간의 해독작용으로 피로감을 해소해 갱년기 장애로 인한 호르몬 균형을 개선시켜 주고, 생리불순에 도움이 된다. 브룬펠시아 자스민차는 세포 돌연변이 발생을 방지하는 놀라운 기능이 있어 혈관건강에 좋다.

자스민차를 마시면 머리가 맑아져 집중력이 향상되어 몸과 마음을 편안하게 안정시켜 줌으로써 우울증이 개선되며, 스트레스와 중추신경계를 안정시켜 이뇨작용을 촉진시켜 준다. 자스민은 염증과 통증을 완화시켜 주고, 콜레스테롤을 낮추어주기 때문에 활성산소가 배출되면서 혈전, 당뇨, 고혈압, 동맥경화, 심근경색 등 혈관질환을 개선 및 예방하는 데 도움이 된다.

자스민의 따뜻한 성질은 수족냉증을 개선시켜 주는 데 효과가 있다. 자스민차는 항균효과가 있어 입 냄새를 억제하는 데에도 도움이 된다. 자스민차를 마시면 곧바로 나타나는 증상은 소변배출이 잦아지고, 잠을 깊이 자다 보니 불면증 해소로 머리가 맑아져 스트레스 완화에 도움이 된다. 특히 자스민차는 손발이 차고 면역력이 약한 여성에게 좋다.

'Real foods' 인용 2018년 10월 31일 자료에 의하면 브로콜리의 '인돌' 성분이 수명연장에 도움이 된다는 연구가 있다. 미국 국립과학 애모리대학의 동물실험 결과 원보에 실린 자스민의 '인돌' 성분이 수명을 연장하고, 체중감소와 노화를 억제하는 데 도움을 주는 것으로 나타났다.

■ 부작용

자스민차는 하루에 두 잔 정도가 적당하고, 소량의 카페인 성분이 들어 있어 임산부는 주의해야 한다.

(13) 생강

생강은 수천 년 전부터 향신료로 즐겨 먹었다는 기록이 있는 것으로 볼 때 생강을 수천 년 전부터 재배해왔던 것을 알 수 있다. 그리스 로도스섬의 주민이 생강의 독한 맛을 제거하기 위해 꿀과 생강, 밀가루로 만든 과자를 만들어 먹었다는 기록이 있다.

11세기에 중국에서 전래되어 왔으며, 중국에서 자생한 생강이 품질이 우수하다고 한다. 현재 생강의 주 생산국은 일본, 인도, 중국, 아프리카, 자메이카이다. 고원지대인 말레이시아, 인도에는 생강을 노란색 물감의 원료로 사용하고 있다. 생강의 유래를 보면 중국에 2,500년 전쯤에 살았던 공자가 생강을 가장 즐겨 먹었다는 기록이 있다. 공자는 매 식사 때마다 생강을 음식이나 차로 즐겨 먹었다고 한다. 우리나라에는 고려 현종(1018) 때 생강을 재배했다는 기록이 있다. 그러나 훨씬 더 빠른 신라 말쯤에 전래되었을 것으로 보는 견해가 지배적이다.

'동의보감'에 말린 생강(건생강)은 몸속 오장육부의 차가운 기운, 즉 음의 기운을 제거하고, 소화기능을 담당하는 양기를 돋아주어 소화작용이 잘 되게 하고, 오장육부를 따뜻하게 함으로써 혈액순환을 원활하게 한다고 기록되어 있다.

기의 흐름을 더욱 원활히 하기 위해 냉증을 치료하는 데는 생강이 최고이다. 생강은 체온을 상승시켜 혈액순환과 면역력을 높여주어 기혈을 소통하게 하고, 불필요한 체내의 체액을 제거하고, 장기의 활동을 활발하게 한다. 그뿐만 아니라 생강을 차나 음료 또는 생강을 이용한 음식을 자주 먹으면 체온이 올라가 생리불순, 통증, 우울증, 비만, 어깨결림, 두통이 사라진다.

우리 몸의 체온이 올라가면 암 같은 고질병들이 생기지 않는다. 생강은 좀 맵고 씁쓰레하지만, 설탕에 재워서 숙성시켜 15일이 지나면 발효되어 매운맛이 사라지고 생강의 맛과 향이 난다. 한약을 지을 때 생강 몇 조각을 넣는 이유는 독을 제거하고 약효를 향상해 구토를 억제하여 한약의 맛을 좋게 해주기 위해서이다.

반하라는 약재는 거래, 담을 제거하는 한약이다. 몸에 수분대사가 잘 안 되어 소화기가 약한 사람을 치료하기 위해 사용하는데, 반하의 독성 때문에 부작용으로 구강마비 증상이 일어나기도 한다. 이때 생강을 넣으면 부작용이 현저하게 줄어든다. 생강은 반하의 독을 제거해주고, 좋은 약성을 만들어주는 역할을 한다.

생강은 몸에 들어가면 강한 발산작용을 하여 빨리 퍼지기 때문에 감기에 걸렸을 때 생강차를 마시면 생강의 매운맛이 단시간 내에 약효를 볼 수 있게 한다. 또한 생강은 구토를 억제하는 기능이 있어 위장을 편안하게 하고, 소화장애를 없애주어 한약이 잘 흡수되도록 도와준다. 한약 지을 때 의료용 한약이 150여 가지 정도인데 70%가 생강이 들어가는 이유는 다른 약재들과 혼합하여 중화작용을 하기 때문이다.

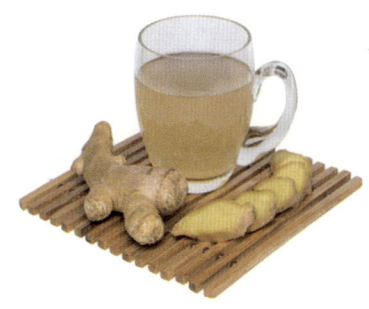

<생강차>

중국의 의학서적「상학론」을 보면 생강은 몸을 따뜻하게 하고 오장 육부의 장기를 자극한다. 혈액을 순환시켜 몸을 따뜻하게 한다는 것이다.「본초강목」에서 생강은 여러 가지 질병을 방어한다고 되어 있다. 식사할 때 생강 한 조각만 먹어도 우리는 간단하게 건강을 지킬 수 있다. 40~50대부터 우리는 갱년기 증상으로, 불면증으로 인해 호르몬이 깨지면서 각종 질병이 생긴다. 당뇨병, 고혈압, 갑상선, 관절염 등으로 소화작용이 떨어지면서 가스배출이 잘 되지 않아 배가 나오고, 비만에 대사조절이 안 되어 질병들이 생기면서 체온이 떨어져 노화가 시작된다. 노화를 막으려면 체온 36.5℃를 매사에 관리하여 유지한다면 미리 질병을 막을 수 있다.

현대인들은 바쁜 일상 속에 맞벌이 부부들이 많다. 그러다 보니 쉽게 슈퍼에서 생생강을 사서 곧바로 요리에 넣는다. 생생강보다는 말린 생강의 약성이 10배가 높다는 것을 알아야 한다. 말린 생강은 여성의 자궁을 따뜻하게 하고, 혈액순환 장애에 신진대사를 원활하게 하여 여성질환을 완화시켜 준다. 생생강보다는 말린 생강이 칼륨, 칼슘, 비타민, 철분이 풍부하여 감기 예방에 좋고, 면역력을 높여준다. 환절기에 자주 마셔주면 면역력에 좋다. 말린 생강은 장내 유익균의 생존과 증식을 유도해 장의 기능을 높이고, 생강의 열을 내는 성분과 매운맛은 장의 차가운 기운을 없애고, 암을 유발하는 염증인자를 막아 대장암을 예방해준다. 말린 생강은 진통 및 소염작용, 염증질환을 예방하고 개선시켜 준다.

말린 생강의 매운맛 성분이 혈소판의 응집을 억제해 딱딱하게 굳는 것을 막아주고, 혈전을 막고 심근경색과 뇌경색, 고혈압 예방을 개선시켜 주고 있다는 연구가 있다. 매운맛을 내는 양파, 마늘보다 생강이 혈액순환에 효과가 높아서 혈액응고를 막아준다.

생강의 진저롤 성분은 위장운동을 활발하게 하고, 해열작용과 소화액의 분비와 위장은 물론 헬리코박터균의 증식을 억제하여 소화촉진 및 위 질환을 예방해주는 탁월한 효과가 있다. 생강의 원산지 인도에서는 생강을 신이 준 치료의 선물이라고 하며, 생강은 만병통치약으로 부른다. 생강차 덕분에 냉증이 없어지고, 체온이 올라가서 몸이 따뜻해져 아팠던 증상이 사라졌다는 임상결과가 있다. 몸의 체온이 올라가면 만병을 치유하는 힘이 생긴다.

영국의 외과의사 제임스 린스는 생강을 자주 먹으면 비타민 C 결핍증 괴혈병을 막아준다고 한다. 50세가 넘으면 우리 몸은 체온이 떨어져 노화가 시작되어 생강을 더 많이 먹고 생강차, 생강절편, 생강식혜, 생강분말을 이용하여 음식에 사용하면 쉽게 매일 즐겨 먹을 수 있어서 스스로 건강관리를 할 수 있다. 바쁜 일상 속에서 면역력을 키워주는 말린 생강을 음식에 사용하여 체온관리로 성인병을 예방하고 있다.

■ 치료적 이용

맛과 향을 지닌 생강은 향신료로 알려져 있다. 우리나라에서는 생선의 비린 맛을 없애거나 김치를 담글 때 향신료로도 사용하고 있다. 생강에는 다양한 지방류, 즉 구리, 아미노산, 펜토산, 단백질, 코발트,

아연, 비타민, Gingerols, 철, 망간, 니켈, 게르마늄, 항산화 성분이 함유되어 있다. 민간요법으로 감기와 해열작용과 위장의 소화촉진에 도움을 받거나, 건강을 위해서 생강견과, 생강차 등을 개인 입맛에 따라 다양한 방법으로 섭취하고 있다.

한의학적으로 생강은 담즙을 제거하고, 위장운동을 촉진해주어 몸에 종기를 멈추게 하고, 생강의 매운맛은 혈액순환을 도와주어 체온을 상승시켜 항균효과가 있어 주로 한약재로 쓰이고 있다.

우리 몸에 활성산소가 쌓이게 되면 노화를 촉진하고, 각종 성인병이 유발되어 세포 변화로 인해 다양한 질병에 걸리게 된다. 활성산소를 제거하는 역할을 담당하는 생강의 성분은 매운맛에 들어 있는 진저롤(Gingerol)과 쇼가올(Shogaol)이다. 세계적으로 유명한 생강 연구가 이스라엘의 베어 콘 박사와 덴마크의 스리바스타바 박사는 건강을 유지하기 위해 생강을 복용한다면, 그건 마른 생강 1g이라고 발표하였다. 어떤 관절염 환자는 생강을 먹고 통증이 줄어들었다고 한 사례가 있다. 자가면역질환이 떨어지면 류머티즘성 관절염이 오게 되는데, 생강을 섭취하면 면역력이 완화되어 관절염에 도움이 된다. 초밥이나 회를 먹을 때 생강을 곁들여 먹는 이유는 생강에 강한 살균작용이 있어서이다. 회와 생강은 궁합이 잘 맞아 함께 먹으면 식중독을 예방해준다.

생강의 진저롤(Gingerol) 성분은 대장암 세포를 억제한다고 어느 연구결과에서 밝혔다. 그리고 남자의 원기회복에 좋은 생강은 정력제라고 불린다. 콜레스테롤을 억제하고 심근색, 뇌경색, 혈전증, 동맥경화를 예방하고 싶다면 매일 생강가루 3g씩을 섭취하라. LDL 콜레스테롤에 지방 단백질을 낮추어 심장질환의 산화 단백질이 23%가 감소하게 된다. 구토감을 억제하는 생강은 임산부에 입덧을 완화해준다. 생강은 항산화제를 갖고 있어 면역력이 떨어진 사람이 복용하면 면역력이 향상된다.

숙명여자대학교 류혜숙 박사(2004)의 〈생강과 참취 추출물이 쥐의 면역기능에 미치는 영향〉이라는 연구에 의하면 생강의 생체실험을 통해 염증성 사이토킨이 분비되는 효과와 클로로폼 분획물에서는 면역활성이 되었고, 항원항체 생성기능을 증가시켰더니 면역력이 증강되는 효과가 나타났다.

■ 부작용

생강은 체온을 올려주고, 찬 기운을 몰아내어 몸을 따뜻하게 도와주고, 혈액순환이 잘 되어 혈관을 확장해준다. 열이 많은 사람은 생강을 적절하게 소량을 섭취하는 것이 좋다. 생강의 매운맛은 공복 시에 복용하게 되면 위벽이 손상될 수 있다.

(14) 피칸(Pecan)

피칸은 1847년부터 재배하기 시작하였으며, 온대지역 호주와 미국, 멕시코, 북아메리카, 남아프리카, 오스트레일리아에 분포되어 자생하며, 호두나무과에 속한다. 피칸은 산이나 들에서 재배하고, 크기는 약 25~50cm, 지름은 2cm 정도의 여러해살이다. 피칸의 생산량의

80%가 미국이고, 피칸의 원산지도 미국이라 할 수 있다. 암꽃은 3~6개의 꽃이 빽빽하게 무리 지어 있고, 열매가 익으면 2cm 정도 크기에 반들반들한 타원형 4조각으로, 익으면 벌어진다. 열매는 껍질은 얇고 직사각형이다. 그러나 수꽃은 꽃가루를 생산하며, Catkin은 미상꽃차례로 가늘고 길다. 수컷이 없으면 암컷에 열매가 맺지 않는다. 그래서 꼭 수컷과 암컷을 함께 심어야 열매가 맺는다. 잎은 긴 가시모양으로 갈라져 있다. 흥미로운 사실은 피칸은 병충해에 강하고, 습기에 강하며, 영양이 풍부하다.

　피칸은 수백 년의 수명을 지니고 있다. 피칸은 암나사, 견과류, 과자원료, 식용으로 활용하고 있고, 피칸목재는 골프, 스키용품으로 사용한다. 그래서 경제적으로 도움을 주는 나무라고 한다. 인간의 뇌를 닮은 피칸의 열매 크기는 2cm 정도이며, 모양과 크기가 호두와 비슷하고, 자세히 보면 호두를 절반으로 나누어 놓은 모양처럼 생겼다. 뇌처럼 생긴 피칸은 뇌혈관에 좋다. 피칸은 견과류의 여왕이라 부른다.

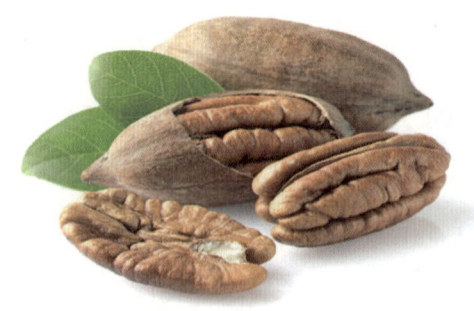

<피칸>

- **치료적 이용**

피칸은 항산화 성분과 각종 불포화지방이 풍부해 혈당을 감소시키고, 혈전의 생성을 막아준다. 그리고 혈관벽의 노화를 늦추기 때문에 혈관건강에 최고의 견과류이다. 항산화 지수를 비교한 결과 피칸이 17,940, 아몬드 4,454, 땅콩 3,166이다. (출처 : 미국 영양식품위원회, 단위 : g/100g) 땅콩과 비교하면 피칸이 6배가량 월등하게 항산화 지수가 높았으며, 아몬드와 비교하면 피칸이 3배가 높았다. 피칸은 뇌혈관을 깨끗하게 청소해주고, 비타민과 엽산이 풍부해 꾸준히 섭취하면 나쁜 콜레스테롤의 33%가 산화되어 감소한다는 연구결과가 미국 로마린다대학에서 확인되었다. 유해 활성산소를 억제하여 뇌혈관을 보호해주기 때문에 피칸은 치매, 알츠하이머, 뇌경색, 우울증, 심혈관 질환과 뇌혈관 질환을 예방하는 효과를 볼 수 있다. 신진대사를 활발하게 하여 포만감을 향상시켜 주고, 단백질과 지방이 풍부해 다이어트에도 좋은 견과류이다. 심장혈관과 동맥혈관이 발생하는 원인은 LDL 나쁜 콜레스테롤이 증가하여 질병을 유발하게 된다. 피칸은 좋지 않은 LDL 콜레스테롤을 감소시켜 주고, HDL 건강에 좋은 콜레스테롤을 높여 뇌 심혈관 질환 예방에 도움을 준다. 남성에게는 전립선암과 폐암에 좋은 감마 토코페롤 비타민 E와 항산화 성분이 풍부하게 함유되어 있다. 우리 몸의 신진대사를 높여주고 적혈구를 만들어주는 비타민 K와 비타민 E는 세포를 활발하게 만들어주는 역할을 한다. 피칸에는 비타민 A, 비타민 B, 비타민 C, 칼슘, 칼륨, 미네랄 비타민이 함유되어 있어 노화를 방지하는 데 효능이 있다. 비타민 E는 단시간에 복부비만 다이어트에 도움을 준다. 피칸의 아연은 지방이 쌓이는 것을 막아주고, 마그네슘은 혈당수치를 낮추어 당뇨에 좋다.

미국 농무부가 227종류의 견과류를 조사한 결과, 항산화 성분이 가장 많은 1위가 피칸이다. 질병으로부터 망가진 세포손상을 막아주는 항산화 물질 망간이 피칸에 풍부하게 함유되어 면역력을 증대시켜 준다. 또한 피칸의 아미노산(L-아르기산)이 모발 성장에 도움을 주고, 섬유질이 풍부해 변비를 예방해준다. 피칸은 염증완화와 뇌 기능 개선에도 효능을 지녔다. 보스턴 터프츠 의과대학의 국제학술지 영양학회지(Nutrients) 연구 발표에 의하면 당뇨병과 심장병을 앓고 있는 과체중인 비만 중년 남녀에게 4주간 피칸을 섭취하게 했더니 심혈관 질환과 당뇨병이 호전되었다. 연구결과 피칸의 비타민, 생체활성 식물화합물, 필수 미네랄, 불포화지방산이 성인병에 효과가 있는 것으로 밝혀졌다.

- 부작용

피칸은 하루에 20개 이상을 과다하게 복용하면 복통과 설사를 유발한다. 고열량 식품인 피칸은 100g당 678kcal로 과다하게 복용하면 체중이 증가되므로, 하루 섭취 권장량을 지키는 게 중요하다.

- 복용방법

ⓐ 피칸 20개, 호두 10개, 잣 20개 넣고 분쇄한다.
ⓑ 분쇄한 다음 다시 꿀, 우유를 넣고 갈아 마시면 된다.

(15) 개미취

개미취는 단년생풀로 국화과에 속하지만, 식물학적으로는 취나물의 하나이다. 뿌리줄기 부분이 자주색을 띤다 하여 한약명으로 자완(紫菀)이다.

개미취가 동의보감에는 목숨을 건지는 약초라고 하여 반혼초라 불리었고, 허준의 동의보감에는 탱알로 기록되어 있다. 그러나 일본의 하야시야스와 정태현 박사의 공동저서에 의하면 1936년도에 발간된 「조선야생약용식물」에 탱알이 개미취라고 실렸다. 개미취는 성질은 따뜻하고, 맛은 쓰고, 독이 없다. 꽃봉오리 줄기에 작은 털들이 개미처럼 붙어 있다고 하여 개미취라 부른다. 개미취 꽃말은 추억, 이별, 기억이다.

개미취의 종류는 개미취, 갯개미취, 벌개미취, 좀개미취 4종이 있다. 하지만 갯개미취는 바닷가에 서식하고, 나머지 셋은 구별하기가 쉽지 않다. 벌개미취는 무릎 정도 크기이며, 보라색 꽃이 핀다. 개미취 크기는 1~1.5m이고, 벌개미취는 50~60cm이며, 좀개미취는 45~85cm 정도 된다. 그래서 개미취만 크기가 다르고, 벌개미취와 좀개미취는 구별하기가 어렵다. 하지만 환경에 따라 크기는 조금씩 다르다. 만물이 생동하는 봄철에 어린잎을 따서 나물로 먹는다. 굶주리던 시절 보리죽으로 보릿고개를 넘기기 위해 큰 가마솥에 취나물을 가득 넣고 허기를 면하던 시절이 있었다. 그 이유는 취나물은 삶아도 양이 줄지 않기 때문이다.

취나물은 일본, 중국, 러시아, 몽골, 시베리아 지역 등과 우리나라 전국에 분포되어 자란다. 음지보다는 양지에서 잘 자라며, 생육환경은 우거진 숲속보다는 햇볕이 잘 드는 척박한 산기슭의 풀밭이나 잡초들 속에서 자란다. 12월에 잡초 속에서 홀로 자태를 품어내는 유일한 야생화꽃이 개미취이다. 생명력이 강한 만큼 약성 또한 강하다. 하지만 야생 개미취는 흔하지 않은 게 단점이기도 하다. 우리나라 토종 야생 개미취가 아니라, 최근 들어 수입 개미취가 관상용으로 정원에 많이 심어지고 있는 추세이다.

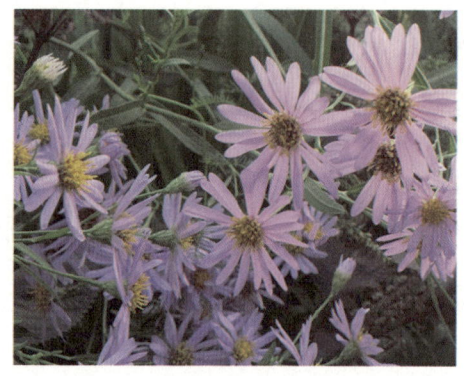

<개미취, 자완(紫菀)>

■ 적응증

높이는 0.8~1.5m 정도 자라며, 3~4월 봄에 어린잎을 나물로 먹는다. 꽃은 6~11월에 보라색으로 무리 지어 꽃이 피고, 줄기나 잎을 술로 담가서 한 달 정도 숙성시켜 마시면 된다. 문헌에는 식물 중에 '취'자가 있으면 식용으로 가능하다고 한다. 개미취는 줄기 잎을 말려서 차로 우려 마시면 피부에 탄력이 있다 하여 피부미용에 좋고, 노폐물을 배출시켜 주기 때문에 이뇨작용에도 좋다. 뿌리는 한방에서 약재로 쓰인다. 개미취는 폐결핵, 기침, 천식, 만성 기관지염, 거담, 진해거담제와 폐암에 의한 토혈에 쓰인다.

농촌진흥청에서 세포실험을 분석한 결과 개미취 뿌리에는 항암, 항균, 항염제로 대체할 수 있는 천연 식물성으로 샤포닌, 플라보노이드, 정유 등이 함유되어 있어 뿌리를 달여 마시면 항암작용이 있다고 약리실험을 통해 알려졌다.

개미취는 염증성 질환을 예방하는 데 도움이 되고, 비타민 C, 베타카로틴, 항산화 성분이 풍부하여 세포 손상을 막고 노화를 늦춘다. 국제학술지인 〈항바이러스 연구 기초과학연구원(IBS) 생명과학 연구클러스터〉의 이창준 소장 연구팀은 벌개미취에 함유된 '아스터사포닌 I'과 더덕에 함유된 '란세마사이드 A 사포닌'이 코로나 바이러스의 세포 내 침입을 막아 감염을 억제하는 사실을 규명했다고 밝혔다. (세계일보 2022. 11. 10. 자료)

개미취는 항암효과가 뛰어나 암세포의 성장과 증식을 억제한다. 실험결과에 개미취 추출물이 유방암 세포의 82.9%가량을 억제하는 효과를 보였다. (세계일보 2004. 8. 5. 자료)

암의 원인인 활성산소를 제거하여 암세포를 억제하고, 오장을 안정시켜 주고, 허약체질과 늘 피로한 증상을 개선시켜 준다. 폐를 윤택하게 하여 기관지 질환에는 최고의 보약이라 할 수 있다. 개미취는 에피프리에델라놀 성분이 세포노화를 억제하고, 말린 뿌리를 15g 정도 차로 꾸준히 마시면 기관지와 폐에 좋고, 면역력을 높여준다.

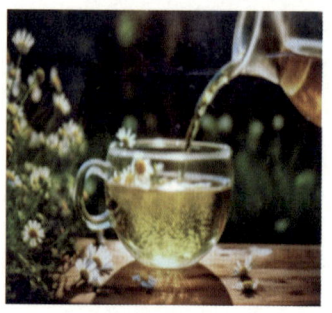
<개미취차>

■ 부작용

과다복용 시 설사와 구토 증상이 나타날 수 있다.. 개미취는 성질이 따뜻하여 열이 있는 사람은 너무 많이 마시면 안 된다.

(16) 샤프란(천연 항우울제)

샤프란(Saffron)의 생약명은 번홍화로 단년생이며, 지중해 연안이 원산지이다. 독성은 없고, 평온하고, 맛은 달다. 키는 15cm 정도 자라고, 심는 시기는 8~9월이며, 채취기간은 10~11월이다. 잎은 9~15매 정도이고, 잎이 뭉쳐져 있는 것이 특징이다. 1년에 한 번인 채취시기는 9~10월경 2주 동안에만 가능하다. 여름이 끝나갈 때쯤 라일락색의 청순하고 우아한 꽃이 핀다. 꽃말은 후회 없는 청춘이다.

샤프란꽃의 암술은 인도음식에서 향신료로 사용하고 있다. 음지보다는 양지에서 잘 자라며, 더위에는 약하고, 추위에 강하기 때문에 생육온도는 5~15℃가 적당하다. 고온다습한 남부지방보다는 북부지방 고산지대에서 더 잘 자란다.

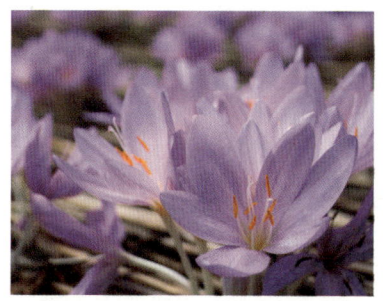

<샤프란꽃>

■ 적응증

샤프란은 관상용으로 향미료, 화장품 원료, 약재로 사용되고 있다. 말린 샤프란 암술대는 차와 요리, 음료, 향신료, 염료로 이용된다. 1g에 140개의 꽃이 필요하고, 7만 개의 꽃을 따야 1파운드이다. 그래서 흔히 샤프란차는 금보다 더 비싸다고 한다. 샤프란에는 엽산, 칼슘, 마그네슘, 나이아신, 인산, 비타민 B1, 비타민 B2, 비타민 C, 미네랄 등이 풍부하다. 연구결과 활성산소는 스트레스를 억제하고, 비타민 C는 피로를 해소한다.

샤프란의 항산화 성분인 카로틴 크로세틴은 암 항종양 효능이 있는 천연활성 화합물이며, 지용성이므로 요리할 때 오일을 넣어주면 면역력이 향상되어 자연치유가 된다. 강력한 항산화제가 뇌세포를 보호하며, 카로티노이드와 사프라날, 캠페놀, 크로세 성분이 세포를 보호하고, 염증을 개선시켜 준다. 샤프란 꽃잎의 캠페놀 성분은 염증감소에 도움을 주고, 사프라날 성분은 학습능력 향상과 뇌세포에 도움을 준다. 심신안정과 불안증세 완화에 좋아 천연 항우울제라 부른다.

건망증을 개선하는 샤프란의 쿠로신은 한방에서 치매와 건망증 치료에 이용되고 있다. 샤프란은 항산화 성분이 풍부하여 암의 주요 원인인 자유라디칼로 인한 손상으로부터 우리 몸을 보호한다. 샤프란 연구에서 정상세포는 건드리지 않고 결장암 세포만 선택적으로 성장을 억제하고 사멸한다.

샤프란의 사후나루 향기는 소량만으로도 진통, 진정, 생리통에 도움을 준다. 샤프란은 카페인 함량이 0%이다. 그래서 피로회복에 좋다. 그리고 혈액순환이 개선되어 혈액을 청소해준다. 특히 여성질환에 좋다. 식욕을 억제하기 때문에 다이어트에도 좋다. 그러나 맛은 특별하게 나지 않는다.

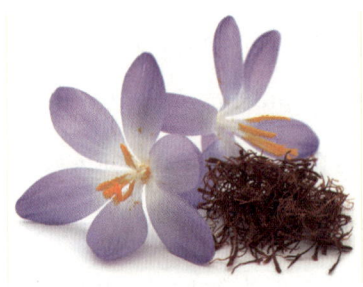

<샤프란>

■ 샤프란 식용방법

약으로 사용할 때는 차로 마시거나, 술을 담가 먹으면 통증과 혈중을 다스린다. 복통, 산후부종, 월경불순, 갱년기 장애, 골수, 피부, 폐, 전립선, 유방, 건위, 보폐, 청폐, 복통, 진정, 진통 등 다양한 곳에 쓰인다. 감기에 걸렸을 때 수술 8개 정도를 말려서 따뜻하게 차로 마시면 열이 내려간다. 시원하게 차로 마시면 심신안정과 숙면에 도움을 주고, 간을 회복시켜 준다.

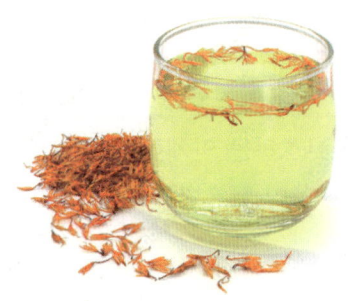

〈샤프란차〉

- **주의사항**
- 어린이는 마시지 말아야 한다.
- 자궁을 수축시키는 작용이 있어 임산부는 복용을 피해야 한다.
- 일반적으로 부작용은 거의 없다.
- 하루에 5g 이상 마시지 말아야 한다.
- 샤프란은 따뜻한 성질이므로 몸이 차가운 사람에게 도움이 되고, 열이 많은 사람은 적게 마시면 된다.
- 알레르기 반응이 있는 사람은 삼가야 한다.

(17) 단삼

단삼은 다년생으로 꿀풀과에 속하고 종자로 번식한다. 5월에 심어서 10~11월에 수확한다. 단삼의 서식지는 중국과 우리나라 중부지방에 분포되어 산지에서 자란다. 꽃은 5~7월달에 피우고, 줄기의 높이는 40~80cm 정도이며, 소엽으로 1~3쌍으로 뒷면에는 털이 있고, 꽃은 자주색이다. 뿌리는 약용으로 쓰이고, 어린잎은 나물로 먹는다.

단삼은 심장병에 좋은 한약재로 쓰이고 있다. 단삼의 성질은 차갑고 맛은 달다. 고혈압이나 협심증이 있는 사람이 복용하면 혈압을 내려주기 때문에 양을 보호하는 약재이다. 단삼의 차가운 성질은 어혈을 풀어주고 피를 만들어주어 염증을 없애주는 좋은 약재이다. 뿌리와 잎 모두를 먹을 수 있어서 버릴 것이 없는 약재라고 부른다.

단삼은 90% 정도가 중국에서 수입하고 있다. 찾는 사람들이 없어서 재배 농가가 미비하다. 인삼의 형태를 닮았고 빛깔이 붉어서 '단삼'이라고 부른다. 단삼은 오장육부 간, 심, 비, 폐, 신장을 다스린다. 단삼의 뿌리는 심장을 닮았다 하여 특히 심장에 좋은 약재로 부른다. 단삼은 심장기능을 강화하고, 혈관질환의 위험을 감소시키고, 현대의학에도 불구하고 대체의학 자연치료 요법으로 선호하는 약재이다.

단삼에는 여러 가지 이름들이 있다. 분마초, 산삼, 적삼, 홍근이라고 부른다. 그리고 단삼은 중풍과 같이 찬 사람을 치료하고, 단삼에 분마초는 무력감을 없애 준다고 하여 달리는 말을 쫓아갈 수 있게 한다고 한다.

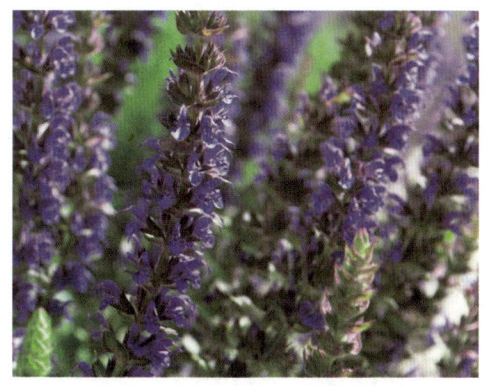

단삼은 심장혈관이 좁아지는 협심증, 변이형 협심증, 심근경색증에 가장 많이 쓰이는 약재 중에 하나이다. 그리고 연구 논문에 단삼이 관상동맥을 확장시키는 효과가 입증된 바 있다. 단삼을 4주간 투여 후 동물실험에서 콜레스테롤이 감소되어 고혈압 상승이 억제하는 효능이 있는 것으로 밝혀졌다.

2024년 3월 4일 국제뉴스 기사자료에 의하면 단삼에 탄시논 성분은 혈전을 없애고 혈액순환을 원활하게 만들어 혈관의 노화를 막아 심혈관 질환을 예방하는 효과가 있음을 밝혔다. 단삼에는 칼륨과 칼슘, 비타민이 풍부하고, 소염과 진통 작용이 뛰어나 골다공증과 관절염 뼈 건강을 예방하는 것으로 나타났다. 샤포닌과 안토시아닌, 비타민 E, 황산화 성분이 풍부하여 활성산소를 억제하고, 콜레스테롤 수치를 낮추어줌으로써 혈액순환이 원활하여 혈전을 방지하여 고혈압을 안정시켜 주고, 치매를 예방한다.

미국 뉴저지대 연구팀은 햄스터(쥐) 동물시험에서 단삼에 풍부한 탄시논 성분이 혈압을 낮추어주는 것으로 확인되었다. 탄시논 성분은 혈압 산화질소 증가 및 혈관을 이완시키는 것으로 밝혀졌다. 사람을 대상으로 실험한 결과 연구에서는 말초혈관을 확장시키고 혈압을 내리는 것으로 밝혀졌다.

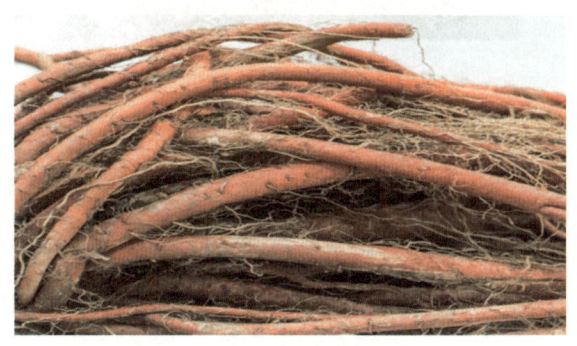

■ 적응증

　단삼에 붉은 색소성분인 탄시논 성분은 혈전 예방, 혈액순환 원활, 고혈압, 고지혈증, 심혈관 질환과 노화를 예방해준다. 즉 탄시논 성분은 지방을 태워주기 때문이다. 연구 논문에 의하면 비만인 쥐에게 단삼을 투여한 결과 혈중 중성지방 30%가 억제되었다. 또, 단삼은 생리불순, 생리통을 완화시키고, 산후복통과 부인병에 효과가 있는 것으로 확인되었다.

　단삼의 주요 성분 탄시논 성분은 대사조직을 보호하고 뇌경색과 치매를 예방한다. 탄시논 성분은 심근색과 극소성 빈혈 지속시간을 단축시켜 주고, 협심증과 심혈관 질환치료에 효과적인 것으로 알려져 있다. 단삼의 면역활성 물질이 적혈구 세포를 증가시켜 주기 때문이다. 메디컬 투데이 2020년 10월 22일자 경희대학교 한의학과 김봉이 교수팀은 '심혈관 질환의 치료제로 잘 알려진 단삼에는 특히 4가지 암 · 간 · 신경계, 심혈관 질환까지 효능을 입증했다'고 밝혔다.

단삼은 우리 몸에 세포 독성을 사멸시켜 면역력이 증가한다. 단삼은 간경화를 일으키는 지방간에 세포활동을 억제한다. 그래서 한방에서 단삼의 말린 뿌리는 심장을 다스리는 약제로 쓰이고 있다. 단삼은 알츠하이머 치매와 허혈성 뇌졸중 그리고 다양한 신경계 질환에 신경보호 효과가 있는 것으로 나타났다.

■ 단삼 부작용

단삼 어린잎은 나물로 먹고, 또 어린잎을 나물밥을 지을 때 넣는다. 단삼 뿌리를 4~8g을 30분간 달이다가 약한 불로 20분 정도 달여서 차로 마시면 된다. 단삼은 찬 성질이라 임산부가 복용하면 유산에 위험이 있어 복용하면 안 된다. 과다하게 복용하면 식욕부진과 복통을 일으킨다. 단삼은 차가운 약제라 몸을 따듯하게 해주는 약제와 같이 복용하면 좋다. 음과 양이 조화를 이루는 약제와 사용하면 보약이다.

✦ 04 ✦
면역력을 높이는 물
- 지하 암반수

"좋은 물만 마셔도 90% 이상은 성인병을 예방한다."

우리의 몸은 70%의 물로 구성되어 있고, 인간이 태어나 죽을 때까지 생명을 유지하는 것도 물이다. 그러나 체내의 물이 60%이면 고질병인 암, 중풍, 치매, 고혈압, 당뇨병, 갑상선 등이 왔다는 예고이다. 50%이면 내 몸에 순환이 안 되어, 몸속 어딘가의 하수구가 막혀 흐르지 못하고 있다는 신호이다. 인간의 몸은 물이 50%가 되면 사망에 이르게 된다. 그래서 사람이 건강을 유지하려면 하루에 물 2L를 복용하라는 말이 있다. 몸의 혈액순환을 잘 되게 하려면 꼭 물을 챙겨 먹어야 한다. 신체의 노화뿐만 아니라 질병을 예방할 수 있다는 것이다.

세계보건기구(WHO)에 따르면 물만 잘 마셔도 90% 정도 질병을 예방할 수 있다고 한다. 우리 몸의 면역력을 높여주는 물은 소화, 노화,

순환, 체온, 배설, 혈압 등을 조절하고, 피부를 탱탱하게 해준다. 좋은 물은 맑고 차가워야 하며, 물이 살아있다고 볼 수 있다. 마시는 물은 마셔도 탈이 나지 말아야 한다.

암반수는 빗물이 고여 땅속 바위 아래에서 흐르는 물이다. 3개 이상의 수맥이 만나서 각 구간에 10개 이상이 모이면 수중펌프를 사용해 지상으로 끌어 올린다. 그리고 수질검사를 통해 유해성분이 함유되어 있는지, 건강에 유익한지 파악한 다음 음용수로 사용해야 한다. 지표층에는 암반이 없다. 암반수는 평균적으로 30~40m 이상 아래에 있으며, 암반수에서 100년 이상 고여 있는 물, 즉 천연 암반수에는 다양한 천연미네랄이 20여 종 함유되어 있다. 그래서 백두산 ○○암반수, 제주 ○○암반수, 충청 ○○암반수 등이 천연 알칼리수로 시중에 판매되고 있다. 암반수는 300m, 400m, 500m라고 다 좋은 암반수가 아니라, 암반수는 주변 환경이 깨끗해야 한다. 지하수 성분인 암모니아, 염소, 탄소, 수소, 나트륨 등은 건강을 해칠 수 있어서 축사, 공장, 광산 등이 없는 지역의 오염되지 않은 물을 마셔야 한다. 또 지하수는 적어도 150m 이상에서 끌어 올려야 좋다. 하지만 암반수의 경우는 300m 이상에서 올리게 되면 알칼리수뿐만 아니라 몸에 좋은 다양한 성분들이 치매, 암, 중풍, 성인병에 도움이 된다. 지하수는 수질검사를 2년에 한 번은 꼭 하는 것이 바람직하다.

프랑스 에비앙 물 사업은 1843년에 시작하여 지금까지 약 170년이 되었다. 에비앙 생수는 연간 150만 톤이 생산되며, 150개국에서 90만 톤을 생산하고 있어 전 세계적으로도 유명하다.

그에 반해 우리나라는 1968년부터 지하수 개발이 시작되었다. 암반지하수(岩盤地下水)에 대한 관심과 지하수 자원에 대한 수맥도(水脈圖)를 과학적으로 측정하기 위해 지하수 수위등고선도(水位等高線圖)를 이용하여 지하수의 물줄기 흐름방향을 알아낼 수 있게 되었다. 우리나라는 프랑스보다 167년이나 뒤늦은 2010년경 본격적인 물 산업이 활발하게 움직이게 되었다. 보해소주 측은 수질검사를 서울대학교 농업생명과학대학 농생명과학 공동기기원에 의뢰하여 'ND' 판정을 받았다고 한다. 'Not Detected'의 약자가 'ND'이다. '검출 한계 미만'은 우라늄이 검출되지 않았다는 것이며, 청정지역 장성을 의미하고 있다.

■ 치료적 이용

제주 지하 암반수 화강암은 국내에서 유일하게 세포활성 효과에 좋은 '바나듐'이 함유되어 있다고 한다. 바나듐이 부족하게 되면 우리 몸은 신장질환과 심혈관 질환, 생식기 질환이 저하되어 여러 가지 질병에 걸리게 된다. 미네랄 중의 하나인 바나듐은 치아뿐만 아니라 골다공증 치료에도 효능이 있어 수시로 마시게 되면 콜레스테롤을 낮추어 혈압과 동맥경화증을 완화시켜 주며, 꾸준히 마시게 되면 활성산소를 빼주어 항암효과와 성인병을 예방할 수 있다.

천연 암반수는 미네랄이 풍부해 목욕하면 피부가 매끄럽고, 피부병에 탁월하며, 물맛이 부드럽다. 면역기능 회복에는 지하 암반수가 최고이다. 몇 년 전 골다공증으로 병원처방을 받아 약을 먹었으나 효과가 없어 일주일에 세 번 지하 암반수 물을 가져와 집에서 다시 칠보석에 24시간 동안 담가서 마셨더니 통증완화에 큰 효험을 보았다. 대체의학 박사과정을 공부할 때 동양의학에서 암반수를 마시게 되면 골다공증에 효능이 있다는 말에 귀가 솔깃하여 연구논문들을 찾아보고 직접 내 몸을 치유하게 되었다.

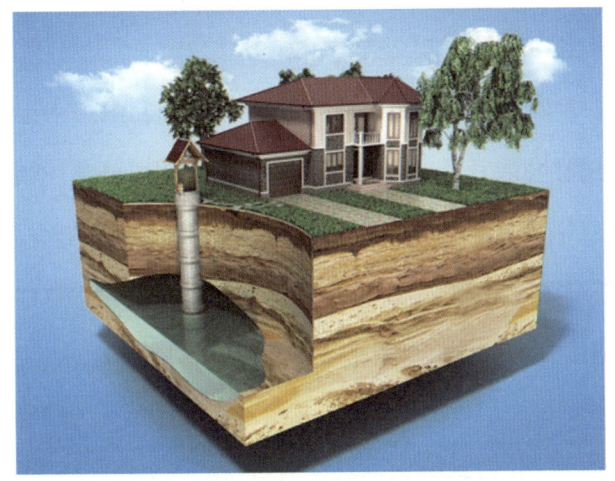

<지하 암반수>

천기누설 MBN 보도자료에 의하면 공기리 마을의 한 주민은 후두암에 걸려 말하기조차 힘들고, 음식을 씹기조차 어려워 숨쉬기가 힘들었는데, 천연 암반수 물을 마시고 후두암이 치료되었다고 한다. 제주대학교 의학전문대학원 고과표 교수팀 연구진은 임상연구를 통해 제주 지하수가 당뇨병 치료에 효과가 있다는 연구결과를 발표하였고, 그 연구논문은 세계 최초로 물에 대한 국제 저명 학술지에 실렸다.

지하 천연 암반수는 천연미네랄인 단백질, 탄수화물, 비타민, 지방 등 우리 몸에 필요한 5대 영양소와 칼슘, 칼륨, 인, 나트륨, 마그네슘 등이 다양하게 함유되어 있다. 물이 부족하면 급속도로 노화되고, 미네랄이 부족하면 인체의 균형이 깨져 신진대사에 문제가 생겨 다양한 질병들이 발생한다. 그래서 물을 하루에 2L 정도를 마시게 되면 몸에 순환이 잘 되어 피로와 감기, 인체 면역기능이 개선되고, 다양한 성인병 예방에 효과가 있는 것으로 알려져 있다.

질병관리본부가 2015년에 노인을 대상으로 2,876명을 조사한 결과 몸의 영양이 부족하거나 불균형한 것으로 나타났다. 갱년기로 인해 남녀 모두 호르몬이 깨지면서 골다공증으로 인해 칼슘은 81.7%로 불균형이 가장 높았고, 영양의 불균형은 비타민 B2는 71.8%, 지방 70.5%, 비타민 C 66.3%, 비타민 A 62.9%, 단백질 30.1% 순으로 나타났다.

지하 암반수 바나듐은 항산화 작용과 항암효과가 있으며, 뼈와 치매에 좋은 규소가 함유되어 있어 질병을 예방하는 데 도움이 된다. 요즘 사람들은 마트에서 물을 구매할 때도 깐깐하게 따져가며 구매하는 소비자가 늘고 있다. 좋은 물만 마셔도 90% 이상은 성인병을 예방할 수 있다고 한다. 그래서 최근에는 지하 암반수 400m, 500m로 버섯재배, 목이버섯 재배로 주목을 받고 있다. 제주도 보건환경연구원은 세계 물 포럼에서 지하수의 천연미네랄은 콜레스테롤을 낮춰주는 바나듐이 함유되어 당뇨병과 고지혈증을 개선시켜 면역항체가 증가한다고 발표하였다. 숙성시킨 암반수가 다양한 성인병에 면역력을 높여주는 효과가 있다고 경북대학교 정규식 박사의 임상시험에서도 입증되었다.

좋은 술은 좋은 물맛에서 비롯되고, 장을 담글 때도 좋은 물에서 장맛이 결정된다. 오래 두고 먹을수록 장이 변하지 않는다. 그래서 옛 선조들은 장아찌, 식초, 장을 담글 때 약수를 떠다가 끓인 다음 식혀서 된장을 띄운다. 그렇게 만든 된장은 발효가 촉진되어 깊은 맛을 내고, 좋은 물은 약된장과 약간장이 만들어진다고 한다. 발효효소 음식을 만들 때에도 미네랄이 풍부한 암반수를 넣게 되면 규산, 인산, 칼륨, 마그네슘에 의해 빠르게 발효되지만, 미네랄이 낮은 연수물을 넣게 되면 발효가 더디게 활동하여 쉽게 변질된다.

20년 전 청주에 있는 초정리 광천수에 여행 도중 들리게 되었다. 세종대왕이 60여 일 머물면서 앓고 있던 안질을 고쳤다는 일화로 유명한 곳이다. 영국 나포라 나스 광천수, 미국 샤스타, 그리고 우리나라의 초정리 광천수는 세계 3대 광천수로 광천학회가 선정한 유명한 광천수이다.

광천수에는 철분, 칼륨, 칼슘, 마그네슘, 라듐으로 '이 물로 목욕을 하면 병이 낫는다'고 적혀져 있었다. 산성체질을 알칼리성 체질로 바꿔주어 체질 개선효과가 탁월하다. 초정리 광천수가 몸에 좋다고 하여 욕심을 내어 집에 가져왔으나 심한 탄산성분 때문에 마실 수가 없어 먹지 못하고 버렸던 적이 있다.

물이 부족하면 우리 몸은 노화와 여러 가지 질병을 일으킨다. 하루에 7~8잔 2L의 물을 마시게 되면 혈액순환이 잘 되어 피부노화와 감기, 각종 질병이 예방되며, 수분이 부족하면 순환이 안 되어 젊어도 얼굴이 푸석푸석하여 주름이 생기고, 뱃속이 차가운 음(陰)의 성질이라 소화가 안 되어 소화장애로 인해 몸이 차갑고 성격이 예민하여 신경질적이게 된다. 이런 사람은 대체로 찬물을 좋아하고, 하루에 물 한 컵 이상은 마시지 않는 편이다.

여자의 경우 생리통으로 고생하고, 순환이 안 되어 손발이 차가워 여러 가지 질병에 노출되기 쉽다. 하루에 7~8잔의 물을 항상 따뜻하게 마시면 음(陰)의 체질도 양(陽)의 성질로 바뀌어 혈액순환이 잘 되어 건강한 체질로 바뀌게 된다. 물만 잘 마셔도 보약이 따로 없다. 암환자의 경우엔 순환이 안 되어 죽는다. 그러다 보니 양의학에서도 온열요법과 면역요법, 식이요법, 대체요법으로 암환자를 치료하고 있다.

과일이든 물이든 모든 음식은 따뜻하게 섭취하여야 한다. 체온을 1℃ 올리면 면역력이 5배 올라간다는 국내외 연구결과들이 있다.

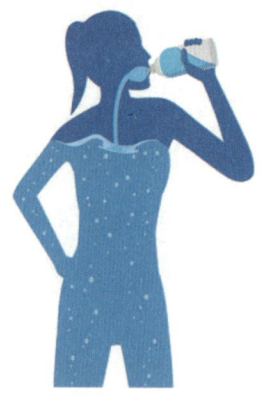

<천연 암반수>

■ 부작용

부종이 있거나, 갑상선 저하증을 앓고 있거나, 신장기능이 좋지 않을 때 부정맥이 있는 사람은 물을 많이 먹게 되면 저나트륨 혈증이 생길 수 있어 하루에 2L 이상은 섭취하지 말아야 한다. 물을 과다하게 마시게 되면 신장에 부담을 줄 수 있다.

■ 꿀조언

① 걷기운동 효과(걸을수록 뇌가 젊어진다)

걷기운동의 놀라운 효과는 운동부족으로 연관된 암, 비만, 고혈압, 어깨결림, 요통, 심근경색, 통풍, 협심증, 치매, 골다공증 등 다양한 질병을 예방한다. 연구조사에 의하면 심근경색에 걸리지 않으려면 하루에 1만 보 이상 걸어야 한다는 연구결과가 나왔다. 운동하기 전에는 스트레칭을 해야 하며, 20분마다 수분을 섭취하게 되면 운동효과를 높여준다.

유산소 운동으로 1시간 걷기운동을 하면 약 200kcal가 소모된다. 일주일에 3~4회 지속해서 꾸준히 운동하는 습관이 매우 중요하다. 그러나 흔히 사람들은 작심삼일 정도 하다가 포기하는 경우가 다반사다.

고혈압을 예방하려면 하체 근육의 혈류를 증가시키는 걷기운동이 중요하다. 새로운 모세혈관이 생산되어 기초대사량을 높여주고, 에너지 소비량을 높여주기 때문에 근육의 수축과 이완이 반복되면서 혈압이 개선되고, 호르몬 분비가 억제된다. 심장질환에 걷기운동은 자동차의 브레이크와 같다. 하반신의 뭉친 혈액을 풀어주어 혈액순환이 원활하게 심장으로 전달되고, 심장병 예방에 도움을 주기 때문이다. 60년 전만 해도 자가용이 없던 시절이라 대중교통을 이용하고, 하루에 몇 십 분은 통상적으로 걸어서 학교에 다녔던 시절이 있었다. 지금처럼 비만과 성인병들이 없었던 것은 많이 걷고 많이 움직였기 때문이다. 자동화가 없이 농수산업을 수작업으로 하면서 신체활동이 왕성했던 그때는 지금처럼 비만, 당뇨병, 고혈압, 심장질환, 암 난치병들이 흔치 않았다. 최근 들어 가정마다 승용차 한 대는 기본이다. 걷기보다는 대중교통에 익숙하여 편리해지면서 걷는 자체를 싫어하기 때문이다. 이러다 보니 운동부족으로 연결되는 고혈압, 뇌졸중, 심근경색증, 암 등 위험한 고질병들이 발생하고 있다. 걷기운동은 몸을 움직여 찬 냉기를 몰아내고, 혈액을 정화해 피를 맑게 하여 성인병을 예방하는 효과를 가져다준다.

걷기운동의 직립자세는 엉덩이, 항중력은 근육, 두뇌세포가 활성화되므로 인지기능이 완화되어 치매에 좋다. 하체를 단련하면 칼슘이 부족해서 오는 골다공증과 요통, 그리고 허리와 무릎 통증을 완화시켜 준다. 편안하게 걸으면 뇌의 알파파가 나오면서 기분이 좋아지고, 우울증과 스트레스 해소에 도움을 준다.

걷기운동은 과격하게 걷는 것보다는 내 몸의 상태에 맞게 하여야 하며, 무리한 운동은 금물이다. 바른 자세로 꾸준히 장기간 지속해서 걷는 것이 중요하다. 성인병에서 벗어나려면 하루 1시간 투자하여 유산소 운동으로 고지혈증, 비만, 고혈압, 당뇨병, 심혈관 질환 예방과 치료효과를 볼 수 있다. 유산소 운동은 심신을 안정시켜 주고, 스트레스가 완화되고, 걷는 운동은 폐활량이 좋아지고, 건강을 유지시켜 준다.

유산소 운동은 체지방이 감소하여 비만에 효과적이다. 서울 아산병원 노인 1,348명의 분석결과, 노인의 걷는 속도가 떨어질수록 건강이 나빠질 위험이 크다고 한다. 1분에 40m를 못 걷는 거북이 노인이 사망위험이 2.5배 더 높다는 연구결과가 나왔다.

일본의 뇌과학자 오시마 기요시 박사는 "걸을수록 뇌가 젊어진다"라고 한다. 걷지 않으면 뇌는 굳는다. 움직인 만큼 뇌가 젊어진다. 그러나 요양원의 어르신들은 대체로 걷는 자체를 싫어하고 누워 있기를 좋아한다. 장기요양 등급을 보면 치매 등급으로 입소한 경우가 99%이다. 그래서 오전 오후 두 차례 걷기운동을 하고 있다. 국제학술지 '노인의학분야'에 의하면 한 대학의 연구소에서 발표한 연구결과, 일주일에 세 번씩 느긋하게 걷기만 해도 학습, 집중력 및 추상적 사고능력을 15%나 끌어올릴 수 있다는 것이다. 임상노화 연구에서 노인의 건강 핵심지표는 적절한 보행속도를 유지하여 걷는 것이 인지능력 향상에 중요하다.

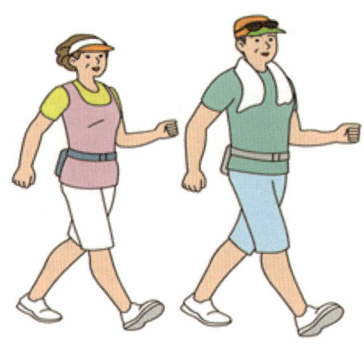

<걷기 운동>

② 맨발걷기 효과(발은 인체의 축소판)

　발바닥은 인체의 축소판이라고 부르며, 제2의 심장이라고 한다. 우리 몸은 뇌 다음으로 심장이다. 혈관질환의 주범은 심장이며, 심장이 건강해야 여러 가지 질병에 걸리지 않는다. 발바닥에는 오장육부의 반사구가 있다. 맨발로 걷게 되면 혈액순환이 잘 되어 몸이 이완되고, 머리가 맑아져 몸이 가벼워지고 피곤함이 사라진다. 사람이 죽을 때 심장에서 가장 먼 곳 엄지발가락부터 죽는다고 한다. 엄지발가락은 두정엽 머리에 해당하며, 심장의 혈액순환이 잘 돼야 심장질환과 고혈압, 고질병을 예방한다. 맨발로 걷게 되면 혈액순환이 잘 될 뿐만 아니라, 오장육부가 발바닥에 있어서 소화기능과 중추신경 질환에 의한 치매와 불면증이 개선되고, 내분비 질환을 예방하여 머리가 가벼워져 면역력이 향상된다. 맨발 걷기운동은 각 부분의 장기와 연결되어 혈액순환이 좋아짐에 따라 면역력이 높아져 자기 스스로 자가치유가 된다. 몸이 피곤할 때 발 마사지를 하게 되면 잠이 스르르 오는 것이 바로, 발을 지압만 하였으나 전신에 혈액순환이 이완되어 잠이 오는 것이다. 즉 발바닥 반사구를 만져도 오장육부가 편안해진다는 뜻이다. 정신과 질환에 스트레스는 만병의 원인이 되고, 활성산소를 만들어내어 무서운 암을 유발하여 일상생활에 어려움을 겪게 된다. 연구에 의하면 맨발 걷기운동은 정신과 스트레스성 질환과 학습능력 향상에 효과적이라는 연구결과가 있다. 맨발 걷기의 효능은 머리가 맑아지므로 기억력이 좋아지고, 치매를 예방하고, 스트레스를 완화시켜 주어 불면증 완화와 숙면 유도에 도움을 준다. 또한 당뇨와 고혈압, 대사증후군 질환을 예방한다.

2015년 3월 미국 피츠버그대학교의 제임스 오슈만 박사(James L. Oschman) 연구팀은 "맨발이나 손 등의 신체가 지구 표면과 직접적으로 접촉하는 것은 염증, 면역반응, 상처치유, 만성염증 및 자가면역질환의 예방 또는 자연치유에 도움이 된다"고 인플라메이션 연구를 통해 국제학술지에 발표한 바 있다. 맨발 걷기의 효능 중에는 황톳길에서 걷게 되면 황토에 천연항균 물질의 미생물과 효소가 함유되어 스트레스 해소와 심신을 안정시켜 주고, 심호흡을 하면서 걸으면 심폐기능이 좋아져 폐활량이 높아지고 면역기능이 올라간다. 맨발 걷기운동은 아무 곳에서나 하면 절대로 안 된다. 바닥에 유리조각이나 돌멩이가 있으면 발에 상처와 골절이 될 수 있어 주위를 살펴보고 걷는 것이 중요하다. 맨발 걷기는 발에 지압을 해주기 때문에 너무 빨리 걷는 것보다 산책하듯이 편하게 자연과 대화하듯 느릿느릿하게 천천히 걷는 것이 좋다. 신진대사를 활발하게 하는 맨발걷기 운동은 무리하게 걷는 것보다 30~40분 정도가 적당하다.

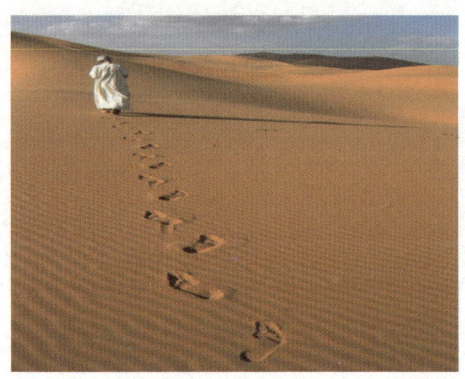

\<걷기운동\>

수맥파와 질병과에 관계
"잠자리에서 수맥파만 피하여도
암, 중풍, 당뇨, 고혈압, 치매 고질병을 살린다."

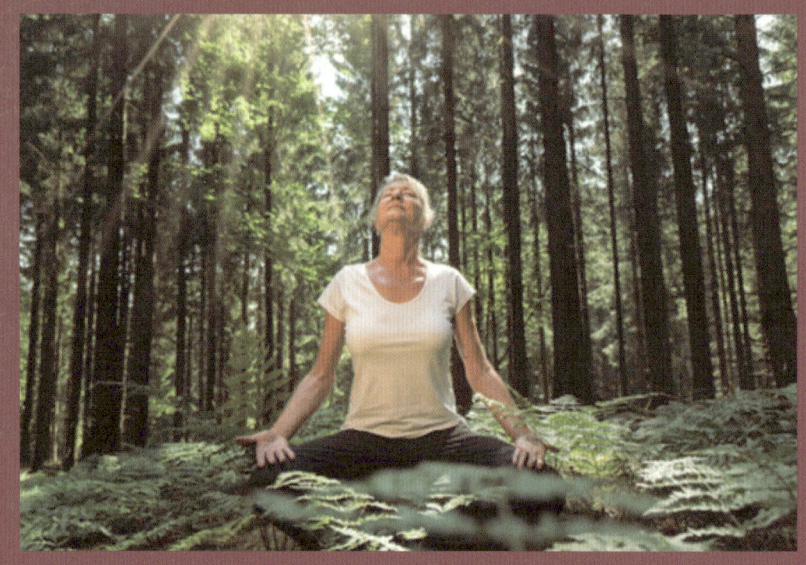

<기(氣) 에너지>

"자연은 무의미한 행동을 하지 않는다는 것이다."

(아리스토텔레스)

제4장

수맥
(水脈)

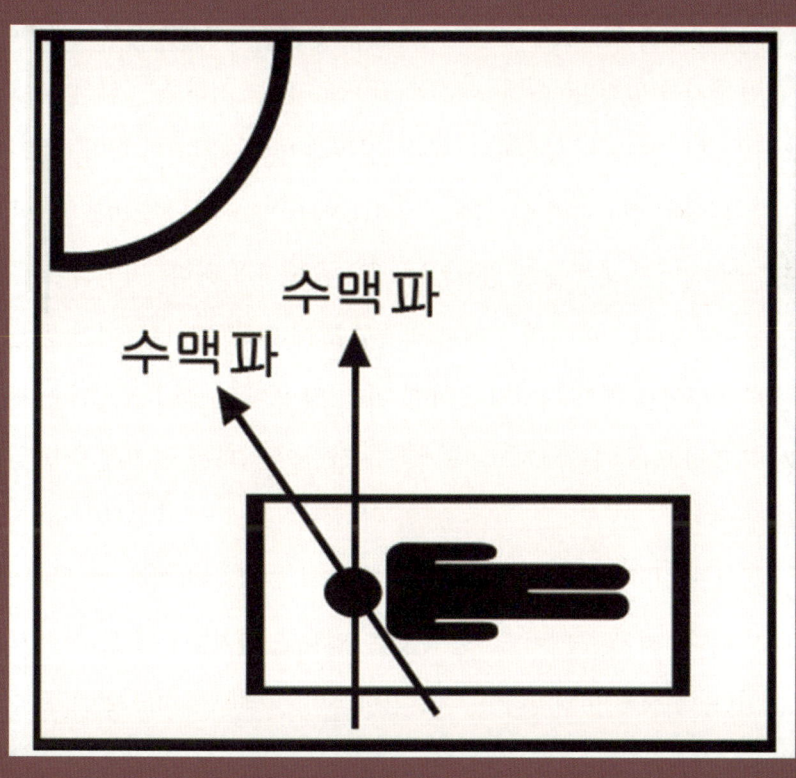

01
수맥이란

　수맥이란 지하 20~100m에서 폭이 좁은 지층을 따라 흐르는 지하수 물줄기를 말한다. 수맥(水脈, Water vein) 또는 지하수는 암석 속에서 인체의 혈관처럼 강, 바다, 땅속, 산꼭대기에 연결되어 있다. 지하수층을 이루면서 수맥에 의해 진동파(7.83Hz)가 교란되어 변조 및 변형되어 에너지 파동을 발생시키는 것을 수맥파라 한다. 지구의 고유진동수(7.83Hz)가 에너지 수맥파에 결합할 때 건축물, 나무, 기계 등은 물체에 영향을 받아 견디지 못하게 된다. 땅 밑에 수맥이 있으면 신체가 피로하고 무기력해지고, 수맥파가 사람의 뇌파를 간섭해 숙면을 방해한다.

　해외 양의학 의사들의 논문을 보면 수맥 유해파에 의한 연구논문들이 많다. 최근 수맥이 암 질병에 큰 영향을 미치는 것으로 밝혀지고 있다. 수맥파는 횡파가 아니고 감마파의 성격을 가지고 있어 종파이다. 종파는 일정하게 밀려가는 파장이기도 하다. 파장으로 어떤 물체이든 투과를 하게 된다. 땅속의 지하수가 암석 속에서 지하수층을 이루면서 움직이는 것을 수맥이라고 한다. 수맥은 땅에 흐르는 물줄기로서 인체 혈관처럼 지하 어느 곳에나 거미줄처럼 연결되어 있다. 수맥이 흐르는 속도를 실제 측정한 미국 지질학자 존맨 박사는 수맥파가 하루에 1.5mm를 움직이는데, 움직이지 않는 지하수는 없다고 했다.

수맥이 흐르는 땅속을 도랑이라고 볼 때 도랑의 양쪽인 물과 흙의 경계선에선 특이한 에너지 파동이 발생한다. 이때 방사되는 파동은 인체의 전자기장에 영향을 미친다. 수맥파를 찾기 위해서는 추(다우징 또는 팬듈림), 엘로드, 나뭇가지 등을 사용하지만, 예민한 사람들은 기(氣) 에너지를 통해 수맥파를 감지하고 수맥을 찾을 수 있다. 서양에서는 이 같은 기술을 깊이 연구하는 연구소들이 많다. 물론 초음파나 전자파 등의 현대 과학장비를 동원하여 수맥을 찾기도 하나, 그 정확도가 잘 훈련된 인간의 감지능력을 능가하지는 못한다.

02
기(氣) 에너지

　기(氣)는 만물의 근원이며, 우주의 기운을 순환시킨다. 모든 물체와 생명체는 기(氣)로 이루어져 있다. 우주의 기(氣) 에너지는 어떻게 느낄 수 있을까? 들숨과 날숨 호흡법 등 숙련된 수련을 통해 우리 몸은 우주의 에너지와 자신의 기(氣) 에너지 감각을 느낀다.

　눈에 보이지 않는 기(氣)는 마이너스(-) 기(氣)와 플러스(+) 기(氣) 에너지가 있다. 우리는 흔히 사람을 만났을 때 좋은 기운의 기(氣) 에너지와 나쁜 기운의 기(氣) 에너지를 느끼게 된다. 왠지 좋을 것 같은 사람과 왠지 불길한 예감이 드는 사람이 있다. 사람은 눈에 보이지 않는 3가지 기운으로 살고 있다. 3가지 기운은 원기(元氣), 정기(精氣), 진기(眞氣)로 나누어진다. 원기(元氣)는 선천적인 고유의 기(氣) 에너지이고, 정기(精氣)는 수행을 통해 만들어지는 기(氣) 에너지이다. 마지막으로 진기(眞氣)는 기(氣) 에너지와 정신수련을 통해 얻어지는 좋은 기

(氣) 에너지이다. 보이지 않는 우주에는 기운이 자연과 우리 몸에 존재하고 있다. 기(氣) 에너지를 우주의 물질, 근원 본질은 눈으로 볼 수 없지만, 기(氣) 에너지로 느낄 수 있는 것이 수맥이다.

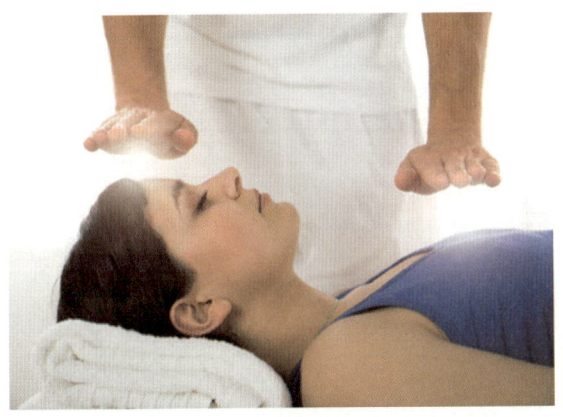

<기(氣) 에너지>

✦ 03 ✦
수맥 탐사기 엘로드

    수맥 탐사를 위한 뇌파공명 훈련법에는 Y-ROD, L-ROD, O-RING Bio Energ Test, O-RING, Pendulum이 있고, 수련의 원리는 수련의 훈련을 통해 기감훈련을 하게 되며, 이것을 통해 진동과 파장을 감지하게 된다. 직관력 감정과 기감훈련을 병행하게 되면 보는 안목이 넓어져 사람의 얼굴만 보아도 마음으로 교감하고 소통하게 된다. 수련의 기감훈련을 통해 몸과 마음이 가장 맑은 상태를 불성(佛性) 또는 천심(天心)이라 한다.

    수맥 탐사를 할 때 먼저 수맥 탐사 엘로드를 들고 탐사하기 전에 주문을 외운다. '수맥이 있다, 없다'라고 마음속으로 자기 암시를 하며 주문을 한다. 엘로드(L-Rod) 잡는 자세는 어깨너비만큼 양손을 벌리고, 허리 정도에서 엘로드를 엄지와 검지 등으로 가볍게 말아 쥐기를 했는가 확인한다. 팔에 힘을 빼고 가볍게 70~80도 정도의 각도를 유지하면 된다. 눈의 위치는 전방을 주시하고 사각으로 엘로드 끝을 보면서, 머리와 등은 일직선의 자세가 되어야 한다. 너무 뒤로 넘어가는 자세나, 너무 앞으로 숙이는 자세는 지적하여 수정해주어야 한다. 걸음걸이는 너무 빠르게 걸으면 안 되고, 탐사자의 발 반걸음씩 살살 조심하게 걸어야 한다. 수맥 라인을 찾았을 때, 한 걸음 한 걸음 발 중간에서 반 발씩 붙여서 걸어야 한다. 라인을 찾고 출발할 때는 아주 천천히 걸어야 한다. 수맥을 마음속으로 부르면서 걸어가면 된다.

수맥은 땅 밑을 흐르지만 상류, 하류가 있어 수맥이 상류와 하류가 존재하는지, 수맥인지 아닌지를 구분하는 게 중요하다. 상류, 하류의 수맥을 찾았다면 선을 긋든지 아니면 실이나 끈으로 표시를 해두어야 수맥의 폭을 알 수 있다. 수맥은 누구나 아무나 할 수 있는 건 아니다. 수맥을 같이 배운 사람도 엘로드를 가지고 실습을 하게 되면 수맥을 찾는 경우는 그리 쉽지 않다. 즉 기 + 에너지 + 명상 = 영이 맑아야 한다. 중요한 건 인간의 초능력을 통해 감지된다.

비가 오는 날은 피해야 한다. 몸 상태가 좋지 않으면 하지 않아야 하고, 술에 취한 상태에서는 하지 않아야 하며, 상갓집을 다녀왔을 때는 하지 않는다. 즉 몸이 아팠을 때, 스트레스를 받았을 때는 피해야 하며, 건강이 좋지 않으면 수맥 탐사는 해서는 아니 된다. 무작정 하게 되면 기 에너지가 발생되지 않는다는 것이다.

수맥파란 무엇인가? 전자기파 중에서 무게 통과역이 가장 센 것이 감마선이다. 수맥파로 해로운 지구 방사선은 교란지대, 병인성 지대이며, 뇌파의 주파수(Hz), 전류 크기, 정신상태에 따라 다르다.

뇌파	주파수(Hz)	전류 크기	정신상태
δ파(델타파)	0.5~4	200μV 이상	깊은 수면, 혼수상태
θ파(세타파)	4~8	5~20μV	1차 수면상태, 창의적, 졸린 상태, 초학습력
α파(알파파)	8~14	200μV	명상상태, 근육이완, 긴장완화, 안정된 상태
β파(베타파)	14~30	5~10μV	

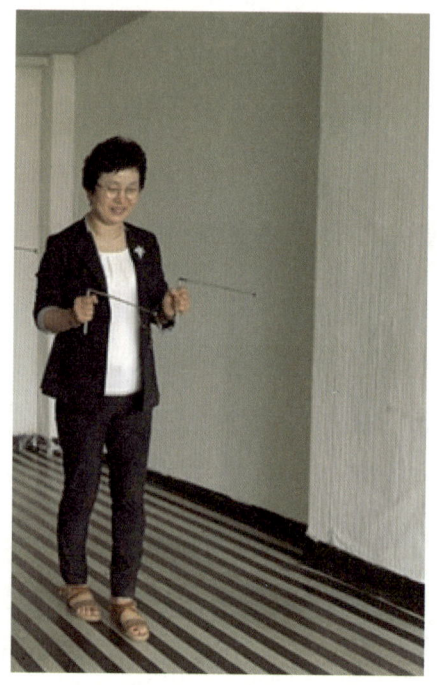

<엘로드(I-Rod) 수맥 탐사>

수맥이 없으면 엘로드가 \/자 모양 형태로 돌아가고, 수맥이 있으면 X자 형태로 유지되다가 수맥이 없는 곳에서 다시 ⇑자 평행상태로 자동으로 움직이며 돌아간다. X자 형태로 유지되면 그곳은 수맥이 흐르고 있다.

╳자 형태에서 끝나는 거리가 수맥폭이 된다. 수맥의 흐름을 알아내기 위해 엘로드로 '우향우'와 '좌향좌'를 해보면 어느 쪽에서 수맥이 흐르는지를 확인할 수 있다.

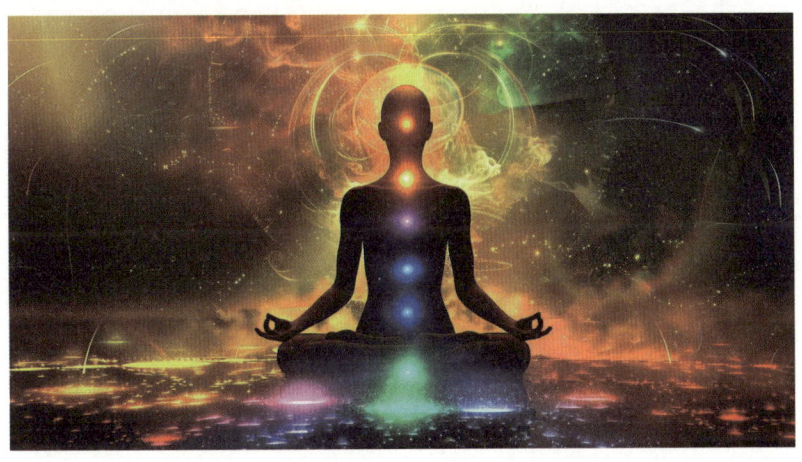

04
수맥 탐사봉(다우징) 팬듈림

다우징(Dowsing)이란 도구를 이용해 땅속의 수맥, 광맥 등 물질의 위치를 찾아내는 것을 말하며, 자연 물체를 통해 감춰진 인간의 능력을 부활 또는 개발하려는 것이다. 이를 시행하는 사람을 통칭해서 '다우저(Dowser)'라 한다. 직관력 감정과 기감훈련의 수련 원리로 L-ROD와 팬듈림을 위주로 하고 있다. 그러나 치유 다우징은 수련원리를 하게 되면 누구나 쉽게 할 수 있다. 팬듈림을 3분에 2 정도 줄을 잡고 염력에 의해 손에 쥐고 있는 팬듈림이 움직이기 시작한다. 이때 엄지와 검지만 잡고 나머지 손가락은 가만히 쥔다. 주문을 외운다. 가령 수맥이 있는지 물을 때 수맥이 '있다, 없다'라고 마음속으로 말한다. 팬듈림이 움직일 때까지 정신을 집중하여 인내심을 가지고 천천히 팬듈림을 응시하며 기다린다. 팬듈림은 직선의 움직임, 시계방향의 움직임, 타원형의 움직임, 위로 아래로 다양하게 염력을 통하여 움직인다. 소음이 없는 장소, 조용한 곳에서 실시한다.

아주대학교 공과대학 기계공학부 오홍국 교수는 기계의 발명으로 인해 수맥을 찾을 수 있는 학회나 많은 연구를 기대하고 있다. 다우징은 암환자에게 필요한 어떤 약이 좋은지 확인할 수 있다. 수맥 탐사봉에 질문하고 답을 구하는 것이다.

1995년 6월 서울 서초구 삼풍백화점이 원인은 부실설계와 시공과 무리한 증축과 확장으로 인해 건물이 무너져 대형사고로 수천 명의 인명피해가 있었다. 며칠째 콘크리트 속에 묻혀 있던 사람을 수녀님이 인명구조 현장에 나와 다우징 수맥추봉 하나로 감지해 콘크리트 속에 사람이 생존하고 있다고 하여 수녀님의 지시대로 구급대원들은 콘크리트 깊은 곳을 수색해보니 진짜 젊은 사람이 살아있었다. 수녀님이 사람을 찾아냈던 도구가 바로 수맥 탐사봉 다우징 또는 팬듈림이다.

삼풍백화점 사고 때 목포대 임경택 교수가 사람의 기가 느껴진다고 예언하여 구조대원들이 최명석군을 찾아낸 결정적인 계기가 됐다. 연세대 의대 전세일 교수는 "기(氣) 과학으로 푼다"라는 주제로 학술대회서 수맥 등 연구결과를 발표한 바 있다.

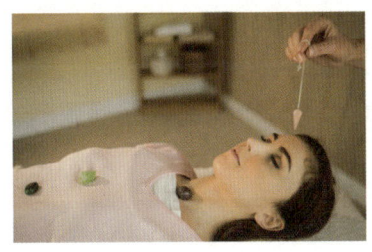

<수맥 탐사봉(다우징) 팬듈림을 이용하여 치료>

05
수맥파를 감지하는
오링(O-Ring) 테스트법

　미국으로 귀화한 일본의 물리학자인 오무라 요시야 케리는 O-Ring test 이론에 의해 어떤 물질이 인간의 파문이 일어나는지 실험하고 분석하여 그 데이터를 다양하게 이용하고 있다. 동양의학인 한의학 한의원에서 체질을 파악하기 위해 O-Ring test로 진단을 하는 경우를 볼 수 있다. O-Ring test는 2인 1조로 마주 보고 두 사람만 할 수 있다. 엄지와 검지를 손끝을 붙이게 되면 자연스럽게 'O' 자가 된다. 동그랗게 만들어 팔의 각도는 90도로 하고 엘로드와 각도는 같다. 반대방향에 있는 사람이 엄지와 검지를 이용해 양손을 상대의 손에 넣고 상대편에게 미리 힘껏 'O' 자를 만들어주라고 지시한 후, 두 손을 'O' 자로 나란히 한 다음 상대의 반대방향 손에 물체를 들거나 잡게 하여 주문을 외운다. 서로 체인을 엮듯이 만든 후 "힘을 힘껏 주십시오"라고 말한다. 상대에게 힘을 넣도록 의도한 다음 하면 된다. 수맥뿐만 아니라 여러 가지 물체에도 질문할 수 있다. 그래서 한의원에서 환자의 체질을 분별하는 데 O-Ring test를 적용하는 것이다. 알면 누구나 쉽게 O-Ring test를 할 수 있다.

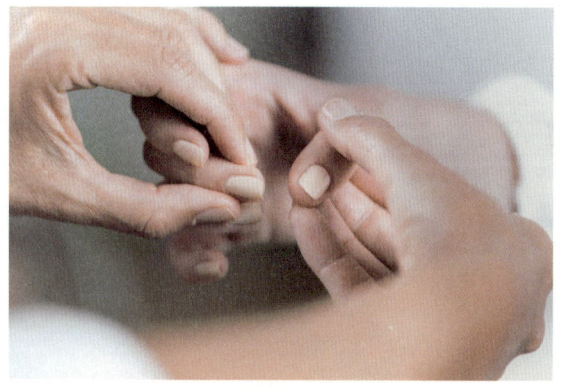

<O-Ring 테스트하는 모습>

06

수맥 탐사 나경패철(나침판)

나경의 역사는 기원전 1100년경 주(周)나라 성왕(成王) 때 만들어졌다고 한다. 나경(羅經)은 우주를 뜻하며, 우주의 근원도 태극에 있고, 원도 태극에 있다. 경륜천지(經倫天地)는 하늘과 땅을 다스린다는 뜻이다. 포라만상(包羅萬象)은 우주의 삼라만상의 뜻이다. 풍수지리에서 유일한 도구는 나경 또는 패철이라고 하고, 나침판이라고도 한다. 풍수지리에서 길흉을 판별하는 데 사용하고, 안개가 끼었다던가, 산속에서 길을 헤매 찾지 못할 때 동, 서, 남, 북 방위를 찾을 수 있다. 나경은 총 36층으로 이루어졌으나 풍수에서는 9층까지만 사용하고 있다. 나경은 주역의 후천팔괘를 응용하여 만들었고, 패철은 우주의 순환 이치를 알 수 있다.

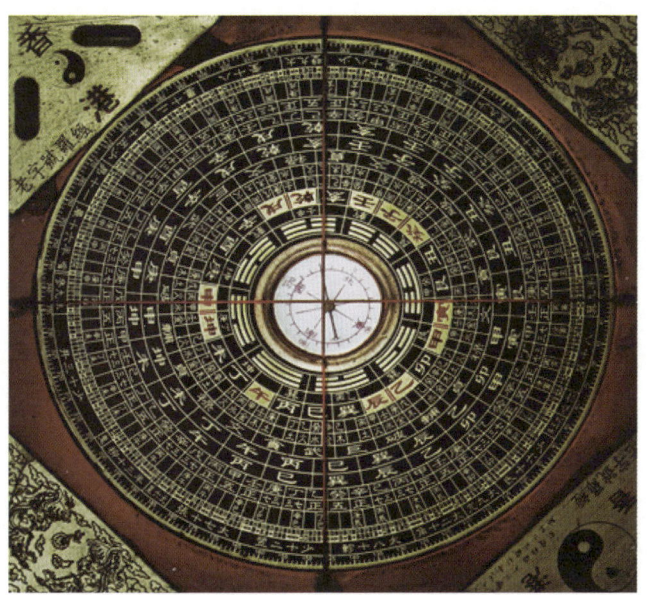

<나경패철 나침판>

07

히란야

히란야란 산스크리트어로서 '황금의 빛'이라는 뜻이다. 문양은 육각형으로 기(氣) 에너지가 나온다고 하여 다윗의 별이라고도 한다. 차에 부착하거나, 벽에 걸어놓기도 하고, 목걸이로 몸에 지니기도 한다. 히란야는 과일이 부패되는 것을 막는다고도 하고, 물의 분자를 바꾸어 물맛을 좋게 한다. 히란야 위에 앉아 공부하면 집중력이 향상된다. 히란야를 몸에 지니고 있으면 적극적인 사고와 긍정적인 마음이 된다. 내 마음이 허약하고 뜻대로, 의지대로 안 될 때 지니고 있으면 좋다.

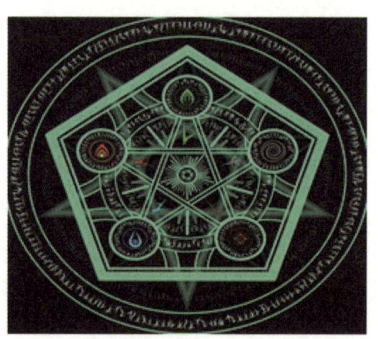

08
물은 지하수와 지표수로 구분

(1) 지표수

지표수는 외부로 개방된 물, 즉 고여 있는 바닷물, 강물, 호수 등을 말하며, 지구 표면에 흐르는 물을 말한다.

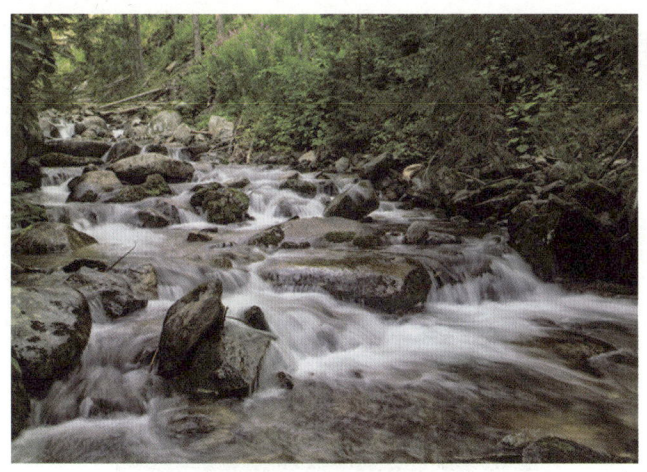

<지상 위에 떠 있는 물 지표수>

(2) 지하수

지하수는 지구 지표면 하부에 있는 물이며, 생수와 건수 두 가지로 구분한다. 진흙이나 모래, 암벽 사이로 비나 눈이 와서 스며 있는 물을 수맥이라 한다. 미국의 존맨이라는 지질학자에 의하면 수맥 속도를 실제로 측정해본 결과 하루에 1.5mm씩 움직이고, 수맥의 폭은 20~100m 길이가 된다고 정의하였다. 지하수는 지표수에 비하면 칼슘, 마그네슘, 규산, 탄산수소나트륨, 철, 황산, 나트륨, 칼륨 등 함량이 많이 들어 있고, 그에 비교해 산소는 적게 들어 있다. 지하수는 물의 깊이에 따라 수온의 기온 영향으로 인해 약산성에서 알칼리성으로 바뀐다. 물의 깊이가 200m이면 심부 지하수, 깊이 들어가면 들어갈수록 물의 온도는 19~20℃이고, 100m 깊이 정도면 물의 온도는 17~18℃이다. 지하수를 암반옥 100m에서 식수로 사용하게 되면 천연 알칼리성이며 약수다. 지하수의 물의 온도는 겨울에는 낮고, 여름에는 높다. 그래서 겨울에 지하수를 사용하면 물이 따뜻하고 여름엔 시원하다.

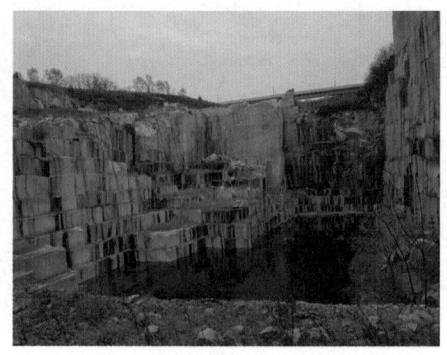

<지하수>

① 생수

생수는 땅 밑에 스며들어 고여 있는 암반층의 통로를 물줄기가 통하여 흐르는 것을 수맥이라고 한다. 살아있는 모든 생명체와 같이 수맥도 움직이는 자생력을 유지하기 위해 끊임없이 물을 흡수하면서 유지해 나가고 있다.

② 건수

건수는 비가 오고 눈이 오면 땅 밑으로 물이 스며들어 지질의 깊이가 달라진다. 저수지, 강, 바다, 호숫가에 고인 물을 건수라고 한다. 대부분 암반층의 통로를 통하여 물줄기를 형성하여 흐르게 되는데 이 물줄기를 수맥이라고 한다. 예를 들어 출세하여 잘 나갔던 사람이 갑자기 큰 우환을 당하면 흔히 우리는 쑥대밭이 되었다고 표현한다. 쑥대밭이란 그 집 조상들의 산소에 말 그대로 쑥이 많이 자라고 있다는 이야기다. 쑥을 보면 산소에 수맥이 흐르는지 맨눈으로 알 수 있다. 쑥은 건조한 곳에서는 말라 죽고, 습하고 수맥이 흐르는 곳에서 잘 자란다. 쑥이 자란 산소는 시체가 물속에 잠겨 있는 경우를 볼 수 있다. 그래서 어떤 일들이 잘 안 될 때 조상 탓을 하게 된다. 일을 다시 회복하려고 윗대 조상들의 묘를 이장하기 위해 햇볕이 잘 들어오는 음택의 명당자리에 조상을 모시려고 한다.

묘지의 수맥을 맨눈으로 진단하는 다른 방법이 있다. 수맥이 흐르는 곳은 잔디가 살지 못하고 말라 죽는다. 묘지에 잔디가 다 죽어버렸다면 서둘러서 이장해야 할 것이다. 반대로 말하자면 수맥이 없는 명당자리에서는 잔디가 파릇파릇하게 잘 자란다는 것이다.

지구는 자석의 원리이다. N-N·S-S 상극이다. 지구 자기장이 에너지를 발생할 때 내는 지구 고유 진동수는 7.83Hz다. 전자기파 파장, 파형이 생겨서 전기력파와 자기파를 합해서 전자기파라 한다.

(3) 음택과 수맥의 관계

음택의 명당자리는 죽은 사람의 묘지라고 할 수 있다. 집안이 번창하고 후손들이 잘 되려면 조상의 묫자리를 명당자리에 잡아야 한다. 우리는 무슨 일이 잘못되면 조상 탓을 하고, 일이 술술 잘 풀리면 내 탓으로 한다.

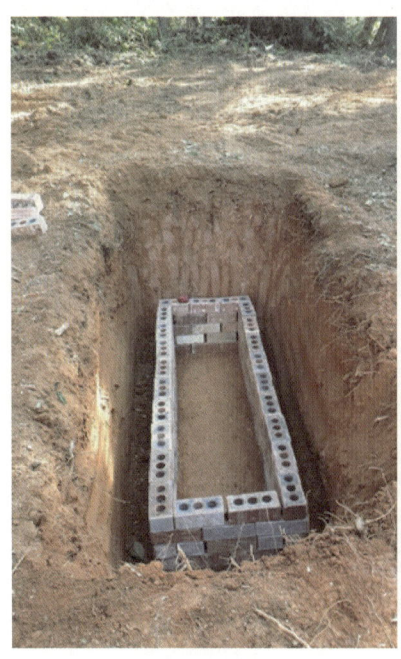

<음택의 명당>

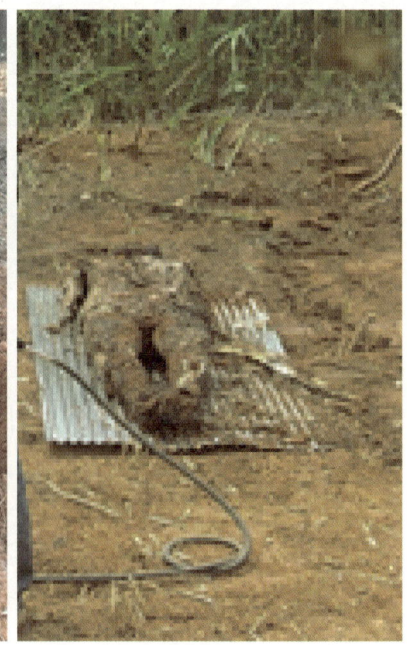

<음택의 묘지>

명당자리를 잡을 때 지세, 수세, 산세를 보고 길지인지 알 수 있고, 혈(穴), 용(龍), 수(水), 사(砂) 4가지가 잘 갖추어져야 명당이라고 말한다. 명당을 찾는 것은 심마니가 산삼을 찾는 것과 같이 어렵다는 뜻이다. 배산임수는 물의 흐름도 보아야 하고, 산세도 보아야 한다. 명당자리는 아무에게나 쉽게 눈에 띄는 곳이 결코 아니다. 우리나라의 알려진 명당자리가 몇 군데가 있다. 소문난 명당자리로는 경기도 여주 영릉의 세종대왕릉이 있고, 충남 예산 덕산에 남연군 흥선대원군의 묘가 있다. 그리고 경기도 구리시 동구릉에 태조 이성계 건원릉이 용자 형의 자세로 천(天), 지(地), 음(陰), 양(陽), 일(日), 월(月), 도(都), 합(合), 격(格), 제 대명당 자리가 있다.

예를 들어 전남 진도군 진도읍 현풍곽씨 곽호례의 묏자리가 명당자리로 알려져 있다. 산 사람의 집은 양택이 좋다는 것이고, 죽은 사람의 무덤은 음택이어야 한다. 시체가 까맣게 썩어 있으면 수맥파의 영향을 받았다고 볼 수 있다. 시체가 썩었다는 것은 무덤에 물이 찼다는 것이고, 조상의 묘에 물이 있으면 자식 또는 자손들 꿈속에서 조상이 춥다고 한다든지, 자손 중에서 묘지를 옮겨줄 만한 사람에게 몸으로 전한다고 한다.

음지를 좋아하는 식물은 쑥이다. 쑥은 적당하게 습기가 있어야 잘 산다. 묘지에 쑥이 있으면 안 된다. 쑥이 있다는 것은 묘지에 수맥파가 흐르는지 의심해야 한다. 쑥이 있는 곳은 수맥이 흐른다고 볼 수 있다. 반면에 수맥파가 있는 곳은 잔디가 말라 죽는다. 잔디는 밭에서 잘 자라며, 논에서는 습기가 많아서 썩어 죽는다.

(4) 양택과 수맥의 관계

필자는 얼마 전 전북 고창군 부안면 봉암리 인촌 김성수 선생과 수단 김연수 선생이 탄생한 생가를 들렸다.

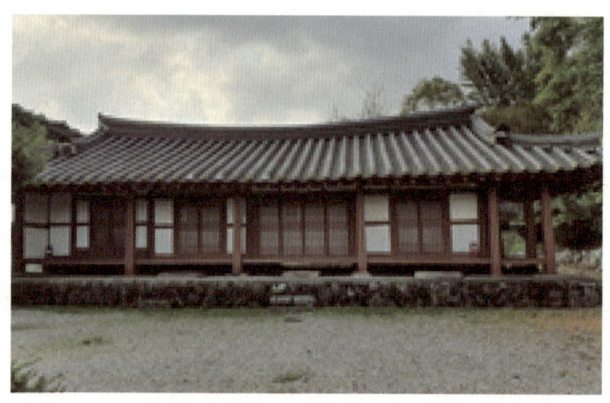

<인촌 김성수 선생 생가>

수맥을 연구한 학회에서 꼭 한 번 정도는 들리는 곳이라고 소문이 자자하여 수맥 탐사 기구들을 총동원해 그곳에 도착했다. 입구를 들어서니 인촌 생가의 인촌기념회 김○○ 관리소장이 친절하게 구구절절 설명해주었다. 북향집에 대문은 북향을 바라보고 있었다. 봄에도 눈이 오면 눈이 잘 녹지 않는다고 하는 북향집이었다. 김성수 선생은 제2대 부대통령을 지냈으며 김성수, 김평수 두 형제는 경성방직공장, 동아일보사, 고려대학교, 중앙중고등학교, 삼양사를 설립하였다. 김성수 형제는 우리 사회의 선구자이다. 큰댁 안채, 사랑채와 작은댁 안채에 수맥 탐사를 해보니 김성수, 김연수 두 형제가 태어났다는 방은 너무 좋은 기운이 흘렀고, 땅의 정기가 뭉쳐 있는 길상이었다. 집 안

엔 아주 오래된 우물이 있어, 그곳에 사람이 살지는 않지만 물은 마르지 않고 흐르고 있었다. 엘로드 수맥 탐사기로 확인해보니 너무 좋은 기운들이 있었고, 이곳처럼 물이 마르지 않고 계속 흐르면 진응수라고 한다. 1937년에 지어진 집에 세월이 흘러도 우물에 맑은 물이 계속 흐르고 있었다. 인촌 김성수 생가는 고창군에서 복원하였고, 우물에서는 기운과 좋은 에너지가 넘쳤고, 우물엔 썩지 않고 계속 물이 흘러나와 진정한 진응수였다.

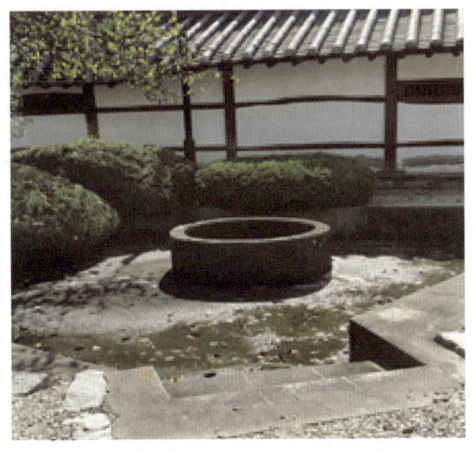

<인촌 김성수 선생 생가 진응수>

1907년에는 마을 입구까지 바닷물이 들어와 배가 드나들었다고 한다. 북향집인데도 막힘없이 밝았다. 관룡사로 기(氣) 에너지를 탐사해보니 오랫동안 집이 비어 있었는데도 좋은 기운이 느껴졌다. 누군가가 이 좋은 기운을 받으려면, 현재 생활하고 거주하면 좋을 텐데 하는 아쉬움이 남는다.

(5) 수맥파와 질병의 관계

■ 암환자의 수맥 위에서의 질병에 관한 해외 연구논문

풍수지리는 미신이 아니라 과학이다. 사람은 자연에 직간접적으로 영향을 받는다. 그중 질병에 영향을 미치게 하는 것이 수맥이다. 이미 선진국에서는 수맥파에 관한 많은 연구가 입증되었다.

① 독일 외과의사인 Hager 박사는 1910년부터 1932년까지 22년 동안 5,348명의 암 사망자를 대상으로 주거지에 대한 실태조사를 연구한 결과 99% 이상의 암환자가 수맥 위에 침실을 두고 생활을 하고 있었다는 연구결과를 발표하였다. 침대 밑으로 수맥파가 통과한 사실이 확인되었다. Hager 박사는 현대의학으로 밝혀낼 수 없는 부분을 대체의학의 대체요법으로 접근하여 수맥파가 암을 일으키는 원인을 밝혔다.

② 네덜란드의 지질학자 Trompet 박사는 UN 유네스코에서 수맥 교차점에서 생활한 사람들은 아드레날린 분비가 촉진되고, 심장 박동수가 상승하며, 혈압에 영향을 미쳐 산소 소비량이 증가한다고 하였다.

③ 스위스의 JosephIssel 의학박사는 환자 중 대지의 영향으로 수맥과 지자기맥을 받지 않은 환자는 거의 없었다고 스위스 의료저널에 기고하였다.

④ 덴마크의 Ullic Hoove Mand 박사는 수맥파에서 잠을 자면 집중력이 떨어져 스트레스를 받게 되어 암을 유발한다고 하였다.

⑤ 독일 의사인 Baron Gustav 남작은 25년간 수맥을 연구한 결과 암과 수맥의 연관성을 밝혀냈다. 바바리아시의 54명의 암 사망자를 보건당국이 조사한 결과, 수맥 유해파로 암이 발생하였다. 수맥이 교차하는 지점은 강력한 유해파가 발생하여 장시간 그곳에서 잠을 자면 암이나 중풍에 걸린다고 한다. 그는 「질병의 병원성 인자로서 지구 광선 그리고 암」의 저자이기도 하다.

⑥ 독일의 두 곳, Heidelberg의 보건학회와 Munigh의 공과대학에서 암은 확실히 대지의 영향과 관계가 있었다. 동식물을 이용하여 수맥 등이 지나는 곳의 관계를 연구한 결과 수맥파에 영향을 받는 나무는 말라 죽었다. 사람뿐만 아니라 동식물도 수맥 유해파와 관계가 있다는 사실을 알 수 있었다.

⑦ 오스트리아의 Kete Bar Flow 박사가 밝혀낸 암환자들의 주거 실태, 수맥 탐사가의 도움으로 500명의 암환자에 관한 사례들을 조사하였다. 같은 아파트 라인에서 암에 걸려 있는 사실이 밝혀졌다. 확인해보니 커다란 수맥이 지나고 있었다.

⑧ 스위스의 Kopt 박사는 암 사망률이 높은 원인을 파악하여 조사

한 결과 사망자 집 주변의 중심도로 양쪽에 강한 수맥 유해파가 지나고 있다는 것이 발견되었다.

⑨ 프랑스의 Charles Richet(노벨상 수상자)은 수맥 유해파가 과학적인 사실이라고 증명했다.

⑩ 미국의 E. Havallk(생물물리학자, 미 육군 신물질개발국 고문)은 수십 명의 수맥 탐사 전문가에게 능력을 발휘하게 하여 수맥을 찾게 한 결과 90%의 동일한 결과가 나타나 과학적으로 입증되었다.

⑪ 일본 労働省傘下の産業医学総合研究所에서 일본의 한 연구팀은 수맥 유해파에 계속 노출되면 암, 종양세포에 저항력이 떨어진다는 충격적인 연구결과를 발표하였다.

⑫ 독일의 Dortmund 강연에서 수맥파를 측정하기 위해 30명의 중환자가 생활하고 있는 침실을 검사한 결과, 수맥 유해파가 전혀 없는 곳에서 잠을 잤던 중환자는 단 한 명도 없었다고 밝혔다. 모두 수맥파 위에서 잠을 자고 있었다. 암의 원인인 지구 방사선, 수맥파는 과학적인 범주에 포함되고 있었다.

⑬ Hans Schumann은 자연요법학자이며, 「생물학적 방적법을 통한 성공적 암치료」의 저자이기도 하다. 암환자가 잠자리만 옮겨도 몸

이 인식하고 병에 호전반응이 보인다고 한다.

⑭ Manfred Curry 의학박사는 암환자는 수맥 유해파가 없는 곳에서 생활해야 한다고 강조했다.

⑮ 독일의 Gustav Von Paul 과학자는 수맥 유해파 위에서 생활하지 않으면 암에 걸리지 않는다는 이론을 1930년 암연구중앙위원회에서 발표하였다. 독일의 의학박사들은 수맥 유해파에 관한 과학적인 연구가 활발하게 입증되어 암환자의 주거지가 수맥 유해파 등의 교차점 위에서 생활하는 것과 잠자는 곳이 암발생의 중요한 원인이라는 사실을 밝혀냈다.

⑯ 독일은 건물을 지을 때 수맥이 있는가를 먼저 확인한 후 건축허가가 나온다. 독일은 그만큼 주거시설에 대한 수맥을 중요시하고 있다. 하지만 우리나라의 경우는 건물을 지을 때 계획관리 지역, 생산녹지 지역, 관리지역, 1종, 2종 주거지역 여부를 확인하고 건축허가의 몇 프로인지 담당 시, 군, 구에서 인허가만 내줄 뿐이지 수맥 유해파가 건강에 영향을 미치는지는 확인하지 않는다.

■ 암환자의 수맥 위에서의 질병에 관한 국내 연구논문

① 1998년 10월 15일 건국대학교 의과학술지에 발표한 논문에서 정진상 외과대학교 재활의학과 교수는 수맥이 인체에 미치는 영향

을 통해 수맥파 위에서 생활한 31명을 대상으로 뇌전도 검사를 한 결과 수맥파 위에서 생활하거나, 잠을 자는 사람은 신경반응 정도가 느려져 뇌의 시각기능과 지각기능에 영향을 받았다. 수맥파에 노출되면 각종 자극에 대한 반응이 저하돼 인체 신경계에 영향을 준다고 학술지에 기고하였다.

② 정판성의 「건강수맥 풍수수맥」에 의하면 강한 지자기 위에서 생활할 경우 역시 두통, 편두통, 정신집중 저하증상이 올 수 있다고 발표하였다. 또 135명을 조사한 결과 수맥 위에 자면 침실의 지자기장 교란이 150% 정도 높았을 때 정신 집중력이 떨어지고, 편두통으로 인해 목이 뻐근하고 혈액순환이 안 되는 것을 알 수 있다.

③ 신경정신과 의사 이영숙은 땅에 흐르고 있는 수맥이 건강에 영향을 준다는 것이다. "터도 기운이 있다"라고 했다.

④ 「수맥 그리고 현대인의 건강」의 김창규 저자는 건강한 삶을 영위하는 데 과학적으로 접근하여 실생활에 활용하면 건강을 지킬 수 있다고 한다.

⑤ 부경대학교 자연대학 미생물학과 이원재 교수는 수맥이 흐르지 않는 곳에서는 무해한 미생물 2~3종만 간균류 등이 발견됐지만, 수맥이 흐르는 곳은 인체에 해로운 부패세균 7종이, 토양 10g에는 포도상

구균 등이 발견되었다. 부경대학교 실험에서 수맥이 흐르는 곳에서 두부, 상추를 넣으면 빨리 부패가 되었고, 수맥이 없는 곳에서 보관한 두부, 상추는 부패하지 않았다. (1999년 11월 13일 부산신문 자료)

⑥ 서창원〈건축물에 미치는 수맥 영향의 인식구조에 관한 연구〉에서 학력이 높을수록 수맥에 대하여 부정적이고, 학력이 낮을수록 수맥에 대한 인식이 긍정적이며, 양옥주택의 거주자와 자영업자가 수맥에 대한 인식도가 높고, 수맥에 관심도는 남자보다 여자가 더 낮다.

⑦ 강기태〈수맥과 난치병에 대한 고찰〉한국정신과학회 학술대회 논문집에서 수맥 위에서 잠자게 되면 관절이 침작되고, 수맥이 통과하면 신경전달물질이 부족해 파킨슨병, 암 등을 일으킨다.

⑧ 정철규〈수맥이 인체에 미치는 영향에 관한 연구〉에서 수맥을 완전히 차단하는 방법은 없으며, 금속물질로 중화시키는 방법이 있다.

⑨「수맥과 풍수 길잡이」의 저자 안국준은 지진이나 해일의 전조증상을 더 빨리 느낀 동물들은 이미 수맥의 미세한 파동으로 초감각이 발달되어 있다. 수맥파를 싫어하는 개는 수맥이 없는 곳에서만 잠을 청한다.

⑩「길흉화복을 좌우하는 수맥과 풍수」의 저자 류육현은 수맥은 지

하수의 차가운 에너지이며, 음(陰)의 기운인 냉혈(冷穴)은 죽은 사람이나 산 사람에게 해로운 기운을 받는다. 하지만 양(陽)의 기운인 온혈(溫穴)은 따뜻한 에너지로 생기(生氣), 지기(地氣), 지맥(地脈)은 음지의 시신을 육탈소골(肉脫宵骨)하고, 산 사람에게는 길흉화복을 가져다준다. 인간은 태어나서 죽을 때까지 천지에 영향을 받으며 살고 있다. 그래서 수맥과 풍수는 바람과 물로 해석하여 좋은 터 명당자리를 찾는다.

- 암환자의 생활 주거환경에 수맥이 있는지 확인하라

암으로 사망한 환자들의 잠자리는 대부분 수맥 위에 있었다. 특히 수맥의 양방향으로 교차하는 지점에서 생활한 사람들 거의 모두가 예외 없이 암을 일으켰다고 보고하고 있다는 사실에 우리는 주목해야 한다.

- 위암환자의 침실에 수맥

다음 그림과 같은 방에서 생활할 경우 소화가 잘 안 되는지, 수맥이 교차하는 방에서 몇 년을 생활하였는지, 몸에 병 증상이 있는지, 잠은 잘 자는지, 암수술을 받은 적이 있는지 등 의뢰자에게 도면 하단에 측정하고 난 후 자세하게 탐사도의 내용을 적어놓는다. 수맥이 흐르는 곳에서 의뢰자가 장기적으로 생활하였다면 그림에서와 같이 위장 쪽에 병증이 있었을 것이다. 그렇다

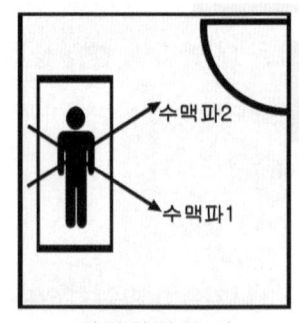

위암환자의 방

면 탐사 후 의뢰자가 불편했던 부분을 처방해줘야 한다. 수맥파가 인체에 얼마나 영향을 끼쳤는지를 진단하였으면 곧바로 처방을 해줘야 한다. 수맥파가 흐르지 않는 곳으로 침실을 옮겨야 한다. 그 후에 다시 의뢰자의 집을 방문하여 전과 후를 비교해볼 수 있다. 질병마다 수맥이 흐르는 위치에 따라서 질병의 위치도 다르다.

■ 주거지 탐사 후 탐사도를 작성하는 방법

수맥 탐사자는 의뢰자에게 집의 설계도면을 의뢰하고, 도면이 없다면 집 안에 흐르는 수맥파 흐름을 도면에 정확하게 작성하고 의뢰자에게 그려놓은 도면을 보면서 수맥이 흐르는 방향을 설명해준다. 수맥 탐사자는 방에 수맥 파문을 그림으로 그려서 흐르는 수맥을 표시하고, 방과 방 사이 수맥 흐름의 방향을 의뢰자에게 탐사도를 보면서 설명한다. 예를 들어 거실에서 주방으로 수맥이 흐르는지, 아니면 주방에서 거실 쪽으로 흐르는지 자세하게 의뢰자에게 설명해주어야 한다.

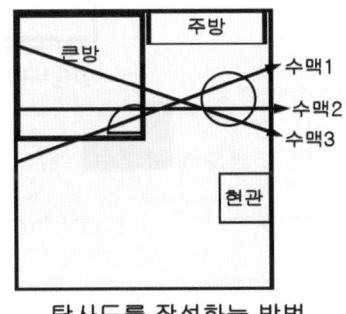

탐사도를 작성하는 방법

- 머리 위에 수맥파가 지나간다면 뇌암이나 뇌졸중, 뇌경색

유럽의 많은 학자들은 수맥 위에서 장기간에 걸쳐 생활하는 사람은 면역체계가 붕괴된다고 한다. 수맥파는 인체의 면역체계를 교란해 뇌경색뿐만 아니라 암을 유발한다는 연구결과와 이론을 입증하였다. 머리 쪽에 수맥이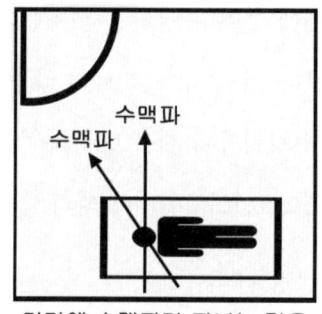

머리에 수맥파가 지나는 경우

교차하여 지나가는 파장은 거의 예고 없이 뇌종양, 뇌졸중, 뇌경색 같은 질병 등을 일으켰다고 보고 있다.

- 자궁 위에 수맥파가 지나간다면 자궁암

다음 그림과 같이 수맥파장이 지나간다면 자궁암 검사를 반드시 해야 한다.

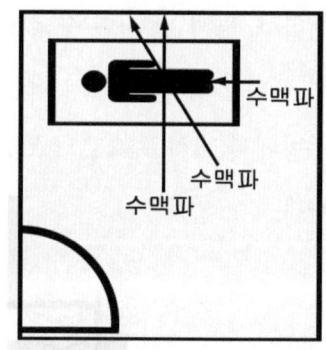

자궁위에 수맥파가 지나는 경우

- 개는 수맥을 싫어한다

동물 중에서 고양이는 수맥을 좋아하고, 개는 수맥을 싫어하니 고양이와 개는 정반대라고 생각하면 된다. 집터나 묘지터를 보려거든 두 동물의 습성을 관찰하여 수맥이 있는지, 없는지를 판단하면 많은 도움이 된다. 돈 안 들이고 테스트하는 방법의 하나다.

집터에 개를 데리고 가서 수맥 교차점 위에 개집을 놓아주어 살게 하면 개는 병에 걸려 시들시들 죽는다. 개가 잘 자면 수맥이 없어 건강하게 새끼 번식을 잘하게 된다. 개는 수맥을 싫어하니 집안에 아픈 사람이 있다면 개를 데리고 이방 저방 잠을 재워보자. 개가 잘 자는 곳은 수맥이 없다는 것이고, 개가 잠을 자지 못하고 돌아다니고 산만하면 방에 수맥파가 흐르고 있다는 것으로 간주하면 된다. 암환자, 뇌졸중 환자, 고질병 환자가 있다면 돈 안 들이고 한 번 해보는 것도 좋다.

수맥파를 기피하는 동물은 소, 개, 말, 양, 조류, 닭, 돼지, 물고기이다. 수맥이 있는 곳에서 살면 이들은 얼마 못 견디고 병에 걸려 죽는다.

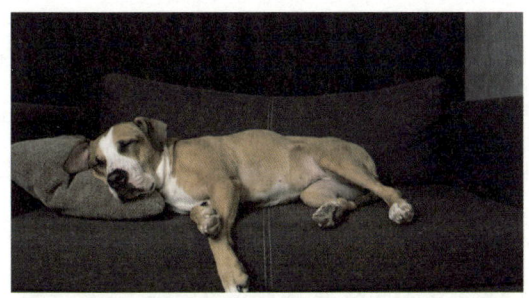

<개는 수맥을 싫어한다>

(6) 수맥파와 지진의 관계

육지와 바다가 흔들리는 지진과 해일은 지질학적 현상으로 두 지각판이 충돌하여 발생한다. 지구는 12개의 지각판으로 이루어져 자연적으로 지구 내부의 맨틀 대류운동 때문에 화산활동, 지진, 지각변동, 조산운동이 활발하게 일어나고 있다. 지진과 해일의 높이와 속도를 예를 들어보면, 동해안에서 지진 6.5가 발생한다면 약 1시간 30분 후가 지나면 서해안 곳곳에서 약 2~3m의 지진과 해일이 도달한다. 지진은 현대 과학기술도 예측하기 매우 어려운 일이다.

지진은 자연현상으로 예고 없이 와서 엄청난 피해를 주는 무서운 재앙이다. 2011년 일본을 쓰레기 더미로 몰고 갔던 일본의 대재앙 쓰나미를 일으킨 최악의 도후쿠 대지진은 지진과 해일이 일어나기 이전에 돌고래 50마리가 폐사한 뒤 6일 만에 9.6 지진이 일어난 것이다. 또 일본 동부 오키나와 해안가에서 돌고래 160여 마리가 죽은 뒤 10일 후 6.8 지진이 발생한 것이다.

산갈치는 심해 200m 깊은 곳에서 산다. 산갈치가 잡히면 지진을 예고한다고 어부들은 말하고 있다. 일본에서 산갈치가 잡힌 후 며칠 후 지진이 일어났다고 한다. 2008년 중국 쓰촨성에서도 도로 위에 두꺼비 수십만 마리가 나타난 뒤 대지진이 발생하였다. 이후 1975년 중국 정부는 동물들의 특이행동으로 지진을 예측하여 하이청 대지진이 발생하기 전 대피시켜 피해를 최소화하였다. 동물들은 지형 변화로 오는 미세한 파동을 감지한다. 지진 전조증상으로 기 에너지를 느낀 동물들의 집단폐사 또는 집단행동은 초감각으로 지진을 예측한다고 전문가들은 보고 있다. 지진 발생의 피해를 줄이기 위해 동물들의 지진 예측에 대한 다양한 연구가 이루어지고 있다.

"자연은 무의미한 행동을 하지 않는다"
(아리스토텔레스)

① 수맥파를 기피하는 동물

사람, 소, 개, 말, 양, 닭, 돼지, 물고기, 조류 등은 음(陰)에 습하고 탁한 기운에 있게 되면 고유파장인 7.8Hz가 교란현상으로 균형이 깨져 질병에 쉽게 걸린다.

② 수맥파를 선호하는 동물

양(陽)택보다는 음(陰)택을 선호하는 꿀벌, 고양이, 개미, 박테리아, 결핵균, 곤충류, 기생충은 예민하여 썩은 냄새가 나는 수맥 교차점 위에 집을 짓고 살고 있다. 수맥을 확인하는 방법은 수맥파를 선호하는 동물들이 살고 있는지 확인하면 쉽게 육안으로도 볼 수 있다.

㉠ 상가

수맥파가 있는 점포는 고객이 방문을 기피하고, 구매의욕이 떨어지며, 매출이 감소한다. 수맥이 있는 곳은 음의 습한 기운과 탁한 기운이 있어 사람들이 들어가기 꺼리기 때문이다. 그래서 점포가 닫혀있다.

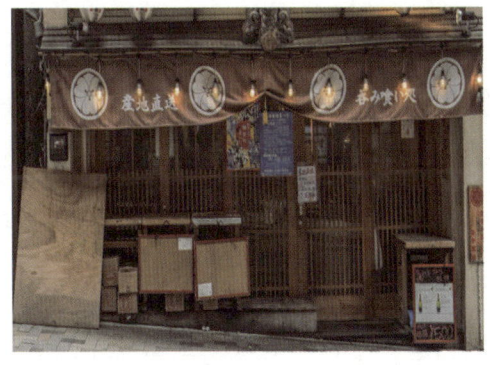

<수맥파가 있는 상가>

ⓛ 소

소를 기르는 축사 아래로 수맥이 지나가면 수맥파에 의해 소가 질병에 걸려 유산되어 새끼 번식률이 낮아진다는 것이다.

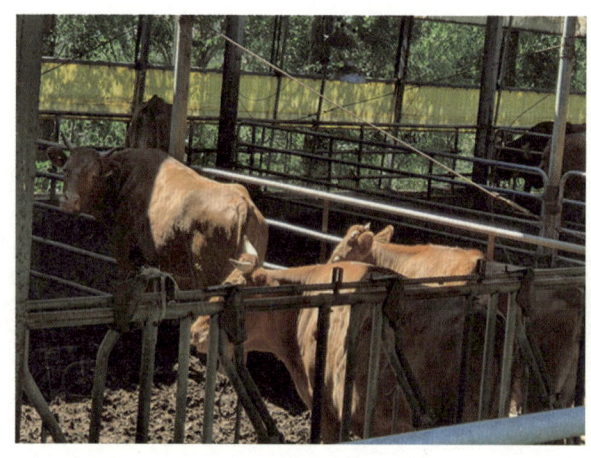

<수맥파 위에 있는 소>

ⓒ 고양이

동물 중에 수맥을 유독 좋아하는 고양이는 자기맥이나 수맥이 교차하는 곳만 골라서 집을 짓는다. 청각이 예민한 고양이는 야행성이라서 하루 16시간을 잠을 자고 밤에 사냥을 나선다. 다른 동물의 외적 공격성을 피하기 위해서이다. 고양이는 수맥이 교차하는 지하의 썩은 냄새를 좋아하기 때문에, 묫자리나 건물 지하에 집을 짓는다. 고양이가 앉아 있으면 그곳에는 수맥이 흐르고 있다고 보면 된다. 고양이가 앉아 있는 곳을 보면 수맥이 지나가고 있음을 확인할 수 있다. 이런 말이 있다. 고양이를 키우던 사람이 어느 날 옆집으로 이사를 하였는

데 고양이가 이사 온 집에 살지 않고 예전에 살던 집에 되돌아 가버렸다. 이사 온 집은 수맥이 없고, 예전에 살던 집은 수맥이 있어 예전 살던 집에 다시 찾아갔다. 고양이와 함께 생활한다면 고양이가 잠을 자는 자리는 수맥 교차점이기 때문에 사람에게 질병을 일으키는 해로운 자리라 할 수 있다.

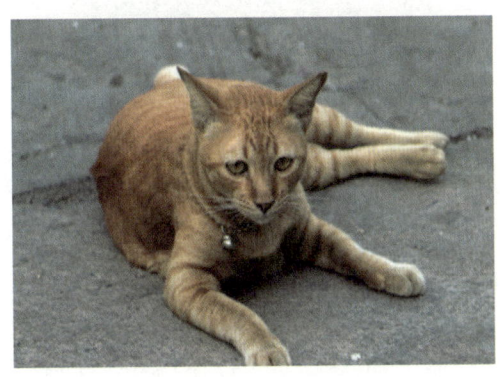

<수맥을 좋아하는 고양이>

㉣ 개미

　수맥을 선호하는 동물은 고양이, 개미, 기생충, 꿀벌, 곤충류, 결핵균, 박테리아이다. 어릴 적에 비가 오려고 할 때 길가에 개미들이 무리를 지어 수백 마리가 떼를 지어 기어가는 모습을 목격했을 것이다. 그것을 보고 우린 개미들이 소풍을 간다고 구경삼아 보았던 기억들이 있다. 개미가 무리를 지어 기어가는 곳은 수맥이 교차하는 장소라고 볼 수 있다. 그곳에 집이나 묘지를 써서는 절대로 안 된다. 개미가 사는 집은 수맥을 의심해봐야 한다. 수맥의 유무를 동물이나 곤충을 통해 관찰할 수 있어 참으로 흥미롭다. 땅벌들이 사는 곳에도 큰 수맥이 있으니 항상 조심해야 한다.

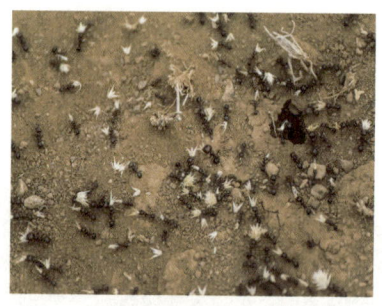

<수맥을 선호하는 개미>

ⓜ 양

사람이 살아야 할 가장 좋은 집터는 양떼들이 무리 지어 자는 곳이다. 그런 곳에 집을 지으면 수맥파가 없다. 양은 청력이 예민하여 수맥이 지나가는 자리에 냄새를 맡아 오감 중의 후각으로 수맥이 흐르는지 알 수 있다. 양들은 수맥이 없는 곳에서 깊은 잠을 청하기 때문이다.

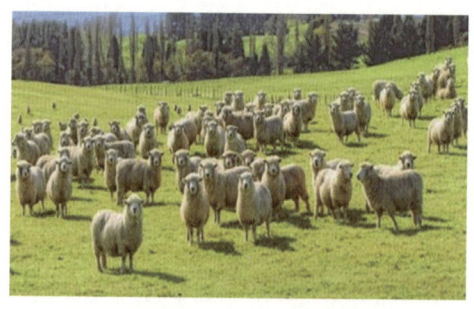

<수맥을 싫어하는 양>

(7) 수맥파와 식물의 관계

독일의 하이델베르크의 보건학회에서 수맥파가 지나는 곳에 사는 동식물을 이용하여 연구한 결과 암환자가 수맥파에 영향을 미치고 있다는 사실이 확인되었다.

① 수맥파를 피하는 식물

해바라기, 사과나무, 배나무, 밤나무, 보리수나무, 라일락, 앵두나무, 호두나무는 논보다는 산자락이나 밭에서 잘 자라고, 수맥 위에 심게 되면 더디게 자라며, 열매를 맺지 못하고, 수맥파에 노출하게 되면 나무가 기형으로 자라면서 시들시들 말라 죽는다.

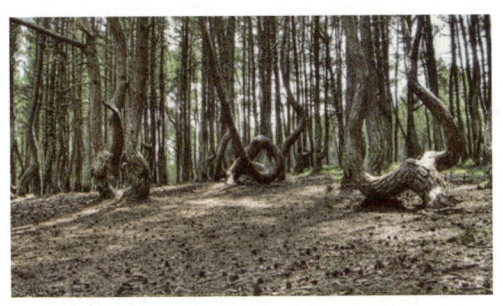

<수맥파에 의해 기형으로 자란 소나무>

② 수맥파를 선호하는 식물

기생식물인 겨우살이, 버드나무, 자두나무, 벚나무, 복숭아나무, 떡갈나무는 수맥파에 저항력이 강해 음(陰)이 있는 습한 기운에서도 잘 자라며, 사람은 수맥파를 가장 기피하고 있다. 수맥 교차점 위에서 생활하게 되면 암, 뇌졸중, 중풍 등의 질병에 걸리게 되어 건강에 문제가 생긴다.

③ 수맥을 차단하는 식물

산당화, 향나무, 측백나무, 전나무, 황금사철, 백합나무는 기가 강해 전자파와 수맥파를 차단한다. 따라서 수맥파를 차단하게 되면 잦은 병치레를 예방할 수 있다. 수맥으로 음(陰)이 많으면 귀신이 좋아한다고 한다. 양(陽)택에서 흉가(凶家)는 존재하지 않는다. 집에 아픈 환자가 있다면 지질 구조대에 변형된 수맥을 차단하는 식물을 이용하여 풍수 인테리어를 접목하는 것도 좋은 기(氣)를 방사하는 에너지를 받을 방법이다.

(8) 육안으로 보는 수맥

수맥파는 지하수에서 생성, 방사하는 해로운 파장이다. 수맥파는 땅속 토층을 뚫고 지상으로 방사한다. 수맥파는 인체 자기장을 통해서 수면방해, 중풍, 고혈압, 당뇨병, 암 등을 일으킨다.

① 담벼락(균열)

건물의 외벽이나 담벼락 등이 갈라진 부분들을 한 번쯤은 보았을 것이다. 그런 곳엔 수맥이 흐르고 있다. 담벼락의 균열 사이에서 식물이 자라고 있는 것을 흔히 볼 수 있다. 수맥이 흐르고 있어 습기 때문에 촉촉하여 그 사이에서 풀이 자라는 것이다. 그곳에 거주하는 사람은 수맥의 유해 파장으로 건강에 영향을 미치고 있는 것을 알 수 있다.

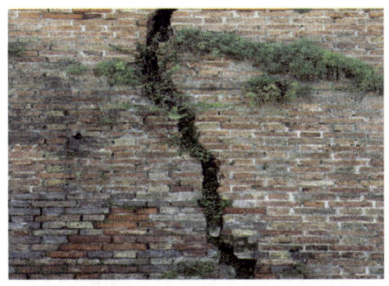

<수맥파로 인해 담벼락 균열>

② **침실**

수맥은 우리 몸에 저항력이나 면역력을 악화시킨다. 세균, 바이러스, 곰팡이 등은 수맥이 있는 곳에서 더 잘 자란다. 수맥 위에서 생활하면 뇌파에 영향을 미치게 되어 이런 현상들이 나타난다.

- 깊은 잠을 못 잔다.
- 가위눌린다.
- 꿈을 많이 꾼다.
- 잠을 자고 나도 몸이 무겁다.
- 숙면장애로 자주 깬다.
- 병원에 다녀와도 별 효과가 없다.
- 늘상 이유 없이 허리나 머리가 무겁다.
- 불면증에 시달린다.

- 늘 우울하다.
- 손발이 저리고 순환이 안 된다.
- 이유 없이 우환이 잦아진다.
- 암환자에 치유가 더디고 악화한다.
- 집에 조경수나 잔디가 말라 죽는다.
- 기형아를 낳을 수도 있다.
- 임신이 원인 없이 안 되고 유산이 된다.
- 중풍이나 고혈압에 걸리기 쉽다.
- 정력이 감퇴되어 불임이 생긴다.
- 부부싸움이 잦아진다.

③ 집시

수맥이론에 부정적인 의학자들도 수맥 파장에 대한 통계만큼은 부정하지 않았다. 이동생활을 하는 집시들의 암 발병률은 유일하게 1% 미만이라는 통계자료에 의해 잠자리가 수맥 위에 있다는 중요한 단서는, 한 장소에서 집시들은 오랫동안 기거하지 않는다는 것이다. 집시들은 암이나 성인병이 걸리지 않는다. 왜냐하면 잠자리를 한 곳에서 자지 않고 매일 잠자는 장소와 위치가 다르다 보니 수맥 위에서 매일 생활하지 않는다는 사실을 알 수 있었다.

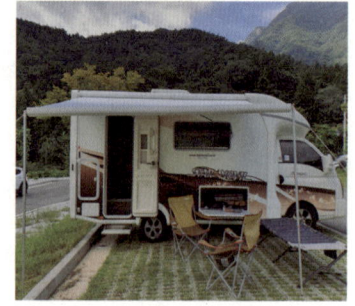

<캠핑카(집시카)>

④ 아파트, 주택, 건물(균열)

수맥 위의 주택이나 아파트, 건축물에는 벽에 금이 가 있어 한눈에 누구나 쉽게 볼 수 있다. 그 건물에 사는 사람은 분명 암에 걸릴 확률이 높다는 국내외 연구논문들이 있다. 건물이나 땅에 금이 간 곳은 극히 위험한 수맥이 있는 곳이므로 아파트나, 상가건물, 주택이나 집을 살 때 가장 눈여겨봐야 할 점이다. 수맥이 있는 곳에서는 장사가 안 된다. 온화한 기운이 없고 습해서 음이 있다.

음택과 양택의 원리에 의하면 음택은 죽은 사람이 살고, 그곳은 안 좋은 음(陰) 기운이 흐른다. 양택은 산 사람이 산다. 양택의 좋은 집터는 인촌 김성수 생가처럼 조상과 후손들에게 훌륭한 인재가 나온다. 그래서 양택의 집터가 중요하다. 양택의 집터에는 햇볕이 아침부터 저녁까지 들어와 좋은 기운과 기(氣) 에너지를 받고 집 안에 습기가 생기지 않아야 하고, 통풍이 잘 되어야 집 안의 화초들도 생기가 있고, 음식들도 곰팡이가 설지 않아 따뜻한 기운이 사람에게 전달된다. 좋은 기(氣) 에너지는 곧 건강과 밀접한 관계가 있다.

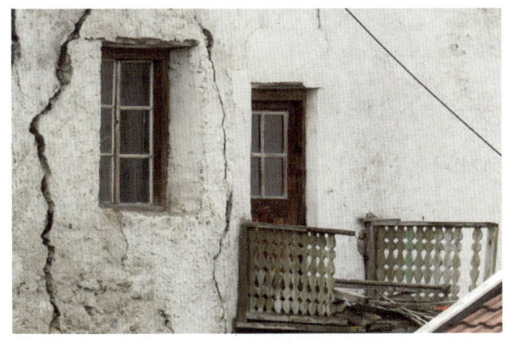

<수맥에 의한 건물 균열>

(9) 수맥파와 성적과의 관계

① 학생이 주의가 산만하며 집중력이 떨어짐

건국대학교 의대 재활의학과 정진상 교수팀이 건국의과학 학술지에 발표한 논문에 의하면 사람이 수맥파에 노출될 땐 뇌 지각기능이 떨어지기 때문에, 특히 학생들의 경우에 학습장애 유발로 학업성적이 떨어진다고 발표한 것은 국내 최초로 수맥파의 유해성을 입증한 것이다.

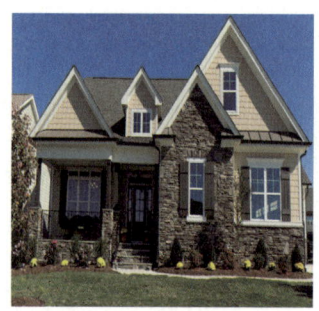

<양택의 집터>

② 오스트리아 케틸 바 흘러

오스트리아의 케틸 바 흘러는 수맥 탐사가이자 교사로서 14개국의 3,000개의 가옥과 112,000개의 침실에 관한 탐사결과를 보고하였으며, 또한 500여 건의 암환자에 관한 사례들을 여러 수맥 탐사가들의 도움으로 조사하게 되었다. 아파트의 같은 라인에서는 여러 명이 암에 걸려 있는 사실도 관찰되었다. 이는 가설이나 예측이 아니고 사실이다. 또한, 학습에 장해를 받는 학생들의 95%는 대지 유해파가 강한 곳에서 자거나 학습을 했다는 사실이 발견되었다.

(10) 수맥과 교란현상의 관계

① 동의대 화학과 이상명의 저서「기(氣) 과학」에서 묘소 밑에 지하수, 즉 수맥파나 중력수의 기(氣)가 흐르면 묘소의 기(氣)는 묻힌 사람과 가장 가까운 사람의 기(氣)와 연결되어 동기감응(洞氣感應)되어 좋지 않은 결과를 초래한다. (공명, 파도 에너지의 작용)

② 이재석 박사는 저서「기(氣)와 생활풍수 인테리어」에서 그 어떤 것도 수맥을 차단할 수 없으며, 현재는 피라미드만이 수맥을 차단한다고 밝히고 있다.

③ 이문호 교수는 "철근이나 H형 철강이 많이 포함된 주택에서 지자기장 교란이 특히 심했다"라며 지자기장 교란이 약한 경우 연자성 페라이트 재질의 벽지, 장판, 타일, 시멘트를 깔면 지자기장 현상이 줄어들며, 지자기장 교란이 강한 경우 파마알로이(Permalloy)계의 강판을 바닥에 깐 후 같은 재질의 가는 기둥을 모서리에 세우면 교란현상을 줄일 수 있다고 밝혔다.

④ 얼마 전 <KBS 건강 365일> 방영에서 독일에서는 신축 건축물을 지을 때 수맥 진단서를 요구하고, 수맥을 피하여 짓도록 법으로 명시되어 있다고 하였다. 또한, 건강식품도 철저하게 식약청에 등록이 되어야만 판매가 된다. 모든 방면에서 선견지명으로 인류의 건강을 먼저 생각하고 있다. 암, 중풍 등 고질병에서 벗어나려면 우리 몸을

괴롭히는 교란현상 유해파인 수맥이 침실을 지나고 있는지 확인 여부가 꼭 필요하다.

(11) 수맥 위에 생활하는 수녀님 사례

필자가 다니는 성당 빈체시오 단원들이 요양원에 자원봉사하기 위해 수녀님이 함께 방문하여 차를 마시는데, 수녀님 안색이 안 좋아 여쭤보니 한 달 가까이 병원 입원치료 후 퇴원하였다며, 여기저기 아프다는 이야기를 하였다. 구구절절한 이야기를 듣다가 수맥 이야기를 살짝 꺼내어 외국의 사례를 이야기하자 수녀님은 시간을 내어 수녀원에 한 번 방문해 달라고 하여 며칠 후 수맥도구를 챙겨 들고 방문하게 되었다. 들어서자마자 습한 음(陰)의 기운을 느꼈다. 알고 보니 거실에 커다란 수맥이 지나가고 있었다. 수녀님이 방을 안내하여 들어가니 또 다른 수녀님은 침대에 누우면 심한 불면증에 시달려 겨우 잠들어 2~3시간을 넘기지 못하고 잠에서 깨어 밤을 지새우고 가위눌림으로 몸이 아파서 매일 한의원에서 침을 맞는다고 하소연하였다.

관룡자와 엘로드를 들고 조사하니 기(氣) 에너지의 기운이 느껴졌다. 수맥이 머리와 가슴을 지나가고 있었다. 그래서 수맥이 없는 방향으로 바꾸어 자면 좋을 거라고 처방을 해주고 돌아왔다. 다음날 오전에 문자가 왔다. 데려사 수녀님께서 평소와 달리 아침까지 오랫동안 잠을 잘 잤다는 문자였다. 그리고 며칠 후 궁금해서 연락하니 요즘 잠을 잘 잔다며, 다음주 월요일에 피정 가신 수녀님들이 오신다며 다시 한번 방문을 요청하였다. 우리 몸에는 잠이 보약이다. 우리 몸은 잠만 잘 자도 질병에 걸리지 않는다는 것을 잘 알지만, 답은 알지 못하며 살아가고 있다. 수녀원 거실이 예전에 연못이었다고 하였다. 늘 습했던 거실을 황토 벽돌로 습을 제거하는 방법으로 처방해주었다.

제5장

풍수
(風水)

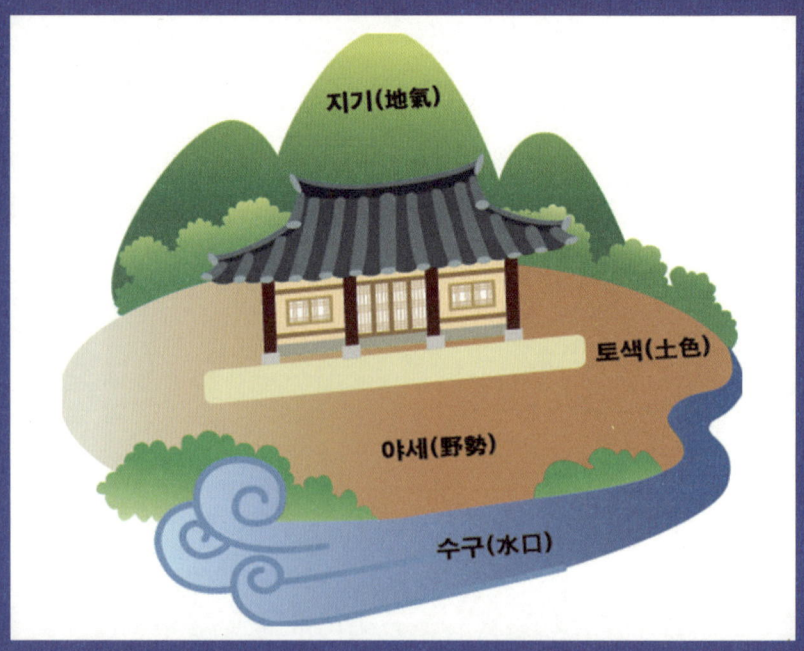

"풍수(風水)는 미신이 아니라 과학이다."
"풍수(風水)는 바람과 물을 의미하며, 우주와 자연의 이치학이다."
"모든 질병은 기(氣), 혈(穴)과 배산임수(背山臨水),
방위는 음양오행 속에 답이 있다."

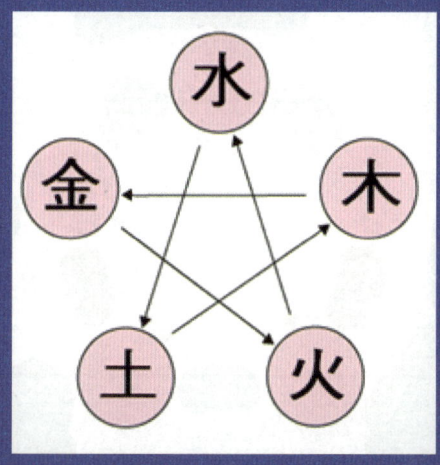

아픈 환자가 집에 있다면 풍수(風水)적 이론을 접목하여 나쁜 기(氣)운을 몰아내고 좋은 기(氣)운을 받게 되면 건강에 좋은 기(氣)운이 들어오게 된다.

"집의 동쪽에서 흐르는 물이 강과 바다로 들어가면 좋으나 동쪽에 큰 길이 있으면 가난하고, 북쪽에 큰 길을 두면 나쁜 일이 생기고, 남쪽에 큰 길이 있으면 부귀영화(富貴榮華)를 누린다."

풍수(風水)는 중국 전국시대 말기 이전부터 시작되어 우리나라에는 삼국시대 이전에 전래되었다고 여겨진다. 풍수(風水)는 주로 주택이나 묘지 명당(明堂) 자리터를 말한다. 풍수(風水)의 음양오행(陰陽五行)은 일주일 중에 월요일은 달(月)과 일요일 해(日), 그래서 음양(陰陽)이라 하며 목(木), 화(火), 토(土), 금(金), 수(水)를 오행(五行)이라 한다. 음택(陰宅)은 죽는 사람의 자리이고, 양택(陽宅)은 산 사람의 자리이다.

장풍득수(藏風得水)는 풍수(風水) 지리의 개념 중 하나이며, 바람을 막고 물을 얻는다는 뜻이고, 풍수(風水) 지리의 명당(明堂) 요건은 배산임수(背山臨水) 지형이다. 산세(山勢, 산의 모양), 지세(地勢, 땅의 모양)와 수세(水勢, 물의 흐름)의 기(氣)가 인간의 길흉화복을 연결해주는 것이 생활풍수이다. 흔히들 풍수지리(風水地理)를 미신이라고 한다. 그러나 풍수지리(風水地理)는 과학이다. 풍수(風水)는 우주와 자연의 이치, 바람과 물의 흐름으로 해석하고 있다. 주경숙의 풍수지리(風水地理) 이론과 주택에의 적용에 관한 연구에 의하면 풍수(風水)는 우주와 자연의 이치학으로 바람과 물 흐름으로 해석하고 있다. (2007, 홍익대학교 건축도시 대학원 부동산 개발전공 주경숙) 독일, 미국, 일본, 오스트리아, 한국 등 세계적으로 많은 연구논문들이 나오고, 학자들에 의해 연구되고 있는 현실이다.

공동사업자인 동업자를 풍수지리(風水地理)로 풀어보면 음양(陰陽) 오행으로 상극(相克)인가, 상생(相生)인가 선견지명(先見之明)으로 미리 알아보고 사업을 하게 되면 실패하지 않고 많은 도움이 될 것이다. 자식이 혼인하기 위해 현명한 부모는 미리 사주궁합을 음양(陰陽) 오행

(五行)으로 상생(相生)인지 상극(相克)인지 알아보고, 기왕이면 상생(相生) 쪽으로 결정하는 것이 좋다. 살다가 헤어지지 않도록 오행(五行)을 점검하여 지혜롭게 대처하는 것도 현명한 방법이라 할 수 있다. 음양(陰陽) 오행(五行)을 알면 풍수(風水)와 동양의학(東洋醫學)을 이해하게 된다.

✦ 01 ✦
풍수지리(風水地理) 음택(陰宅)의 명당 혈(穴)

풍수지리(風水地理)적 관점에서 흔히 우리는 어려운 역경 속에 헤맬 때 누구나 조상 탓을 하며 신세를 한탄한다. 인생의 파란만장한 삶이 바람 잘 날 없을 때 조상의 묘를 탓하게 된다. 묘지의 음택(陰宅)이 허허벌판에 바람이 사방으로 부는 경우, 산이 없이 묘지만 돌출된 경우, 산꼭대기에 돌출되어 있을 때 음택(陰宅)의 혈(穴)이 후손에게 험난한 인생의 풍파와 흉사를 주고 있다는 것이 풍수지리(風水地理) 원리이다. 음택(陰宅)의 혈(穴)판은 주변의 산형 크기가 산줄기에 따라 혈(穴) 판보다 낮으면 장자의 자손이 끊기고, 혈(穴)판 하단이 푹 꺼져 있으면 그 아래 자손에게 영향을 미친다는 것이다. 그래서 우리는 혈(穴)에 생기(生氣)를 찾고자 풍수지리(風水地理)를 찾아간다. 살아있는 자의 욕심일지도 모른다. 하는 일이 잘 되면 내 노력으로 내 머리가 좋아서 성공한 것이고, 일이 안 풀리고 꼬이면 흔히 누구나 조상 탓을 하게 된다.

혈(穴)의 생기는 사신사(四神砂)가 있다. 첫째 청룡(青龍), 둘째 백호(白虎), 셋째 주작(朱雀), 넷째 현무(玄武)이다. 그리고 직접 전달하는 혈(穴)의 지기와 산세(山勢)의 규모를 보고 판단하게 된다. 청룡(青龍)의 혈(穴)의 생기는 자손이 번성한 기(氣)운이 발생하고, 백호(白虎)의 혈(穴)의 생기는 여자가 권력의 기(氣)운이 발생한다. 주작(朱雀)의 혈(穴)의 생기는 사회적 지위, 권력의 기(氣)운이 발생하며, 현무(玄武)의 혈(穴)의 생기는 지세(地勢)가 좋아야 훌륭한 인물이 배출한다는 것이다. 사격(砂格)에 의한 혈(穴)의 위치는 조산(朝山), 요산(樂山), 수세(水勢), 용호(龍虎) 네 가지에 의해 혈(穴)처를 보면 알 수 있다. 조산(朝山)에 좌우(左右) 방위(方位)에 따라 혈(穴)이 다르고, 조산(朝山)이 낮으면 혈(穴)도 낮고, 조산(朝山)이 높으면 혈(穴)도 높다. 조산(朝山)을 볼 때 멀리에 있는 조산(朝山)은 기(氣)운이 흩어지기에 조산(朝山)은 가까워야 천혈(天穴)의 기(氣)운을 받게 된다. 요산(樂山)의 혈(穴)처는 방위(方位)에 따라 혈(穴)이 있다. 그래서 혈(穴)이 좌우 또는 위↑ 아래↓ 있는 예도 있지만, 낙산(樂山)이 높은 곳은 피해야 한다. 수세(水勢)의 혈(穴)처는 혈(穴)이 낮으면 멀리에 물의 흐름을 볼 수 없고, 혈(穴)이 높으면 멀리서 물이 보인다. 혈(穴) 아래에 물은 좌변(左便)을 휘감고 흐르게 되면 최고의 명당(明堂)으로 본다. 용호(龍虎)의 혈(穴)처는 우백호(牛白毫)가 높으면 혈(穴)을 우백호(牛白毫)로 정하고, 좌청룡(左青龍)이 높으면 혈(穴)을 좌청룡(左青龍)으로 정하면 된다.

풍수지리(風水地理)는 땅속에 흐르는 물과 바람의 흩어지고 모이는 자연의 현상에 의해 정기(正氣)가 모이면서 산천의 형세(形勢)의 유무에 따라 음택(陰宅)과 양택(陽宅)은 호산(虎山)의 방위(方位)가 달라진다. 즉 형세(形勢)가 있으면 호산(虎山)의 방위(方位)는 오른쪽으로 물줄기가 흘러야 명당(明堂)이 되고, 형세(形勢)가 없으면 호산(虎山)의 방위(方位)는 좌측으로 흘러야 명당(明堂)이 된다. 즉 음택(陰宅)은 혈(穴) 입지에 따라 부귀복수(富貴福壽)가 후손에게 영향을 미친다.

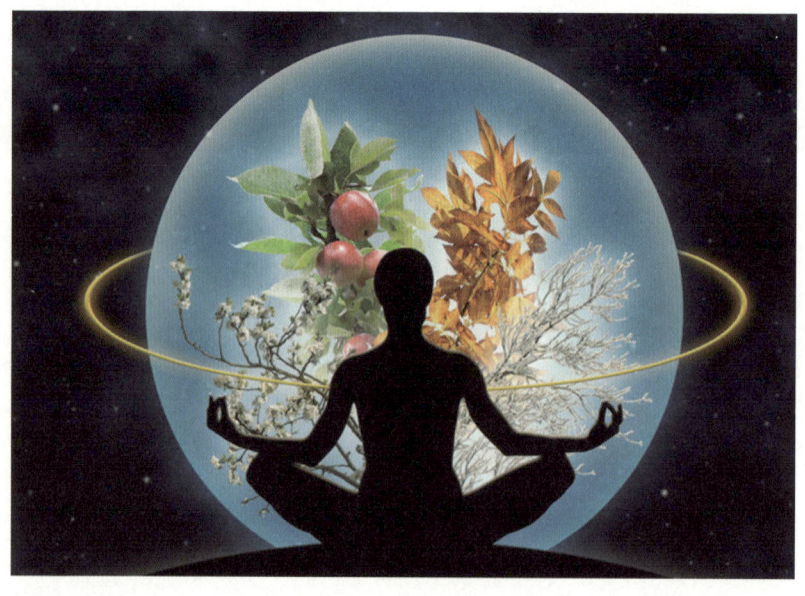

02
음양(陰陽)의 이해

　음양(陰陽) 학설은 음(陰)과 양(陽)은 자연에서 영양분을 받고 음양(陰陽)이 배합하여 이루어지고, 상생(相生)하며, 동양사상의 기본으로 봄, 여름, 가을, 겨울, 기후, 토양 등 자연철학(自然哲學)이다. 음양(陰陽)설과 오행(五行)설은 서로 달리하였으나 중국 전국시대 말기 이후 통합하여 음양오행(陰陽五行)설이 되었다. 월화수목금토일 중에서 일(日)은 음이며, 월(月)은 양이다. 화(火), 수(水), 목(木), 금(金), 토(土)는 오행(五行)이다. 음(陰)은 물, 양(陽)은 불이다. 동양의학(東洋醫學)인 명리(明理)학에 접근하려면 먼저 기본적인 음양(陰陽)부터 이해해야 한다.

　동양의학(東洋醫學)에서 우주의 근본이 음양(陰陽)이다. 사주에서 천간(天干), 지지(地支)를 알려면 음양(陰陽)을 알아야 하며, 음양(陰陽)오행이 천간지지(天干地支)이다. 음(陰)과 양(陽)은 자연의 변화, 공존, 공생, 대립하고, 순환을 반복하면서 모든 기(氣) 에너지는 음양(陰陽)이 소멸과 생성되어 순환되고 있다. 우주도 살아있는 생명체이며, 세상 이치가 모두 음양(陰陽)에 의해 움직인다. 우주의 만물이 소멸하고 생성하는 두 개의 생(生)과 사(死)의 기(氣)운이 있다.

다시 말하면 인간의 몸은 소(小) 우주인이라고 할 수 있다. 음양(陰陽)의 조화를 이루지 못하면, 즉 몸이 차가운 음(陰)이 지속되면 암(癌)이 발생하게 되고, 노화로 인해 호르몬이 깨져 당뇨병, 고혈압, 갑상선, 불면증, 치매 등으로 인해 여러 가지 고질병이 생기게 된다. 음양(陰陽)의 법칙에서 어긋나게 되면 대자연이나 우리 몸은 자유로울 수 없다. 음양(陰陽)은 항상 따라다니고, 음양(陰陽)은 둘이서 떨어질 수 없다.

우리는 우주 속에 살고, 우주의 영향을 받고 살아가고 있다. 사람의 인체는 소(小)우주로 형성되어 우주는 하나의 유기체로 보고 동양의학 한의학에서 음양(陰陽)의 조화로 질병을 진단하고 치료하고 있다. 우주에서 사물은 하나이면서 우주에 영향을 받고, 처음에는 우주의 형상이 분리되어, 그 두 면을 각각 음(陰)과 양(陽)으로 분류한다. 해와 달은 해는 양(陽)이요, 달은 음(陰)이다. 달은 밤이라 어두워 차갑고, 해는 밝은 낮이라 빛을 내기 때문에 따뜻하다. 그래서 해와 달을 음양(陰陽)으로 보고 있다. 예를 들자면 여자와 남자, 바다와 육지, 낮과 밤, 추위와 더위, 하늘과 땅, 삶과 죽음, 위와 아래, 물과 불, 허와 실 등이 있다. 음(陰)과 양(陽)은 상대적이어야 하며, 절대적인 것은 아니다.

음간(陰干)은 乙, 丁, 己, 辛, 癸 5가지이고, 양간(陽干)은 甲, 丙, 戊,

庚, 壬 5가지라 한다. 사람도 음(陰)은 물이고, 양(陽)은 불이다. 여자가 양(陽)의 속성이 많으면 남자 성격에 음(陰) 중에 양(陽)이라 하고, 남자는 음(陰)의 속성이 많으면 엉큼하고 양면성을 가진 양(陽) 중에 음(陰)이라 한다. 음(陰) 중에 양을 가진 여자는 사업가, 활동가 등 추진력이 있는 사람이며, 양(陽) 중에 음(陰)이라면 소심하고, 적극적이지 못하고, 리더쉽이 부족하고, 묻혀가는 사람이다. 양(陽) 중에 양(陽)을 가진 남자라면 보수적인 성격에 사업가, 정치가, 지도력이 강한 사람이며, 음(陰) 중에 음(陰)을 가진 여자라면 소극적이고, 음모하고, 양면성이 있는 사람이다.

양(陽)의 속성은 남(男), 위, 흥분, 뜨겁다, 밝다, 하늘, 낮, 상승, 적극적이고, 음(陰)의 속성은 여(女), 아래, 억제, 차갑다, 어둡다, 땅, 밤, 하강, 소극적이다.

음(陰)	땅	천(天)	밤	차갑다	어둡다	하강	소극적	여	아래	억제
양(陽)	하늘	지(地)	낮	뜨겁다	밝다	상승	적극적	남	위	흥분

(1) 오행(五行)

오행(五行)이 개별적인 기(氣) 사이의 관계라면 음양(陰陽)은 일기(一氣)의 운동과 변화이다.

목(木) → 화(火) → 토(土) → 금(金) → 수(水)

상생 → 목생화(木生火) → 상극 → 목극토(木剋土)

상생 → 화생토(火生土) → 상극 → 토극수(土剋水)

상생 → 토생금(土生金) → 상극 → 수극화(水剋火)

상생 → 금생수(金生水) → 상극 → 화극금(火剋金)

상생 → 수생목(水生木) → 상극 → 금극목(金剋木)

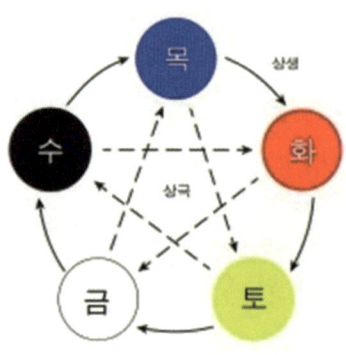

<오행(五行)의 상생(上生) 상극(相克) 관계>

한의학의 기본철학은 음양(陰陽)을 바탕으로 신체의 예방, 진단과 질병치료를 적용한 것이다.

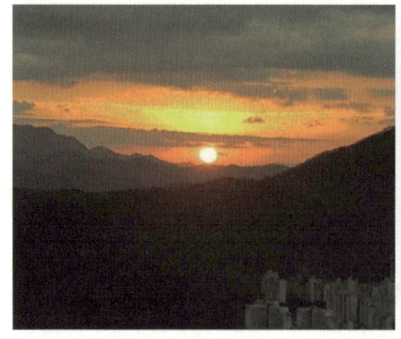
<양(陽)은 해>

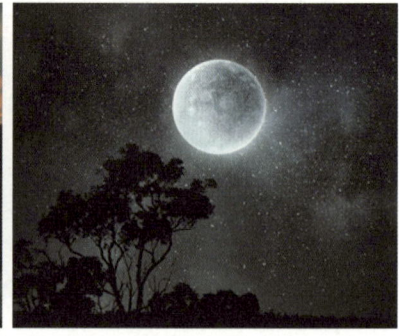
<음(陰)은 달>

음양(陰陽) 이론은 음(陰)과 양(陽)의 우주의 현상을 관찰하는 이론이다. 음양(陰陽)을 병리적인 면에서 구별하는 방법은 우리 몸에 음(陰)이 넘치면 몸속이 차가워지고, 체온이 떨어진다. 체온이 떨어지게 되면 호르몬이 깨지어 여러 가지 암(癌)뿐만 아니라 질병이 생기고, 체온이 떨어지면서 노화가 진행된다.

반대로 양(陽)이 넘치면 몸속에 열이 나고, 체온이 올라간다. 평소에 손발이 차가운 사람은 양(陽)이 부족한 사람이다. 평소에 조열이 생기는 사람은 음(陰)이 극도로 부족하다는 것이다. 그러나 몸의 체온을 1℃ 올리면 면역력은 5배로 증가된다는 사실을 기억해야 한다. 한약재와 식품으로 신체의 양(陽)과 음(陰)을 조절하고, 건강을 북돋우는 음식으로 현재 상태를 유지할 수 있도록 한다. 동양의학(東洋醫學)의 기본철학은 몸속에 음양(陰陽)의 균형을 맞추어주는 것이다.

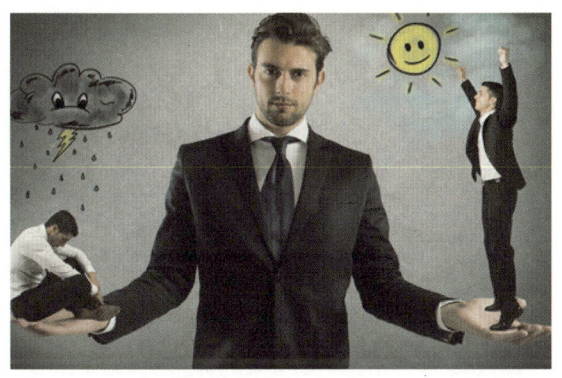

<음(陰)과 양(陽)의 균형>

태극기는 우리 조상이 신라시대부터 전통 무늬인 태극문양으로 쓰였다. 태극 무늬의 의미는 중앙이 일(日)을 상징하며, 태양을 의미한다. 태양 속에 삼족오(三足烏) 왕이 살고 있었다는 전설이 있다. 태양 무늬 사면에 8괘 중 4괘로 구성되어 건곤감리(乾坤坎離)가 위치하고, 태양의 상형이다. 태극기를 보면 건(乾)은 하늘을 의미하고, 곤(坤)은 땅을 의미하며, 감(坎)은 달을 의미하고, 리(離)는 태양을 의미한다. 하늘과 땅은 건(乾)괘, 곤(坤)괘라고 한다. 남(南)방의 리(離)괘는 태양과 낮을 의미하고, 북(北)방의 감(坎)괘는 밤과 달을 의미한다. 건(乾)과 곤(坤)은 낮과 밤을 상징한다.

태극기를 이해하려면, 음(陰)과 양(陽)의 변화는 시간과 공간으로 태극기에 건(乾)의 양(陽)은 붉은색으로, 곤(坤)의 음(陰)은 파랑으로 상징한다. 태극기 문양은 우주의 만물이 음양(陰陽)의 음(陰, 파랑)과 양(陽, 빨강)의 조화를 상징하여 대자연은 음양(陰陽)에 의해 생성하고 발전한다.

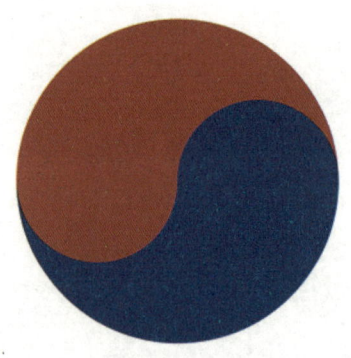

<태극기 문양 음(陰, 파랑)과 양(陽, 빨강)의 조화>

(2) 풍수 오행(五行)과 숫자

① 숫자에 음양(陰陽) 오행(五行) 풍수(風水)

우리가 무심코 사용한 숫자에도 음양오행(陰陽五行)의 기운이 있다. 짝수인 숫자는 땅을 의미하고, 음(陰)의 기운을 갖고 있으며, 홀수인 숫자는 하늘을 의미하는 양(陽)의 기(氣)운을 갖고 있다. 1, 3, 5, 7, 9(홀수, 기수)는 남자, 양(陽)이고, 2, 4, 6, 8, 0(짝수, 우수)은 여자, 음(陰)이다. 숫자 1에서 5까지는 만물의 생(生)의 기운을 나타내고, 숫자 6에서 10까지는 수의 성(成)의 기(氣)운을 상징한다. 오행(五行)에서 1과 6은 수(水)이고, 3과 8은 목(木)에 해당하며, 2와 7은 화(火)이며, 5와 0은 토(土)에 해당하고, 4와 9는 금(金)에 해당한다.

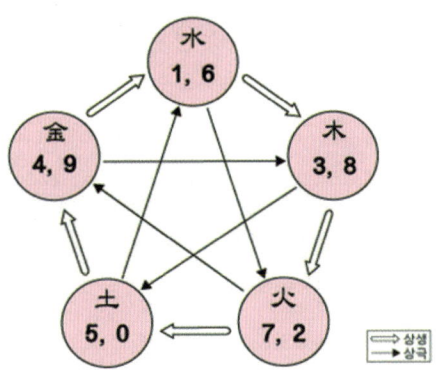

<숫자에 음양(陰陽)의 오행(五行) 풍수(風水)>

음양오행(陰陽五行)과 풍수지리(風水地理)에서 숫자만으로도 좋은 기운을 얻을 수 있다는 사실을 기억해야 한다. 음양오행의 원리만 알면 간단하고 쉽게 할 수 있다. 자신의 시가 예를 들어 묘시라면 사계

절상 봄에 해당한다. 봄은 목(木)에 해당하므로 3과 8에 해당한다. 신용카드, 차번호, 비밀번호, 전화번호 등을 적절하게 음양(陰陽)으로 짝수와 홀수를 혼합하여 사용하면 좋은 기(氣) 에너지를 얻게 된다.

숫자 풍수(風水)는 우리 생활에서 알게 모르게 많은 부분에서 인생의 실패와 직결되는 밀접한 관계를 맺고 있다. 현재 건강이 안 좋다면 숫자 풍수(風水)를 적용하여 좋은 기(氣) 에너지를 받을 수 있다.

이로운 풍수(風水)의 기운을 받으려면 일상생활에서 숫자 풍수(風嘛)부터 적용하여 음양오행(陰陽五行)의 기(氣)운으로 사업이 번창하여 행복하고 풍요로운 삶을 누릴 수 있도록 적용하기를 바라며, 재물에 직접적인 관련이 많은 통장의 비밀번호나 계좌번호의 숫자가 자신에게 좋은 기운으로 가득 채워지길 기대한다,

② 풍수(風水) 오행(五行)과 숫자

오행/팔괘	진(震) 손(巽)	이(離)	곤(坤) 간(艮)	태(兌) 건(乾)	감(坎)
자신의 오행	목(木)	화(火)	토(土)	금(金)	수(水)
자신의 양의 숫자	3	7	5	9	1
자신의 음의 숫자	8	2	0	4	6
상생의 수	1, 6	3, 8	2, 7	5, 0	4, 9
상극의 수	4, 9	1, 6	3, 8	2, 7	5, 0

(3) 사람에게도 음양(陰陽)이 있다

하늘과 땅에도 음양(陰陽)이 있듯이 사람에게도 음양(陰陽)이 있다. 남자는 양(陽)이고, 여자는 음(陰)이다. 하늘과 땅과 사람, 즉 천지인

(天地人)이다. 사람의 체질 또한 태음인(太陰人), 태양인(太陽人), 소음인(少陰人), 소양인(少陽人) 등 4가지 음양(陰陽)으로 나누어져 있다. 태음인(太陰人)은 복부가 발달되어 혈액의 공급이 잘 되어 잘 먹는 편이라서 대체로 배가 많이 나온 사람이다. 태양인(太陰人)은 머리가 발달되어 지혜롭고 영리한 사람이다. 소음인(太陰人)은 허리가 잘 발달되어 있지만, 위가 차서 먹어도 살이 찌지 않는 꽉 마른 체형이다. 소양인(少陽人)은 가슴이 잘 발달되어 여자의 경우 미스코리아가 많고, 하체는 차고 상체가 뜨겁다 보니 의욕이 떨어져 잔머리를 잘 쓰며, 위장과 치매를 조심해야 한다. 사상체질의학을 음양(陰陽)으로 자기의 체질을 파악하여 지혜롭게 관리할 수 있다. 사상체질 음양(陰陽)이 깨어지면 우리 몸은 소리 없이 질병이 찾아온다.

태음인(太陰人), 태양(太陽)인, 소음인(少陰人), 소양인(少陽人)의 체질로 보는 음양(陰陽)인의 특징은 다음과 같다.

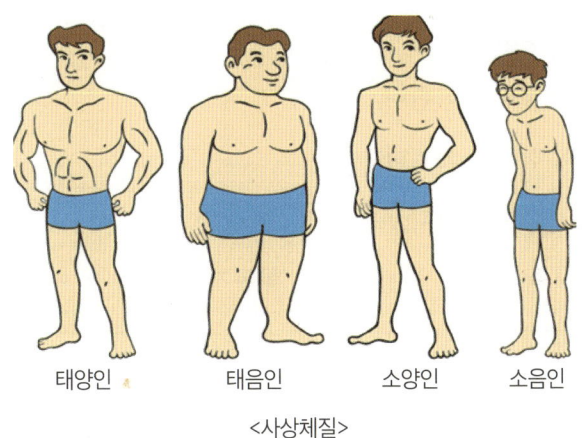

태양인   태음인   소양인   소음인

<사상체질>

(4) 체질로 보는 음양(陰陽)

① 음(陰)인의 특징

- 추위를 잘 타고 손발이 차다.
- 따뜻한 것을 좋아한다.
- 맥박이 약하고 늦다.
- 들이쉬는 숨이 강하다.
- 성격이 정적이고, 소극적이며, 차분하고, 조용하다.
- 조용히 집에서 책을 읽거나 사색을 즐긴다.
- 갈증을 잘 못 느끼고 따뜻한 물을 좋아한다.
- 얼굴색이 희고 때론 검은빛이 돈다.
- 소변이 맑고, 양이 많으며, 자주 본다.
- 신경성 소화장애나 과민성 대장증상이 나타난다.

② 양(陽)인의 특징

- 더위를 잘 느끼고 땀을 많이 흘린다.
- 서늘한 것을 좋아한다.
- 맥박이 강하고 빠르다.
- 내쉬는 숨이 강하다.
- 성격이 동적이고, 외향적이며, 활동적이다.
- 감정이 격해지기 쉽고, 분노를 잘 느낀다.
- 물을 많이 마시고, 특히 냉수를 좋아한다.
- 소화가 잘 되고 식욕이 왕성하다.

- 얼굴에 붉은빛이 돈다.
- 소변 색깔이 붉고, 양이 적고, 누는 횟수가 드물다.
- 변비가 있다.

　음양(陰陽) 이론에서 우리 몸은 어느 한쪽의 과잉이나 부족으로 음(陰)·양(陽)의 균형이 깨지면 동적(動的)인 변화로 서로 영향을 받는다. 양(陽)이 부족하면 음(陰)도 부족하게 된다. 음양(陰陽)이 조화를 이루지 못하면 상호관계가 유지되지 못하여 암(癌)과 같은 질병에 걸리게 되고, 치명적인 상태에 이르게 된다. 다시 말하면 음양(陰陽)의 균형이 깨지면 우리 몸은 활동이 정지되어 간다는 것이다. 동양의학에서 음(陰)과 양(陽)의 균형이 기본 예방의학이며, 양생의 기본조건이다.

03
오행(五行)이란

　오행은 동양의학에서 우주만물의 5원소이다. 목(木), 화(火), 토(土), 금(金), 수(水) 오행의 기(氣)와 에너지가 눈에 보이지 않는 기(氣)운과 눈에 보이는 기(氣)운이 순환하면서 모여지고 흩어지고 하는 것이다.

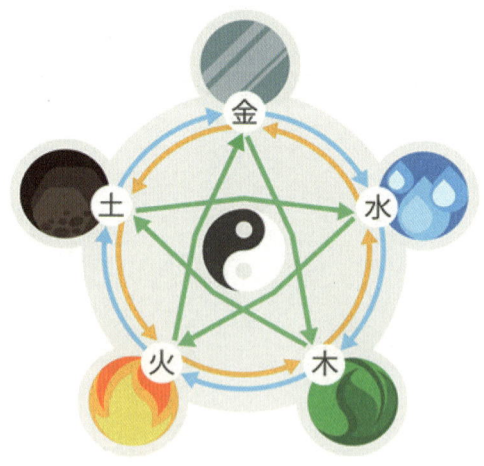

<오행(五行) 상생 상극(相克)도>

사람이 살아가는 월화수목금토일 7일이지만 그 안에 음(陰)과 양(陽) 그리고 오행이 담겨 있다. 일(日), 월(月)은 음양(陰陽)이고 화(火), 수(水), 목(木), 금(金), 토(土)는 오행이다. 음양오행 속에서 인간은 생활하고 공존하고 순환하며, 음양오행으로 이루어진 틀 안에 삶을 살아가고 있다. 우리 손을 보면 안쪽이 음(陰), 손 바깥쪽이 양(陽)이고, 다섯 개에 손가락은 오행, 사람의 손도 음양오행(陰陽五行)이다. 우리나라의 태극 무늬 안에도 음(陰)과 양(陽)이 들어 있다.

태음인(太陰人), 태양인(太陽人), 소음인(少陰人), 소양인(少陽人) 그리고 제3의 기운인 중성자 토(土)는 사상(四象)에서 음양(陰陽)으로 포함하지 않지만 음양오행(陰陽五行) 속에 포함되어 있다. 태극에 음양(陰陽)이 있고, 그 안에 양(陽) 중음(陰)인 소음(목[木]), 양(陽) 중량(陽) 태양(陽)(화[火]), 음(陰) 중에 양(陽)인 소양(금[金]), 음(陰) 중에 음(陰)인 태음(수[水])가 있으며, 그 사상에는 목(木), 화(火), 토(土), 금(金), 수(水)가 있다.

태극			
음(陰)		양(陽)	
음(陰) 양(陽)(소양)	음(陰) 음(陰)(태음)	양(陽) 양(陽)(태양)	양(陽) 음(陰)(소음)
금(金)	수(水)	화(火)	목(木)

(1) 동양의학의 오행(五行) 원리 풍수(風水)

동양의학에서 오행이론(五行理論)은 다섯 가지의 추상적인 개념으로 우주와 자연철학의 상호관계 변화를 관찰하고, 계절의 변화와 우주의 움직임, 우주의 유기적인 순환으로 만물의 변화를 설명하는 이론이다. 오행이론 오(五) 다섯 가지 자연계 이론 목(木), 화(火), 토(土), 금(金), 수(水)로 지원하고 협조받고 촉진하고 조장하는 관계를 상생이라 한다.

(2) 자연철학(自然哲學)과 오행(五行)의 상생 풍수(風水)

자연철학이란 사계절을 뜻한다.

- 즉 나무는 불을 일으켜 목(木)이 화(火)를 생(生)한다. 목화생(木火生)이다.
- 불이 사그라지면 흙이 된다. 화(火)가 토(土)를 생(生)한다. 화투생(火生土)이다.
- 흙속에서 쇠(금)가 나오므로 토생금(土生金)이다.
- 금에서 물이 생성되어 금생수(金生水)는 상생의 관계이다.
- 물은 나무를 키우므로 수생목(水生木)이다.

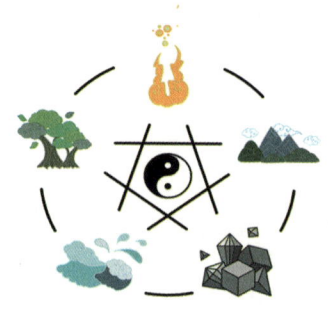

<오행의 자연철학>

(3) 자연철학과 오행(五行)의 상극(相克)

- 목(木)이 토(土)를 극한다.
- 화(火)가 금(金)을 극한다.
- 토(土)가 수(水)를 극한다.
- 금(金)이 목(木)을 극한다.
- 수(水)가 화(火)를 극한다.

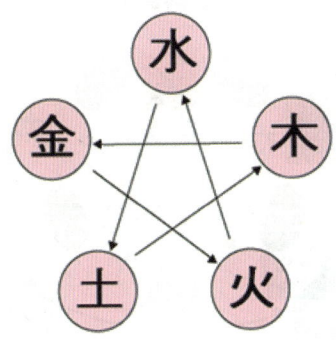

<오행(五行)의 상극(相克) 관계>

풍수지리(風水地理) 오행(五行)에서 상극(相克)은 일방적으로 어느 한쪽이 공격을 당한다는 의미이다. 오행(五行)의 상극(相克)을 쉽게 이해하자면 남편이 금(金)이고, 부인이 목(木)이라면 상극(相克)이라서 결혼생활을 오랫동안 유지하기에는 힘들다는 것이다. 부인은 봄의 기운이라 활발하고 활동력이 강하지만, 반면에 남편은 움직이기 싫어하고 게을러 부인의 정반대의 성향을 가지고 있어 매사에 의견충돌이 많아 자주 싸우게 된다.

(4) 자연철학(自然哲學)과 오행(五行)과 음식의 상생(相生) 색상

- 토(土)는 비장/단맛 노란색에 속한다.
- 금(金)은 폐/매운맛 흰색에 속한다.
- 수(水)는 신장/짠맛 검은색에 속한다.
- 목(木)은 간장/신맛 초록색에 속한다.
- 화(火)는 심장/쓴맛 빨간색에 속한다.

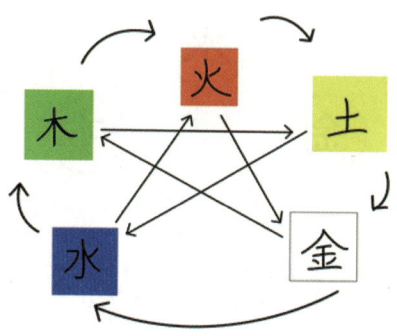

<오행(五行)과 음식의 상생(相生) 색상>

(5) 자연철학과 음식의 상극 상생

신장이 나쁘면 금(金)에 기운을 보완해주는 음식이 흰색이며 매운맛이다. 간장이 나쁘면 수(水)에 기운을 보완해주는 음식이 검은색이며 짠맛이다. 심장이 나쁘면 목(木)에 기운을 보완해주는 음식이 초록색이며 신맛이다. 비장이 나쁘면 화(火)에 기운을 보완해주는 음식이 빨간색이며 쓴맛이다. 폐가 나쁘면 토(土)에 기운을 보완해주는 음식이 노란색이며 단맛이다.

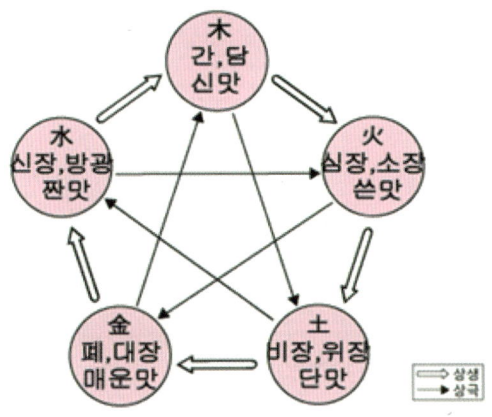

<오행(五行)과 음식 상생(相生) 상극(相克)>

오행(五行)에 음식은 목화토금수(木火土金水), 즉 짠맛, 신맛, 쓴맛, 단맛, 매운맛을 골고루 먹어야 건강하다. 어느 한 곳에 치우쳐 좋아한다고 골라서 너무 달게 먹거나, 너무 짜게 먹는다든지, 너무 신맛을 먹으면 건강에 해롭다. 후각과 미각을 살려서 골고루 섭취하는 것이 중요하다.

(6) 오행(五行)과 신체의 기관

오행(五行)의 상생과 상극(相克)을 동양의학에서 오장육부(五臟六腑)의 관계에 적용하여 지혜롭게 질병을 치료했다. 오장육부(五臟六腑)는 인체의 내장기관이 엄마의 뱃속에서부터 잉태되어 나오면서 우리는 생명이 정지될 때까지 오장육부(五臟六腑)가 서로 연결되어 장기가 자동으로 활동하고 있는 오행(五行)의 기관이다.

(7) 오행(五行)과 오장육부(五臟六腑)를 분별

오장(五臟)은

① 간(肝臟)은 목(木),

② 심(心臟)은 화(火),

③ 비(脾臟과 胃)는 토(土),

④ 폐(허파)는 금(金),

⑤ 신(生殖器官과 膀胱)은 수(水)

육부(六腑)는 소장, 위장, 담, 대장, 삼초, 방광을 말한다.

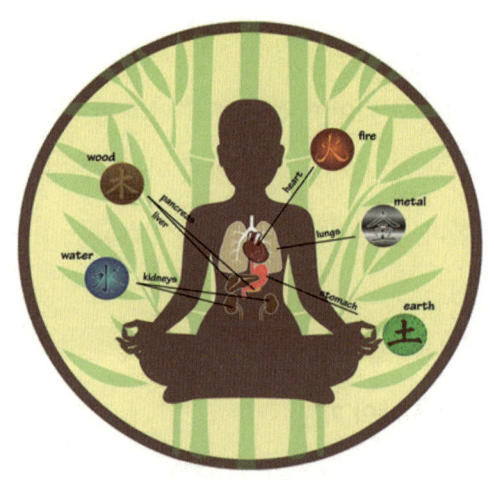

<오행(五行)과 오장(五臟)>

오행(五行)에 상생(相生) 관계는 목생화(木生火)이고, 목(木)에 간은 활발하고, 화(火)는 심장활동을 돕고, 물은 나무를 키우고 수생목(水生

木)이고, 불이 꺼지면 흙이 되니까 화생목(火生木)이다. 흙에서 쇠가 나오니까 토생금(土生金)이다. 금(金)에서 물이 나오니까 금생수(金生水)라 한다.

(8) 상생(相生)에 반대는 상극(相克)

상극(相克) 관계는 서로 돕고 협조하는 게 아니라 제약하고 저지하는 관계이다. 목극토(木克土)는 상극(相克) 관계이다. 쇠가 나무보다 강하므로 금극목(金克木)이고, 물로 인해 불은 꺼지니 수극화(水克火)이며, 불이 쇠를 녹이니까 화극금(火克金)이다. 흙으로 물을 막으니까 토극수(土克水)이다.

사람도 명리학이나 주역으로 봤을 때 년천귀, 월년귀, 일천귀, 시천귀로 남녀의 사주를 오행(五行)으로 보면 목화토금수(木火土金水)로 보아 상생(相生)하는가 아니면 상극(相克)인가를 알 수 있다. 상극(相克)이라면 일찌감치 조심하고 멀리하는 게 좋을 것이고, 상생(相生)이라면 은근히 도움을 받을 것이다.

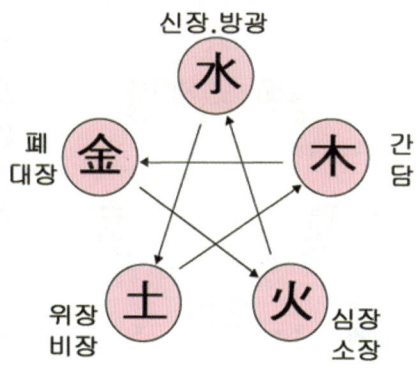

(9) 오행(五行)과 신체의 기관

구분	목(木)	화(火)	토(土)	금(金)	수(水)
오장(五腸)	간(肝)	심(心)	비(脾)	폐(肺)	신(腎)
육부(六腑)	담(膽)	소장(小腸)	위(胃)	대장(大腸)	방광(肪胱)
오관(五官)	눈	혀	입	코	귀
오체(五體)	근육	맥	살	피부, 털	뼈
오지(五志)	화냄	기쁨	근심	슬픔	무서움
오기(五氣)	바람	더위	습기	건조	추위
오색(五色)	파랑	빨강	노랑	흰색	검정
오미(五味)	신맛	쓴맛	단맛	매운맛	짠맛
오성(五星)	호(呼)	말(言)	노래(歌)	곡(哭)	신음(呻吟)
분비물	눈물	땀	침	콧물	

(10) 오행(五行)과 방위(方位)의 풍수(風水)

풍수지리(風水地理)는 현대사회가 아무리 발달하여도 집터뿐만 아니라 모든 건물은 오행(五行) 사상으로 발원상의 원리가 방위(方位)에 있음을 알 수 있다. 풍수지리(風水地理)는 현대사회에서 주위환경론이자 방위(方位)학이라고 주장하고 있다. 오행(五行)설에는 역사, 지리, 천문, 역경, 점성 등이 있고, 인간이 살아가는 데 필요한 물(水), 불(火), 나무(木), 쇠(金), 땅(土)이 오행(五行)에 기본이 되고 있다. 이 5가지 중에 단 한 가지만 없어도 사람이 살아갈 수 없다.

오행(五行) 방위(方位) 중에 목(木)은 푸르다. 색상으로 보면 청색이며, 동(東)쪽에 해당하고, 계절에는 봄의 기(氣)운이다. 화(火)는 남(南)쪽에 해가 뜨기 때문에 따뜻하다. 색은 적색이다. 토(土)는 중앙에 있어 색상은 노란색이다. 해가 서(西)쪽으로 기울어지면 녹아버리는 성질을 갖고 있어 쇠 금(金)이며, 색상은 백색이다. 수(水)는 북(北)쪽 추운 곳이 되어 어두워 색상은 흑색이다. 임금님이 신하들을 바라보고 앉아 있을 때 왼쪽이 동(東)쪽이며, 혈(穴)창이 좌(左)청룡이 되고, 오른쪽은 서(西)가 되어 우(右)백호가 있다. 좌(左)의정이 우(右)의정 앞에 선다. 서열상 우(右)가 위인 것이다. 서(西)쪽은 평범한 여자에 해당하고, 동(東)쪽에 동궁(東宮)은 대(大)를 이을 아들 방이 있는 것이다.

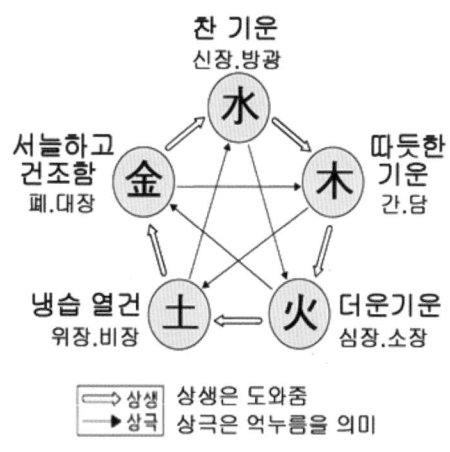

<오행(五行)의 원리>

04
주택과 풍수(風水)

 길흉(吉凶) 화복은 집터에서 나온다고 한다. 풍수지리(風水地理)상 집을 지을 때 100가지의 제약을 참작해서 집 한 채를 짓는데 복거백제(卜居百濟)하여 짓는다. 집을 지을 땐 너무 좋은 곳에다 지어서는 안 된다. 벼슬에 따라 다르고, 상민은 10칸 이하로 지어야 하고, 벼슬 2품 이상은 집을 지을 때 40칸 이하로 지어야 하며, 벼슬 3품은 30칸 이하로 지어야 한다. 대문은 남쪽보다는 우(右)백호가 좋으며, 집터의 주의사항은 서쪽이 높아야 하고, 동쪽이 낮아야 재물이 들어온다.
 풍수지리(風水地理)의 양택(陽宅)론에서는 앞뒤 건물을 보면 뒤가 높아야 하고, 앞이 낮으면 자손이 대대손손 번창하고, 반대로 건물이 앞이 높고, 뒤가 낮으면 후손에 대가 끊긴다. 좋은 집터는 배산임수(背山臨水)라고 하며, 물 좋고, 산 좋아야 하고, 집터에 뒷산 지기(地氣), 토색(土色), 야세(野勢), 수구(水口)가 좋아야 양택(陽)론에서 주택에는 명당

(明堂)이라 볼 수 있다.

주택의 풍수(風水)는 1인당 10평 정도가 적당하며, 통상적으로 전자제품, 장식장, 책장, 식탁, 옷장을 감안할 때 만약 2명이 살고 있다면 20평 정도가 적당하다. 주택이 너무 크면 허전하여 좋은 기운이 빠져나간다. 주택 풍수에서 주의해야 한다. 서(西)쪽의 창문은 목화토금수(木火土金水)에서 금(金)에 속하여 금(金)전운이 빠져나가니 평소에 커튼이나 블라인드를 쳐놓는 게 좋다. 그리고 태양이 동(東)쪽에서 서(西)쪽으로 해가 저물다 보니 햇볕에 강한 기(氣)운이 건강을 해치게 된다. 주택 풍수지리(風水地理)에서 300m 안에 고압선 철탑이 집 주변을 지나면 기(氣)가 빠져나가 중병인 암(癌)이 발생하게 된다. 거실에서 건물이 삼각형 지붕이나 육교, 교회탑이 보이면 사업과 건강에 좋지 않다. 사업이 잘 안 되고, 집안에 불미스러운 일이 자주 생기고, 아픈 환자가 집에 있다면 건물의 집터를 고를 때 보다 더 신중하게 건물의 대문, 현관, 방, 부엌, 화장실 건물의 주택 배치를 풍수적 이론을 적용하여 나쁜 기(氣)운을 몰아내고, 좋은 기(氣)운을 받게 되면 건강과 재물운이 스스로 들어오게 된다.

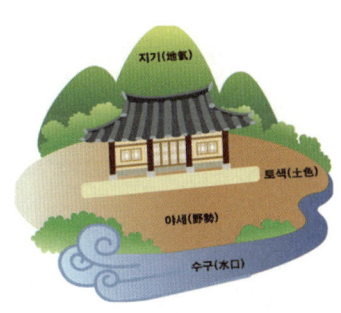

<집터의 배산임수(背山臨水)>

05

아파트와 풍수(風水), 지기(地氣)

풍수지리(風水地理)학에서 양택(陽宅) 조건은 아파트나 주택이 같게 모든 조건이 대문 방위(方位)에 따라 길흉(吉凶)이 패철(나침판)에 의해 판이해진다. 지구가 커다란 자석이라면 패철(나침판)은 동(東), 서(西), 남(南), 북(北)을 가리키는 지자기이다. 대동여지도의 김정호는 지자기에 의해 우리나라 지도를 만들었다. 풍수(風水地理)에 의해 지자기의 방위(方位)가 정해지기 때문에 지기(地氣)는 곧 지자기(地磁氣)라는 뜻이다.

풍수지리(風水地理)상 살기 좋은 아파트 층수는 1~5층에 지자기가 있어서 살기 적합하다. 땅의 지기는 0.5가우스인 데 반해 아파트에 6층 이상 올라가게 되면 0.25가우스 절반가량 뚝 떨어져 아파트에 두꺼운 철근 콘크리트에서 패철(나침판)을 놓고 방위(方位)를 체크하면 전혀 다른 곳을 가리키고 있다.

고질병이 있는 사람이나 암(癌)환자의 경우엔 1~5층 정도에 생활한다면 좋은 지기(地氣)를 받게 된다. 아파트 고층에서 식물을 키우면 잘 죽는 것을 흔히 볼 수 있다. 지기(地氣)가 부족하면 사람은 질병이 생기고, 식물은 말라 죽는 것을 볼 수 있다. 그러나 1~5층에서 생식물을 키우게 되면 좋은 지기(地氣)를 받아서 건강하게 잘 자라는 것을 경험할 수 있다. 쉽게 말하면 아파트 1~5층 베란다에 간장이나 된장을 항아리에 담가서 보관하면 잘 숙성되어 맛있게 먹을 수 있지만, 6층 이상의 아파트에서 된장, 간장을 항아리에 담가서 똑같은 방법으로 보관하게 되면 온습, 습도 조절이 안 되어 곰팡이가 끼어 먹기가 곤란하다. 그만큼 땅의 지기(地氣)가 중요하다는 것을 풍수지리(風水地理)를 통해서 알 수 있다. 땅에서 지기(地氣)는 15m까지 전달되고 15m 이상이 되면 지기(地氣)가 현저하게 떨어져 좋은 기운을 받을 수 없게 된다.

프랑스에서는 아파트 고층에 사는 사람들이 병원을 더 많이 찾게 된다는 통계결과가 있다. 최근 들어 TV 방송에서 생활풍수, 인테리어 풍수(風水)라고 한 번쯤은 들어봤을 것이다. 주택이나 아파트 풍수에 관심이 커지는 추세이다. 다시 말하면 건강과 재물에 관한 관심이 커지고 있다.

현대사회에서 아파트 생활이 점차 늘어가는 이유는 다른 사람에게 구속받지 않아서 편리해지면서 많은 사람이 아파트를 선호하고 있다. 가끔 이런 질문을 받는다. 저는 아파트 사는데 몇 층까지 지기(地氣)가 있는지 여쭈어보는 사람들이 있다. 아파트는 같은 장소에서 층만 다를 뿐 기(氣)운과 지기(地氣)가 같다고 일반인들이 말하는 것은 잘못된 생각이다. 아파트는 층마다 지기(地氣)가 다르다. 집 안의 가구 배치에 따라 인테리어 풍수가 달라지고, 기(氣)운과 지기(地氣)가 달라진다. 만약 같은 아파트에 살아도 개개인마다 각각 다른 삶을 살아가게 된다는 것이다. 아파트의 위치나 방위(方位)에 따라 길(吉), 흉(凶)이 다르고, 동과 동 사이에 아파트가 있다면 바람이 부딪혀 흉(凶)하고, 지기(地氣)가 부족하게 되면 건강에 이상이 생겨 불면증, 통증에 시달리게 되어 질병을 유발하게 된다.

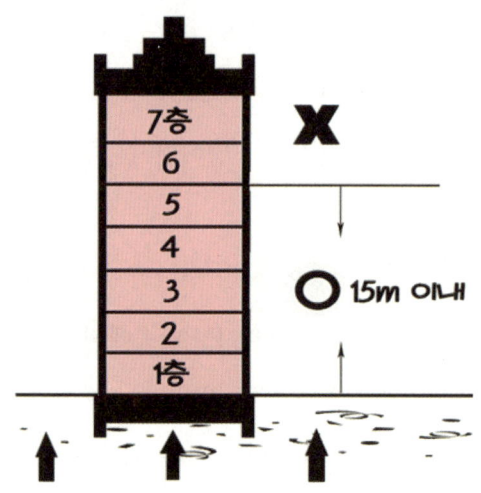

<아파트 지자기(地磁氣)>

06
건강과 풍수(風水)

　사람이 사는 양택론(陽宅論)을 살펴보면 어떤 곳이 명당(明堂)인가 지관(地官)에 따라 용어가 양기(陽基)와 양택(陽宅)으로 구분되고, 풍수지리(風水地理)상 양택(陽宅)은 주택의 건물을 말하며, 양기(陽氣)는 집터, 땅의 기(氣)와 에너지가 명당(明堂)이냐 여부에 따라 달라진다. 양기(陽基)는 건축물보다 땅의 기(氣)운이 중요하고, 양택(陽宅)은 대지의 기(氣)운이 중요하다. 풍수(風水)에서는 건축물의 배치나 방위(方位)가 주거자에게 건강운이 영향을 미친다고 양택론(陽宅論)에서 얘기한다. 최창조 교수는 양택(陽宅)은 개인이 사는 터이고, 양기(陽氣)는 마을이 모여 있는 터라고 지칭하였다. 집터나 묘지의 명당(明堂)은 똑같다. 음택(陰宅)에서 묫자리는 지기(地氣)를 받는 혈(穴)자리가 중요하다.
　명당(明堂)의 조건은 음택(陰宅)이든, 양택(陽宅)이든 조산(祖山)에서 시작하고, 혈(穴)자리가 넓으면 양택(陽宅)이고, 좁으면 음택(陰宅)이다. 기(起), 협(峽), 정(頂), 과(過), 내룡(來龍), 백호(白虎), 청룡(靑龍), 소조산(小祖山), 안산(案山), 수구(水口), 나성(羅星) 등 모두 살펴보면서 음택(陰宅)은 좁아야 하고, 양택(陽宅)은 모두 넓어야 풍수지리(風水地理)상 좋다는 이야기다.

혈(穴)장이 넓으면 양택(陽宅)의 면(面)이고 도(道)읍지이다. 혈(穴)장이 좁으면 선이고 읍이다. 더 작으면 마을이고, 더 작으면 음택(陰宅)의 묫자리이다.

풍수(風水)에서는 건축물의 방향이나 위치가 중요하고, 양택론(陽宅論)에서 자연과 함께 순응하며 집을 지을 때 땅의 형태가 흉지(凶地)라면 피하고, 음양오행(陰陽五行)으로 길(吉)한 길지(吉地)라면 건강하고 부귀영화(富貴榮華)를 누리는 자리를 풍수지리(風水地理)상 양택(陽宅)의 명당(明堂)자리라 한다. 만약 암(癌)에 걸린 아픈 환자가 있다면 지기(地氣)가 있으면서 햇볕이 잘 들어오고, 양택(陽宅)의 풍수(風水) 이론을 적용하는 것이 좋다.

07
풍수(風水) 지자기(地磁氣)에 의한 혈액순환 장애

　풍수지리(風水地理)상 명당(明堂)은 좋은 지기(地氣)를 받기 위해서라고 해석한다면 좋은 자리는 공기부터 다르고, 바람 또한 거세지 않고 부드러워야 한다. 일본의 나카가와 과학자는 오랫동안 지자기(地磁氣)가 결핍되면 요통, 목덜미에 뻣뻣함, 통증, 가슴 답답함, 무거운 현기증, 불면증 등의 질병과 관계가 있다고 밝혔다. 보스턴 대학의 심리학자 페인 박사는 지기(地氣)가 우리 신체에 미치는 영향을 연구한 결과, 지기(地氣)는 산소 반응능력을 증가시켜 혈액순환의 흐름을 촉진해 질병을 치료하는 데 기초가 되고 있다. 부모님들이 농어촌 지역에서 생활하다가 도시의 자식 집에 오랫동안 머물지 못하고 다시 시골로 내려가는 일이 많다. 고층 아파트의 철근 콘크리트 생활로 인하여 땅의 지기(地氣)가 갑자기 뚝 떨어진 곳에서 생활하게 되면서 신경통이나 관절염이 있는 노인들은 통증에 시달려 아파트 생활을 접고 시골로 다시 내려오게 되고, 후에 신경통과 관절염이 거짓말처럼 사라졌다는 이야기를 들을 수 있다. 이 말은 땅의 기(氣)운이 떨어지게 되면 여러 가지 질병들을 유발한다는 것이다.

08
양택(陽宅)과 풍수(風水)의 명당(明堂)

　양택풍수(陽宅風水)는 풍수지리(風水地理)학에서 지관(地官)에 따라 양택(陽宅)과 양기(陽氣)로 구분하고 있다. 양기(陽氣)는 산 사람의 집터이고, 양택(陽宅)은 건물이라고 이해하면 된다. 양택(陽宅)과 음택(陰宅)은 모두 지기(地氣)의 영향에 의해 보국(保局)이 또한 크다. 양택(陽宅)은 보국(保局)의 속도가 빠르다. 즉 양택(陽宅)의 명당(明堂)은 건축물이냐, 대지냐에 따라 다르며, 주택에 대지보다 옆 건물이 높으면 그 주택은 기(氣)가 빠져나가 주택에 사는 사람은 사업실패, 건강운, 부부운까지 빠져나가는 배치이다. 배산임수(背山臨水)와 비슷한 의미로 전저후고(前低後高) 집의 건물은 높게 지어야 하고, 정원과 부속건물은 낮아야 길하다는 뜻이다. 도로보다 낮은 건물과 절벽에 있는 집은 불안한 환경의 흉가(凶家)라 할 수 있다. 건물의 앞면이 완만해야 길상(吉象)이다.

건축물의 방위(方位)와 배치에 따라 양기(陽氣)가 있거나 없다고 이해하면 될 것이다. 집보다 큰 나무가 있으면 집이 음(陰)의 기운으로 혼탁해져서 하는 일마다 막히고 잘 안 되어 질병으로 아픈 환자가 생기게 될 것이다. 집 앞에는 항상 집보다 작은 나무가 있어야 하고, 만약 집보다 큰 나무가 있다면 지붕을 넘지 않아야 한다. 하루 중에 가장 많이 생활하는 곳이 자기 집 주택이기에 양택풍수(陽宅風水)는 주택에 나쁜 기운이 있다면 생활풍수 인테리어를 적용하여 흉(凶)한 기(氣)운을 소멸할 수 있도록 해바라기꽃, 희란다 시계, 히란야, 가구배치 등으로 인테리어 풍수(風水)를 접목해 음(陰)과 양(陽)으로 균형 있게 기(氣)운을 보충하면 이로운 기(氣) 에너지를 받게 된다.

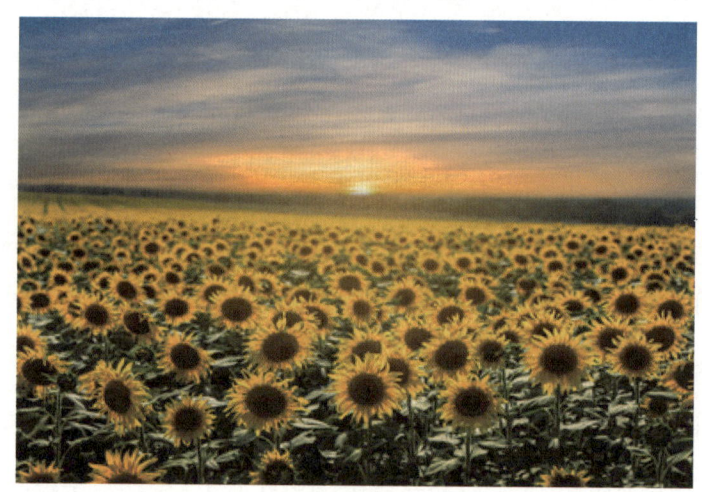

<해바라기꽃>

09

음택(陰宅)과 풍수(風水)의 명당(明堂)

음택풍수(陰宅風水)는 죽은 사람의 안장지(安葬地)이다. 흔히 이야기하기를 어떤 일이 잘 되면 내 탓이요, 못 되면 조상 탓이다. 어떤 일이 안 풀리면 조상의 무덤을 옮겨볼까 생각하고, 가족이 중병에 걸리면 제일 먼저 누구나 조상 탓을 하게 된다. 또한, 집안이 번창하려면 조상의 무덤의 동기감응(同期感應)이 후손에게 전달되어 복(福)이 화(火)로 바뀌지 않도록 조상의 묏자리가 음택(陰宅)의 명당(明堂)이어야 한다. 음택풍수(陰宅風水)에서 제일 먼저 산세와 지세, 용(龍), 혈(穴), 사(砂), 수(水) 4가지가 잘 갖추어져 한눈에 보아도 명당(明堂) 길지(吉地)가 보인다.

음택풍수(陰宅風水)에서 용(龍)의 혈(穴)은 줄기나 산의 능선의 흐름을 뜻하며, 산맥의 좋은 기(氣)운이 흐르는지를 본다. 음택풍수(陰宅風水)에서 혈(穴)은 망자가 묻히는 자리를 말하며, 주산(主山), 안산(案山)

은 앞쪽에 있고, 우(右)측에는 백호산들이 둥글고 아담하게 감싸고 있는 느낌이 좋으며, 좌(左)측에는 청룡산이어야 하고, 혈(穴)은 앞으로 보이는 수(水)에 강(江)이나 연못이 보이면 혈(穴)자리에 좋은 기(氣)운이 모인다고 하여 명당(明堂) 길지(吉地)라 한다.

일산일혈(一山一穴)의 원칙이 있다. 한 자락의 산줄기에는 한 개의 명당(明堂)이 있다는 것이다. 양택(陽宅)이라면 산줄기 한 자락 산에는 사람이 집을 지을 수 있는 터가 있다는 것이고, 음택(陰宅)의 경우 산줄기에 지맥(之脈)이나 정기가 모인 자리에 혈(穴)을 정하는 것은 명의가 환자의 병을 파악하여 침을 놓은 것에 비유하면 된다.

부부가 아무리 금실이 좋아도 부부의 묘는 각각 따로따로 묘를 써야 후손에게 발복(發福)을 받는다. 발복(發福)은 조상으로부터 복(福)을 받는다는 뜻이다. 음택풍수(陰宅風水)는 못자리 주변 형세에 따라 길흉화복(吉凶禍福)이 결정되어 세월이 지나 주변에 나무들이 무성하게 자라면 명당(明堂)도 변한다.

풍수(風水)적 이론을 적용한 우리나라 최초의 명당(明堂)이라고 불리는 김유신 장군의 무덤이 있다. 음택(陰宅)의 명당은 못자리이다. 예로부터 돌아가신 위 선조, 부모님을 좋은 땅 좋은 터 길(吉)한 땅에 모시는 것이 효(孝)의 덕목(德目) 중에 하나로 내려왔다. 돌아가신 분을 기리기보다는 산 사람 입장에서 조상으로부터 자손들은 복(福)을 받기 위해 조상의 길(吉)한 터, 즉 명당(明堂)자리를 찾아 길한 명당(明堂)에 모시면 편안하고 좋은 일이 생기고, 사는 사람이 편안해지는 상태라고 풀이하면 된다. 더 구체적으로는 조상의 못자리를 명당(明堂)자리에 쓰면 자식들이 현모양처를 만나게 되고, 무엇보다 건강하고, 부자가 되는 것이다. 남들이 부러워할 만한 자식을 두면 남들은 조상의 묫자리 터를 명당(明堂)이라고 말한다. 반대로 일이 안 풀리면 제일 먼저 조상 탓이다. 복에 대한 욕심이 지나치면 이장을 해가며 명당(明堂)에 모시려고 극성을 떠는 후손들도 있다.

하늘은 공평하다는 말이 있다. 옛말이 "명당(明堂)은 임자가 따로 있다"라는 말은 무슨 뜻인가 하면, 무자격자가 명당(明堂)을 차지하면 일시적일 뿐이다. 얼마 안 돼서 쫓겨난다는 뜻이다. 음택(陰宅)의 명당(明堂)은 자격을 갖춘 사람만 들어갈 수 있다는 이야기다. 운 좋게 무자격자가 명당(明堂)을 차지해 있다 하더라도 일시적이지 오랫동안 자리를 지키지 못하고 쫓겨난다는 뜻이다.

10
풍수(風水) 하면 명당(明堂)

풍수(風水)는 미신(美神)이 아니라 과학이다. 설명하자면, 오랜 역사만큼이나 우리 선조들은 풍수지리(風水地理)설로 역사를 바꾸고 음택(陰宅)론, 양택(陽宅)론에 따라 풍수의 명당은 생노병사(生老病死)를 넘나든다는 것을 국내외 연구를 통해 밝혀지고 있다. 조선을 세운 태조 이성계는 개성에 있던 수도를 한양으로 옮겼다. 한양이 풍수지리상 좋은 자리였다는 것은 개성과 서울특별시는 지도상에 중간지역이라 많은 사람이 왕래하기에 적합하였다 하여 한양이 풍수지리(風水地理)상 좋은 위치라 하였다. 경기도 구리시에 망우리 고개 너머 동구릉에 묻힌 이성계 무덤 건원릉은 용(用)의 자형 대명당(大明堂)으로 천지음양일월도합격지(天地陰陽日月都合格地)이다. 무학대사가 잡아준 이성계의 무덤 건원릉은 국반혈 1급에 속하고, 국반혈은 제왕이 난다는 말이 있다. 이 덕분에 조선왕조 500년을 이어 내렸다는 설이 있을 정도로 국반혈은 후손이 부자가 승계되고, 정승자리에 오르게 된다. 도반혈은 200~300년을 유지한다고 하여 장관급의 벼슬로 부자이고, 도반혈보다 작은 향반혈은 군에서 제일 부자라고 생각하면 된다. 향반혈 자리에 조상을 모시게 되면 군수급의 후손이 나오고, 군에서 제일 부자라 생각하면 된다. 충남 예산 남연군 덕산에 홍선대원군의 아버지 묘가 2대 천자지지(天子之地) 향반혈로 소문난 명당(明堂)자리이다. 또 경기도 여주 영릉의 세종대왕릉의 묘, 충남 아산 유봉연, 윤득실의 묘와 전남 해남군 고산 윤선도의 묘가 향반혈의 명당(明堂)자리이다.

그 외에 명당(明堂)을 보거나, 풍수지리 공부를 하려거든 꼭 가봐야 할 곳이 있다. 전남 진도군 진도읍의 현풍 곽씨 묘 백자천손지지(百子千孫之地)로 곽호례의 명당(明堂)이다. 전남 보성군 미력면 박성환의 묘도 큰 부자로 소문이 나 있다. 풍수가 명당을 찾는 것은 심마니가 산삼을 찾는 것과 같다고 한다. 결코 쉬운 일이 아니라는 얘기다. 의사가 환자의 질병을 구석구석 찾기 위해 X-ray, CT, MRI, 혈액검사, 초음파, 심전도를 하듯이 명당(明堂)을 찾는 것은 먼저 산세를 보고 산의 숨어 있는 혈(穴)을 찾아내는 것이 풍수(風水)의 임무라고 보면 된다.

풍수지리(風水地理)에서 형국은 혈(穴)이 자동차의 내비게이션으로 생각하면 된다. 산천의 모양을 보면 기(氣)운과 기상이 있다. 산세를 보면 동물의 형국이 있고, 사람이 누워 있는 듯한 형국도 있다. 사람의 형국은 장군, 신성, 옥녀 세 가지가 있다. 일반적으로 이 세 가지 혈(穴) 중에 가장 많이 쓰고 있는 못자리는 옥녀(玉女) 형국이다. 옥녀(玉

女) 형국은 하늘에 선녀이고, 부자가 되고, 자손이 번성하여, 특히 여자가 큰 인물이 나온다. 옥녀(玉女) 형국은 마을의 수호신이 있고, 묫자리뿐만 아니라 집터 자리도 최고의 명당(明堂)이다. 묫자리나 집터를 볼 때 꼭 같이 봐야 할 곳은 물이다. 물이 반대로 흐르면 절대로 안 되고, 물에서 냄새가 나도 안 된다. 물의 깊이, 물의 냄새, 물의 줄기를 봐야 하며, 옥녀 형국에서는 샘이 솟는 경우 음부에 혈(穴) 겸혈(鎌穴)이 분명해야 한다. 그래서 음택(陰宅)의 묫자리든, 양택(陽宅)의 집터이든 명당(明堂)자리는 배산임수(背山臨水)가 잘 갖추어져야 명당(明堂)자리라 할 수 있다.

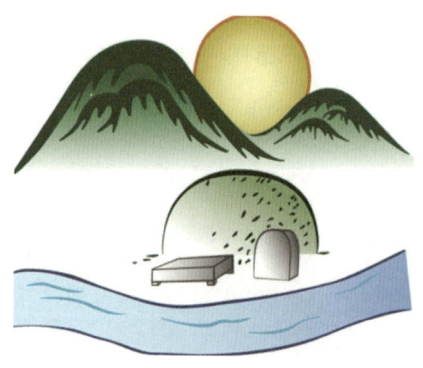

<태조 이성계 건원릉 배산임수(背山臨水)>

11

재물(부자) 풍수(風水)

　사람들은 대다수 건강보다는 재물에 관심이 많다. 주택에서 직접적으로 재물의 기운이 모이는 방위는 동북(東北)쪽, 서(西)쪽, 북(北)쪽으로 가구나 인테리어 중에 나쁜 기운이 발생하게 되면 금(金)전운과 재물운에 손재가 발생한다. 금전운을 높여주는 색은 노란색이나 황금색 계통에 옷을 입는다든지, 음식을 섭취한다든지 활용하면 좋다. 동북쪽 방위는 재물운에 결실을 보고, 서쪽 방위는 금전운의 수확 기운을 가지고 있고, 북(北)쪽 방위는 어둡고 은밀한 기운이 있어 재산이 불어나게 된다. 서(西)쪽 방위에 금(金)전운이 들어오게 하려면 해바라기 그림이나 사진을 걸어두면 좋다. 노란꽃 화분을 놓아두어도 좋다. 서(西)쪽 방위가 흉상이면 나쁜 기운을 블라인드 커튼으로 막는 방법도 좋다. 서(西)쪽 방위가 흉상이면 돈이 모이질 않고, 돈이 나가고 씀씀이가 커진다. 동(東)쪽과 북(北)쪽, 남(南)쪽, 동남(東南)쪽 방위는 욕심은 금물이고, 금전운이 모이게 되는 방위이다.

　북(北)쪽 방위는 초록색을 이용한 종이나 천에 통장, 귀금속, 집문서, 인감 등을 잘 싸서 보관하게 되면 재물이 쌓이게 되는 방위이다. 재물이 들어오게 하려거든 귀문방을 조심하라. 귀신이 드나드는 방위이기 때문에 드나드는 문의 위치가 귀문방(鬼門方)은 절대로 안 된다는 것이다. 귀문방은 풍수지리에서, 귀신이 드나드는 방향을 보통 남서(南西)쪽과 동북(東北)쪽 곤방을 귀문방(鬼門方)이라 한다.

　음택(陰宅)은 죽은 사람의 무덤이며, 반대개념으로 산 사람이 기거하는 집이나 건물이 양택(陽宅)이어야 한다. 양택(陽宅)이라 해서 다 같은 길흉(吉凶)이 적용되는 것은 전혀 아니다. 명당(明堂) 집과 흉가(凶家)가 있다는 사실이다. 다른 집에 비교해 옹이 많으면 인생사가 매사 어려움에 부딪히게 되고, 고생하며, 모든 일을 팔자타령, 조상타령하게 된다. 어떤 사람은 팔자를 잘 타고나 고생에 '고'자도 모르고 호강해가며 살아가고, 누구는 일마다 애로사항이 많고, 하고 많은 날 일복이 많아 팔자 탓을 하게 된다. 자연의 이치와 우주의 영향을 인간은 받으며 산다는 것이다.

　중국에서는 사람의 사주팔자(四柱八字)도 환경의 영향을 받는다고 한다. 과일은 기후에 조건이 잘 맞아야 열매가 열린다. 귤은 따뜻한 남(南)쪽에서 잘 자란다. 그런데 귤을 북쪽의 추운 지방에 심었더니 귤이 아니라 탱자가 열렸다는 것이다. 귤은 기후와 환경에 따라 탱자가 되기도 하고, 귤이 된다는 우주 대자연의 법칙이다. 사람도 마찬가지이다. 사주팔자가 안 좋은 사람일지라도 좋은 환경과 길한 집터에서 살고 있다면 행복한 삶을 영위할 것이고, 사주팔자는 좋으나 좋지 않은 생활환경과 흉한 집터라면 힘든 생활로 인해 기복이 심한 성격으로 난폭해진다. 재물 풍수(風水)는 양택(陽宅) 풍수(風水)에서 나오며, 좋은 환경은 길한 집터에 있다.

풍수지리(風水地理)에서 방위는 동서남북(東西南北)을 '4정방'이라 하고, 중간에서 서남, 서북, 동남, 동북 방향을 '사우'라 부른다. 4정방은 '자, 오, 묘, 유'이며, 흔히 사주팔자의 태어난 시에 '자'가 있으면 재주가 많은 사람이다.

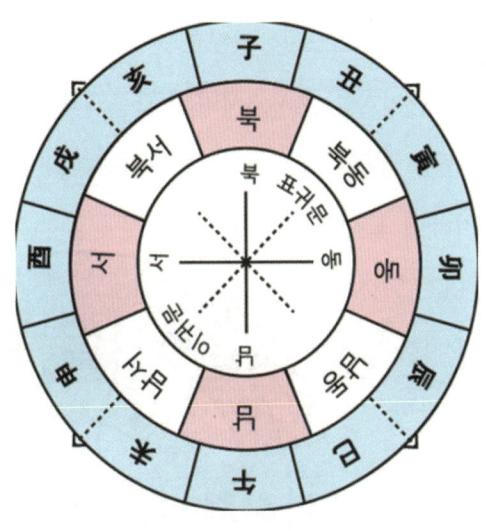

<4정방(자, 오, 묘, 유)>

패철(나침판)의 방위는 봄, 여름, 가을, 겨울 사계절과 1~24시간 그리고 1~12달과 십이지, 그리고 동, 서, 남, 북을 언급할까 한다. 재물

이 들어오는 풍수(風水)에서 양택(陽宅) 풍수(風水)가 가장 꺼리는 귀문방(鬼門方)은 풍수지리(風水地理)학에서 과학적으로 연구되어 입증되고 있다. 귀문방(鬼門方)이란 귀신이 드나드는 방위라는 뜻이다. 귀문방을 사계절로 본다면 겨울과 봄 사이, 여름과 가을 사이이다. 귀문방은 환절기에 해당하며, 노인이나 몸이 허약한 사람은 질병에 걸리기 쉽고, 특히 암(癌)환자나 중풍환자는 중병에 걸리기 쉬운 곳이 귀문방(鬼門方) 방위이다.

시간으로 보는 귀문방(鬼門方) 방위는 새벽 3시와 오후 3시가 귀문방(鬼門方)에 속하며, 겨울에서 봄으로 넘어가는 새벽 3시라면 가장 온도가 떨어지고, 보듬어가도 모를 정도로 곤히 잠들어 자는 시간이다. 또 여름과 가을로 넘어가는 오후 3시라면 집중력과 일의 능률이 떨어지는 시간이 귀문방 방위이다. 양택(陽宅) 풍수(風水)에서 귀문방(鬼門方) 장소에 배치하면 불길한 일이 생긴다. 귀문방(鬼門方) 자리에 화장실을 배치하게 되면 북동풍이 통과하면서 화장실에 악취와 같은 나쁜 기(氣)가 집안으로 들어와 자식에게 액운이 들어온다.

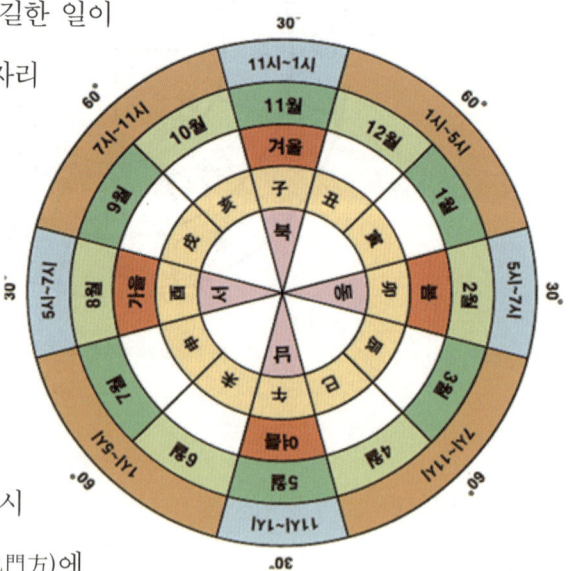

여름과 가을 오후 3시라면 남서쪽이 귀문방(鬼門方)에

속한다. 하루 중에 습기가 많아 음식이 변질되기 쉬우며, 강한 햇볕 때문에 땅의 나쁜 기(氣)가 들어와 재물이 빠져나간다. 재물 풍수(風水)에 양택(陽宅)에 좋은 기(氣)운이 모이면 재물뿐만 아니라 건강도 좋아진다.

12
사업장과 풍수(風水) 오행(五行)의 상관관계

　어느 ○○요양원과 요양병원이 영업정지 상태에서 매매가 이루어졌다. 그곳을 음(陰), 양(陽), 오행(五行)으로 수맥과 풍수(風水)로 진단하니 돈이 들어왔다 나가는 형국이었다. 또다시 문을 닫겠다는 기(氣)에너지와 지기를 느꼈다. 일행에게 또 문을 닫겠다고 하였더니 설마 하는 것이었다. 그 후 또다시 영업정지를 맞게 되었다. 다시 말하면 사업장의 동사택과 서사택에 건축물의 배합이 불배합이면 길흉화복을 가져다줄 수 없다는 이론이다. 서사택은 음의 기운이 강하고, 동사택은 양의 기운이 상승하게 된다.
　오행의 목(木), 화(火), 토(土), 금(金), 수(水) 중에 금(金)에 해당이 된다. 금(金)은 돈이 들어와도 잠시 머물렀다가 다시 빠져나가는 형국이다. 한마디로 돈이 흘러나간다는 뜻이다. 그리고 경영하는 원장 마음과 사명감이 사업장에 좋은 기(氣)운과 나쁜 기(氣)운으로 나누어지게 되며, 경영자의 사주팔자, 관상, 재물운이 밀접한 관계가 있다.

　옛 성인이 남긴 명언에 의하면 사람은 자신의 인격과 선량한 마음, 그리고 올바른 행동으로 살아가게 되면 하늘이 먼저 감동하게 되고, 좋은 기운으로 내가 복(福)은 짓는 만큼 되돌아오고, 나쁜 기운의 화(火)는 몸을 친다 하여 결국은 질병을 얻게 된다.

　업종에 따라 오행(五行)의 방위가 다르고, 출입구는 귀문방(鬼門方)을 피해야 하며, 남서(南西) 방위가 낮아야 길상(吉祥)이고, 북동(北東) 방위가 높아야 길상(吉祥)이다. 반대로 남서(南西) 방위가 높으면 흉상(胸像)이고, 북동(北東) 방위가 낮으면 흉상(胸像)이다. 특히나 요양원 또는 병원은 환자의 건강을 생각한다면 햇볕이 온종일 들어오는 남쪽 방위나 동남쪽과 동쪽 출입구 방위가 최상의 방위이다.

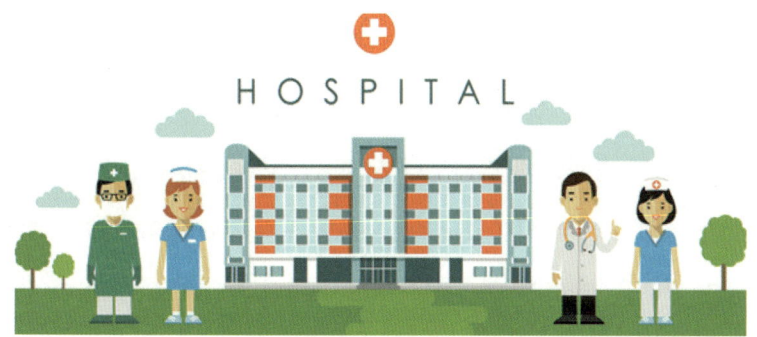

〈요양원, 병원〉

✦ 13 ✦
폐가(廢家)는
음(陰)의 기운이 강하다

　어느 날 지인을 따라 건물의 매물이 있어 가게 되었다. 장성 읍내를 한참 지나 도착한 곳은 장성의 경계선! 밖에서 보기엔 울창한 조경들이 숲을 이루었다. 그곳은 2층 건물의 폐가(廢家)였다. 건물 안을 들어가는데 갑자기 으시시한 분위기가 소름이 확 돌아 음(陰)의 기운을 느꼈다. 폐철로 방위를 확인해보니 서(西)쪽 출입구에, 북(北)쪽에 현관입구가 있었다. 불배합이었다. 건물은 서사택으로 음의 기운이 강한 하강의 기운을 갖고 있었다. 서사택(西四宅)의 혼합으로 음(陰)이 강한 집터였다. 8괘로 동사택(東四宅)의 4방은 이(南)쪽, 진(東)쪽, 감(北)쪽, 손(東南)쪽에 해당하며, 서사택(西四宅)의 4방은 곤(南西)쪽, 태(西)쪽, 간(北東)쪽, 건(西北)쪽에 해당한다. 서서사택(西四宅) 앞에 왕복 4차선의 도로가 있었다. 들어오는 돈이 모이질 않아 어렵겠다고 하였더니 어떻게 아느냐고 물었다. 음양오행(陰陽五行)의 목(木), 화(火), 토(土),

금(金), 수(水)로 풍수를 설명하니 지인이 하는 말, 정말 주인이 은행빚으로 한 달에 600만 원 정도 빚을 갚고 있는 처지라며, 저 공장 운영이 너무 어려워 힘들어하고 있다고 하였다. 음양오행(陰陽五行)으로 보는 풍수(風水)는 미신(迷信)이 아니라 과학이다.

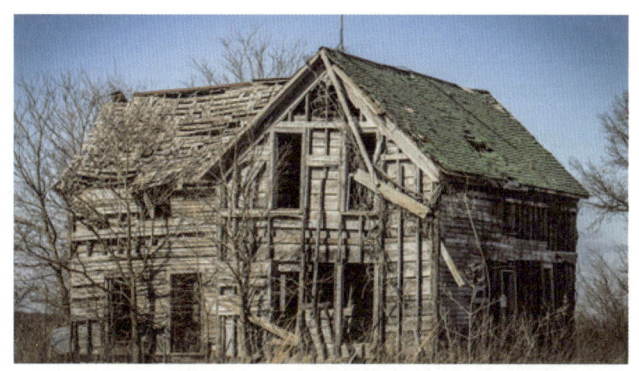

<페가(廢家)>

이 집 폐가(廢家)를 잠깐 해석하자면 돈을 모으려고 아무리 허리띠를 졸라매도 돈이 들어오면 다시 흘러나가는 터라서 돈이 모이지 않는 집터이다. 이 집은 모두가 4방위가 불배합되어 있었고, 흉상이었다. 한 가지 더 꿀조언을 말하자면, 나무가 집보다 키가 크면 집의 기(氣)가 빠져나가 흉가나 폐가의 집이다. 집 주변에는 집보다 작은 나무를 심어야만 집은 양택(陽宅)의 기운을 받게 된다. 집 내부에는 잎이 큰 나무를 심어야 좋은 기(氣)운과 재물이 들어오고, 집 마당에는 잎이 뾰족한 나무를 심어야 나쁜 기운을 물리친다. 그래서 예로부터 잘 사는 집에는 외부 공원에 값비싼 소나무를 조경수로 심어오고 있다.

참고 문헌

1. 강기태, 「수맥과 난치병에 대한 고찰」, 한국정신과학회 학술대회논문, 한국정신과학회, 2019년

2. 고과표, 「제주물의 당뇨병 치료효과」, Evidence-Based Complementary and Alternative Medicine, 2014년

3. 김영랑, 「조릿대 잎 추출물이 지방세포의 분화와 지질대사에 미치는 영향」, 전남대학교 대학원 석사학위논문, 식품영약학과, 2008년

4. 김종순, 저준위 방사선으로 인한 인체 영향을 줄 수 있는 면역기능 증진효과 등 방사선 호르미시스(Radiation Hormesis)를 국내 최초로 연구, 2006년

5. 김창규, 「수맥 그리고 현대인의 건강」, 대학서림, 2008년

6. 김현경, 「열처리된 브로콜리 추출물의 항염증 효과」, 「Journal of the convergence on culture technology: JCCT = 문화기술의 융합」, 2019년

7. 김호년, 「지자기, 혈액순환 촉진 등 질병치료의 묘약」, 뉴스타운, 2016년

8. 류승희, 「콩과 청국장의 항산화 효과 및 항산화 원인물질에 관한 연구」, 인제대학교 대학원 석사학위논문, 식품생명과학과, 2001년

9. 류혜숙, 「생강 및 참취 추출물이 마우스 면역기능에 미치는 영향」, 숙명여자대학교 대학원 박사학위논문, 식품영양학과, 2004년

10. 류육현, 「길흉화복을 좌우하는 수맥과 풍수」, 자치발전, 2003년

11. 박민찬, 「풍수는 자연의 진리, 국가·개인 운명 결정」, 데일리 한국기사, 2014년

12. 박소영, 「산죽(SAsa borealis) 잎 추출물의 항고혈압 효과」, 인제대학교 석사학위논문, 식품생명과학과, 2012년

13. 서창원, 「건축물에 미치는 수맥 영향의 인식구조에 관한 연구: 김천시를 중심으로」, 금오공과대학교 산업대학원 석사학위논문, 토목·환경 및 건축공학과, 2005년

14. 서울의대, 약리학실, 소위산발개발, 2010년

15. 이명호, 「원적외선 온열효과가 인체에 미치는 생리학적 영향 연구」, 한일원적외선 SYMPOSIUM, 2003년

16. 이문호, 「공학박사가 말하는 풍수과학 이야기」, 김영사, 2001년

17. 이영숙, 「생명장 보이지 않는 그물」, 서조출판사, 1998년

18. 이원재, 「수맥 있는 곳 토양 유해 부패세균 '득실 득실'」, 부산일보, 1999년

19. 이상명, 김형배, 「기(氣)는 과학이다」, 두산동아, 1997년

20. 이충웅, 방건웅, 이상명, 「과학자들이 털어놓은 기(氣) 이야기」, 양문출판사, 1998년

21. 이재석, 「기(氣)와 생활풍수 인테리어」, 보성출판사, 1997년

22. 이문호, 「공학박사가 말하는 풍수과학 이야기」, 청양출판사, 2001년

23. 이동원, 「홍삼, 바이러스성 호흡기 질환 예방에 효과」, 고려인삼학회지(JGR), 2000년

24. 이미란, 「레드비트 뿌리 추출물의 항산화 및 항염증 효과 연구」, 한국식품저장유통학회지, 2017년

25. 안국준, 「수맥과 풍수 길잡이」, 태웅출판사, 2003년

26. 윤숙현, 「컬러 에너지를 이용한 배꼽 경혈요법이 중년 여성의 복부비만에 미치는 영향 연구」, 동명대학교 복지산업대학원, 2007년

27. 양수진. 홍주헌, 「명태 껍질 유래 콜라겐의 분자량에 따른 이화학적 특성 및 생리활성 연구」, 한국식품영양과학회지, 2014년

28. 정진상, 정순열, 이종섭, 「수맥이 인체에 미치는 영향」, 한국정신과학회 학술대회논문집, 1998년

29. 정태현, 「조선야생약용식물」, 1936년

30. 정판선, 「생활수맥 건강수맥」, 동학사, 1996년

31. 조배식, 「머위의 항산화 효능 및 항균작용에 관한 연구」, 조선대학교, 2005년

32. 중앙일보, 「면역력 키우는 홍삼」, 2019년

33. 최경송, 「사람을 살리는 대체의학」, 창해, 2008년

34. 최봉선, 「이런 견과 처음이죠? 호두 닮은 피칸(pecan)」, 메디파나뉴스, 2018년

35. 추순주, 허진선, 손기호, 「부처손 추출물의 항치매 효과 및 기전 탐색 연구」, 생약학회지, 한국생약학회, 2016년

36. 통계청, 「사망원인 통계자료」, 2018년

37. 이동욱, 「암을 이기는 차(茶)」, 투데이안, 2009년

38. 고승희, 「로즈마리, 카모마일, 자스민 다 같은 허브가 아니다」, Real foods, 2018년

39. 세계일보, 「벌개미취·더덕 등 자생식물」, 2022년

40. 세계일보, 「자료, 개미취 추출물이 유방암 세포의 82.9%가량을 억제하는 효과」, 2004년

41. 한국일보, 유황은 산성토양을 중화시켜 알칼리성 토양으로 바꾸어주는 강력한 재생능력이 탁월하다, 2015년

42. 한국 해양과학기술원, 용암해수는 마그네슘, 칼슘 등 기능성 미네랄 성분이 풍부하게 들어 있다는 사실이 밝혀졌다.

43. 디지털 콘텐츠 기억 성장기업센터, Tera파는 가시광선이나 적외선보다 투과력이 강한 침투성이 가지고 있어, 인체에 해를 입히지 않는 안전한 전자파인 것이 특징이다, 2021년

44. 두산백과

45. 네이버 지식백과

46. 수맥 탐사 전문가 과정, 한국 수맥교육연구협회

47. 위키백과

48. 지구병인성지대 유해파, 환경에너지연구소

49. A 22-year study of the current status of residential areas in 5348 cancer deaths, Dr. Hager, Germany, 1910-1932.

50. Dutch geologist trompet (1968) UNESCO Report: A Water Mac Exploration

Report

51. Dr. Manfred Curre, Switzerland (1950), emphasized that cancer patients must live in the place without harmful water veins after surgery.

52. Baron Gustav Dr. (1930) Germany: Earth Rays as Pathogenic Agents in Ilness and in Cancer: author

53. Kathe Bachler. (1988) Austria: A case study of 500 cancer patients assisted by a family survey of cancer patients.

54. Swiss manfred curry Dr. (1950) Cancer patients should live in the place without the water vein harmful wave

55. Gustav von Paul (1930), Germany, "Scientists do not get cancer unless they live on the harmful waves of the water vein" The Central Committee on Cancer Research announced.

56. Asima Dutaroya. (2004) Sources October 5: Medical Pharmacy KISTI.: A Good Kiwi for Heart.

57. Anders. (2003) Cinnamon improves glucose and fat in diabetic patients. Study.

58. The American Journal of Diabetes (2018) Journal of Nutrition at the Boston Tufts School of Medicine: March. Nutrition, Nutrients, International Journal of Journals.

59. James O'Sheman (2015) at the University of Pittsburgh, United States: Preventing inflammation, immune response, wound healing, chronic inflammation and autoimmune diseases and other natural healing are helpful when the body, such as bare feet and hands, comes in contact with the surface of the earth Inflamation Research: International Journal

60. 日本労働省傘下の産業医学総合研究所で、 日本の研究チームは、 水脈の有害波に被覆し続けると、 がん、 腫瘍細胞に抵抗力が落ちるという衝撃的な研究。: ソース。 ネイバー 326 5장 참고문헌

61. 大森隆(2016), 亜鉛欠乏症診療ガイドライン: 日本臨床栄養学会

62. 石原由美博士、長崎大学医学部。民間療法の専門家、自然治癒、病気は冷え込み、血液の清掃、体温革命、体温1の上昇、免疫の5倍の上昇です。

63. 日本、島弘樹「分子と心の働きがわかれば」、本当の健康法がわかる

64. 日本の吉水信行医学博士「温熱・多角的免疫強化療法」